全国中医药行业高等教育"十三五"规划教材

全国高等中医药院校规划教材（第十版）

运动医学

U0307957

（供康复治疗学、运动康复学等专业用）

主　编

潘华山（广州中医药大学）　　　　王　艳（黑龙江中医药大学）

副主编

周宾宾（广西中医药大学）　　　　杨　敏（西南医科大学）

侯晓晖（广州体育学院）

编　委（以姓氏笔画为序）

于　勇（湖北中医药大学）　　　　李　翔（福建中医药大学）

汶　希（广州中医药大学）　　　　张雅素（河南中医药大学）

陈国平（黑龙江中医药大学）　　　郑　洁（陕西中医药大学）

胡　尧（成都中医药大学）　　　　赵美丹（天津中医药大学）

黄海量（山东中医药大学）　　　　潘小平（浙江中医药大学）

学术秘书（以姓氏笔画为序）

汶　希（广州中医药大学）　　　　陈国平（黑龙江中医药大学）

中国中医药出版社

·北　京·

图书在版编目（CIP）数据

运动医学 / 潘华山，王艳主编. — 北京：中国中医药出版社，2017.8（2023.2重印）

全国中医药行业高等教育"十三五"规划教材

ISBN 978 - 7 - 5132 - 4215 - 8

Ⅰ．①运… Ⅱ．①潘… ②王… Ⅲ．①运动医学 - 高等学校 - 教材 Ⅳ．①R87

中国版本图书馆 CIP 数据核字（2017）第 106333 号

中国中医药出版社出版

北京经济技术开发区科创十三街 31 号院二区 8 号楼

邮政编码　100176

传真　010-64405721

河北省武强县画业有限责任公司印刷

各地新华书店经销

开本 850×1168　1/16　印张 14　字数 349 千字

2017 年 8 月第 1 版　2023 年 2 月第 5 次印刷

书　号　ISBN 978 - 7 - 5132 - 4215 - 8

定价　42.00 元

网址　www.cptcm.com

服 务 热 线　010 - 64405510

购 书 热 线　010 - 89535836

侵 权 打 假　010 - 64405753

微信服务号　zgzyycbs

微商城网址　https：//kdt. im/LIdUGr

官 方 微 博　http：//e. weibo. com/cptcm

天猫旗舰店网址　https：//zgzyycbs. tmall. com

如有印装质量问题请与本社出版部联系（010-64405510）

版权专有　侵权必究

全国中医药行业高等教育"十三五"规划教材

全国高等中医药院校规划教材（第十版）

专家指导委员会

名誉主任委员

王国强（国家卫生计生委副主任　国家中医药管理局局长）

主 任 委 员

王志勇（国家中医药管理局副局长）

副主任委员

王永炎（中国中医科学院名誉院长　中国工程院院士）

张伯礼（教育部高等学校中医学类专业教学指导委员会主任委员
　　　　天津中医药大学校长）

卢国慧（国家中医药管理局人事教育司司长）

委　　　　员（以姓氏笔画为序）

王省良（广州中医药大学校长）

王振宇（国家中医药管理局中医师资格认证中心主任）

方剑乔（浙江中医药大学校长）

左铮云（江西中医药大学校长）

石　岩（辽宁中医药大学校长）

石学敏（天津中医药大学教授　中国工程院院士）

卢国慧（全国中医药高等教育学会理事长）

匡海学（教育部高等学校中药学类专业教学指导委员会主任委员
　　　　黑龙江中医药大学教授）

吕文亮（湖北中医药大学校长）

刘　星（山西中医药大学校长）

刘兴德（贵州中医药大学校长）

刘振民（全国中医药高等教育学会顾问　北京中医药大学教授）

安冬青（新疆医科大学副校长）

许二平（河南中医药大学校长）

孙忠人（黑龙江中医药大学校长）

孙振霖（陕西中医药大学校长）

严世芸（上海中医药大学教授）

李灿东（福建中医药大学校长）

李金田（甘肃中医药大学校长）

余曙光（成都中医药大学校长）

宋柏林（长春中医药大学校长）

张欣霞（国家中医药管理局人事教育司师承继教处处长）

陈可冀（中国中医科学院研究员　中国科学院院士　国医大师）

范吉平（中国中医药出版社社长）

周仲瑛（南京中医药大学教授　国医大师）

周景玉（国家中医药管理局人事教育司综合协调处处长）

胡　刚（南京中医药大学校长）

徐安龙（北京中医药大学校长）

徐建光（上海中医药大学校长）

高树中（山东中医药大学校长）

高维娟（河北中医学院院长）

唐　农（广西中医药大学校长）

彭代银（安徽中医药大学校长）

路志正（中国中医科学院研究员　国医大师）

熊　磊（云南中医药大学校长）

戴爱国（湖南中医药大学校长）

秘　书　长

卢国慧（国家中医药管理局人事教育司司长）

范吉平（中国中医药出版社社长）

办公室主任

周景玉（国家中医药管理局人事教育司综合协调处处长）

李秀明（中国中医药出版社副社长）

李占永（中国中医药出版社副总编辑）

全国中医药行业高等教育"十三五"规划教材

编审专家组

组　长

王国强（国家卫生计生委副主任　国家中医药管理局局长）

副组长

张伯礼（中国工程院院士　天津中医药大学教授）

王志勇（国家中医药管理局副局长）

组　员

卢国慧（国家中医药管理局人事教育司司长）

严世芸（上海中医药大学教授）

吴勉华（南京中医药大学教授）

王之虹（长春中医药大学教授）

匡海学（黑龙江中医药大学教授）

刘红宁（江西中医药大学教授）

翟双庆（北京中医药大学教授）

胡鸿毅（上海中医药大学教授）

余曙光（成都中医药大学教授）

周桂桐（天津中医药大学教授）

石　岩（辽宁中医药大学教授）

黄必胜（湖北中医药大学教授）

前　言

为落实《国家中长期教育改革和发展规划纲要（2010–2020年）》《关于医教协同深化临床医学人才培养改革的意见》，适应新形势下我国中医药行业高等教育教学改革和中医药人才培养的需要，国家中医药管理局教材建设工作委员会办公室（以下简称"教材办"）、中国中医药出版社在国家中医药管理局领导下，在全国中医药行业高等教育规划教材专家指导委员会指导下，总结全国中医药行业历版教材特别是新世纪以来全国高等中医药院校规划教材建设的经验，制定了"'十三五'中医药教材改革工作方案"和"'十三五'中医药行业本科规划教材建设工作总体方案"，全面组织和规划了全国中医药行业高等教育"十三五"规划教材。鉴于由全国中医药行业主管部门主持编写的全国高等中医药院校规划教材目前已出版九版，为体现其系统性和传承性，本套教材在中国中医药教育史上称为第十版。

本套教材规划过程中，教材办认真听取了教育部中医学、中药学等专业教学指导委员会相关专家的意见，结合中医药教育教学一线教师的反馈意见，加强顶层设计和组织管理，在新世纪以来三版优秀教材的基础上，进一步明确了"正本清源，突出中医药特色，弘扬中医药优势，优化知识结构，做好基础课程和专业核心课程衔接"的建设目标，旨在适应新时期中医药教育事业发展和教学手段变革的需要，彰显现代中医药教育理念，在继承中创新，在发展中提高，打造符合中医药教育教学规律的经典教材。

本套教材建设过程中，教材办还聘请中医学、中药学、针灸推拿学三个专业德高望重的专家组成编审专家组，请他们参与主编确定，列席编写会议和定稿会议，对编写过程中遇到的问题提出指导性意见，参加教材间内容统筹、审读稿件等。

本套教材具有以下特点：

1. 加强顶层设计，强化中医经典地位

针对中医药人才成长的规律，正本清源，突出中医思维方式，体现中医药学科的人文特色和"读经典，做临床"的实践特点，突出中医理论在中医药教育教学和实践工作中的核心地位，与执业中医（药）师资格考试、中医住院医师规范化培训等工作对接，更具有针对性和实践性。

2. 精选编写队伍，汇集权威专家智慧

主编遴选严格按照程序进行，经过院校推荐、国家中医药管理局教材建设专家指导委员会专家评审、编审专家组认可后确定，确保公开、公平、公正。编委优先吸纳教学名师、学科带头人和一线优秀教师，集中了全国范围内各高等中医药院校的权威专家，确保了编写队伍的水平，体现了中医药行业规划教材的整体优势。

3. 突出精品意识，完善学科知识体系

结合教学实践环节的反馈意见，精心组织编写队伍进行编写大纲和样稿的讨论，要求每门教材立足专业需求，在保持内容稳定性、先进性、适用性的基础上，根据其在整个中医知识体系中的地位、学生知识结构和课程开设时间，突出本学科的教学重点，努力处理好继承与创新、理论与实践、基础与临床的关系。

4. 尝试形式创新，注重实践技能培养

为提升对学生实践技能的培养，配合高等中医药院校数字化教学的发展，更好地服务于中医药教学改革，本套教材在传承历版教材基本知识、基本理论、基本技能主体框架的基础上，将数字化作为重点建设目标，在中医药行业教育云平台的总体构架下，借助网络信息技术，为广大师生提供了丰富的教学资源和广阔的互动空间。

本套教材的建设，得到国家中医药管理局领导的指导与大力支持，凝聚了全国中医药行业高等教育工作者的集体智慧，体现了全国中医药行业齐心协力、求真务实的工作作风，代表了全国中医药行业为"十三五"期间中医药事业发展和人才培养所做的共同努力，谨向有关单位和个人致以衷心的感谢！希望本套教材的出版，能够对全国中医药行业高等教育教学的发展和中医药人才的培养产生积极的推动作用。

需要说明的是，尽管所有组织者与编写者竭尽心智，精益求精，本套教材仍有一定的提升空间，敬请各高等中医药院校广大师生提出宝贵意见和建议，以便今后修订和提高。

国家中医药管理局教材建设工作委员会办公室

中国中医药出版社

2016 年 6 月

编写说明

运动医学是医学与体育运动相结合的一门交叉学科，是研究与体育运动有关的医学问题的综合性基础与应用医学学科，是高等中医药院校康复医学及相关专业的必修课程。

本教材是根据国务院《中医药健康服务发展规划（2015–2020 年）》《教育部等六部门关于医教协同深化临床医学人才培养改革的意见》（教研〔2014〕2 号）的精神，在国家中医药管理局教材建设工作委员会宏观指导下，以全面提高中医药人才的培养质量、积极与医疗卫生实践接轨、为临床服务为目标，依据中医药行业人才培养规律和实际需求，由国家中医药管理局教材建设工作委员会办公室组织编写的。本书涉及运动参与者运动生理、训练监控、膳食营养、运动伤病的预防及康复等内容，除了介绍运用医学知识和技术监督指导运动训练外，还介绍了防治运动伤病和预防性体育运动等内容，符合中医学"治未病"的思路和中医药院校"医养结合"的教学特色。

本教材编委会由全国 13 所高等中、西医药院校的 15 位长期从事本专业教学工作的专家组成。编写过程采用集体讨论、副主编分工审定、主编逐章节通审的方法完成。绪论由潘华山编写，第一章由王艳、陈国平编写，第二章由胡尧、汶希编写，第三章由杨敏编写，第四章由黄海量、张雅素编写，第五章由郑洁、周宾宾编写，第六章由李翔编写，第七章由侯晓晖编写，第八章由潘小平编写，第九章由赵美丹编写，第十章由潘华山、汶希、于勇编写。

本教材在编写过程中得到了广州中医药大学、黑龙江中医药大学及其他参编院校的大力支持，在此一并致谢。本教材可供康复治疗学、运动康复学等相关专业本科生用，也可供在职教育、成人教育及相应水平的学员使用。编写过程中，全体编者团结协作，竭尽所能，希望编出高质量的《运动医学》教材，若教材中有疏漏之处，恳请使用本教材的广大师生和同道提出宝贵意见，以便再版时修订提高。

《运动医学》编委会

2017 年 6 月

目　录

绪　　论

一、运动医学的概念

运动医学是医学与体育运动相结合的一门交叉学科，是临床医学的一个分支学科，研究与体育运动有关的医学问题。运动医学运用医学的知识和技术，对运动训练进行监督和指导、防治运动伤病、研究预防性体育运动，以达到增强人民体质、保障运动员身体健康和提高运动成绩的目的。运动医学涉及运动参与者健康、身体素质和训练监控、膳食营养、运动伤病预防及康复等内容，是体育科学与临床医学相结合的应用性学科。

运动医学包括了运动人体科学的内容。根据美国运动医学会（ACSM）的定义，运动医学涵盖运动损伤、运动员健康监督、人体测量评价、运动员营养、运动训练理论、运动生物力学等诸多学科。

二、运动医学的发展

运动医学的起源可以追溯至公元前。早在两千多年前，我国古代医学家即以体操预防疾病；东汉末年，名医华佗模仿动物姿态创编了五禽戏；西汉末年，中医经典著作《黄帝内经》中即有导引术（肢体运动配合呼吸）和按摩的记载。另外，古罗马已有为角斗士治伤的体育医生。

运动医学开始作为一门完整的、有理论基础的独立学科，则是在 20 世纪 30 年代。1928 年冬季奥运会期间成立了国际运动医学协会（AIMS）。1934 年，AIMS 更名为国际运动医学联合会（FIMS）。20 世纪 50 年代以后，全世界运动医学发展较快，欧美的一些国家建立了运动医学中心和研究所，不少大学也开展了运动医学的科学研究。我国的运动医学就是在这个时期在前苏联的援助下建立起来的。1955 年开始，各体育学院与医学院陆续建立了运动医学教研室。1958 年，国家体育运动委员会（现国家体育总局）建立了体育科学研究所，并设立了运动医学研究室。1959 年，北京医学院（现北京大学医学部）建立了运动医学研究所，此后，全国各地区也相继成立了运动医学研究机构。1978 年，中国运动医学会成立，并于 1980 年加入国际运动医学联合会。中国的运动医学多年来在沿用前苏联体系的基础上，不断根据自身特点发展完善，在吸收国外先进科学理念的基础上融合了中医药的理论和技术，形成了在营养膳食、伤病防治和骨伤治疗上的中西医结合特色。

2014 年，国务院颁布了《关于加快发展体育产业促进体育消费的若干意见》（以下简称《意见》），这是在我国重要战略机遇期内，在全面建成小康社会和全面深化改革开放进程中，引领我国体育产业发展的重要文件。《意见》明确了几方面任务，其中包括促进康体结合，加强体育运动指导，推广运动处方，发挥体育锻炼在疾病防治及健康促进等方面的积极作用，大

NOTE

力发展运动医学和康复医学，积极研发运动康复技术，鼓励社会资本开办康体、体质测定和运动康复等各类机构，发挥中医药在运动康复等方面的独特作用，提倡开展健身咨询和调理服务等。这更加肯定了运动康复在人类疾病防治和健康促进中的作用，进一步提升了运动康复在体育产业中的重要地位，为我国康复治疗的发展指明了方向。在科学发展和人们健康理念的转变中，掌握了运动医学技能的人才必将成为众多从事康复治疗和健康服务专业人才的重要来源。运动医学人才尤其是运动康复专业人才的培养符合"十三五"期间社会的迫切需求。

三、运动医学的教学内容

运动医学的教学内容主要包括以下几方面：

1. 骨骼肌肉系统生物力学　包括骨的组成和结构、力学性能及骨在不同载荷方式下的特征性改变，以及体内外影响骨力学特征的不同因素等内容。

2. 运动的生理学影响　包括运动对骨骼、关节软骨、肌肉系统，以及循环系统、呼吸系统的影响，还包括运动对代谢、消化系统、泌尿系统、内分泌系统和免疫系统的影响等。

3. 人体测量与评价　主要涉及病史、运动史及其他健康检查，以及姿势检查、形态检查、机能评定等。

4. 运动性疾病　涉及与运动相关疾病的发病原因、机理、征象、治疗和预防等内容。

5. 运动损伤　包括运动损伤的发生规律、机理、防治措施和伤后的康复训练等内容。

6. 体育卫生　包括体育卫生的基本要求和不同年龄、性别人群的生理特点及其体育卫生等。

7. 医务监督　涉及运动者的健康状况、运动能力及其影响因素，研究和解决运动性疾病的防治、疲劳的消除、运动与环境、运动员选材、运动员自我监督和体育运动竞赛的兴奋剂问题等。

8. 运动与合理营养　涉及基本营养知识、运动训练中运动员在膳食方面需要注意的问题等。

9. 运动处方　从事体育锻炼者或病人应根据医学检查（包括运动试验和体力测验）资料，按其身体功能状态，用处方的形式规定运动强度、运动频率、运动持续时间、运动方式，提出运动中的注意事项。

10. 医疗体育　包括运用各种体育手段防治伤病，特别是常见病的体育疗法。

11. 运动按摩　包括经络按摩、放松按摩、治疗按摩，以及常见损伤的按摩等。

12. 运动康复　包括常见伤病恢复训练前应用的康复练习理念和方法，用以确保正常训练时机体的损伤器官或部位具有基本正常的功能、活动度和力量等。

根据本科教学专业课程设置的具体情况，本教材未涉及运动按摩和运动康复内容。

第一章　骨骼肌肉系统生物力学

第一节　骨的生物力学

骨骼的主要作用是保护内脏器官、提供肌肉附着点、作为运动系统的杠杆参与运动。骨所具有的一系列独特结构和力学性能是实现这些作用的基础。骨是人体内除了牙齿外最硬的结构，同时，它又是人体内最具动力和代谢活力的组织之一，具有丰富的血供和良好的自我修复能力，并在整个生命过程中保持着活跃性。骨的性能和结构能随着力学环境的改变而发生改变。譬如长期废用通常会伴随骨密度的降低，骨折愈合过程中和骨手术后骨的形状会发生显著变化，以适应力学环境的改变。

本章主要介绍骨的组成和结构、力学性能及骨在不同载荷方式下的特征性改变，另外还将讨论体内外影响骨力学特征的不同因素。

一、骨的组成和结构

（一）分子水平

骨组织是一种专门的结缔组织，其中的固体成分使骨扮演了支撑和保护的角色。骨最明显的特征是它含有大量的无机成分，这些成分以矿物盐的形式存在，与有机基质紧密结合。骨的无机成分提供骨组织的硬度和刚性，而有机成分提供骨的弹性和柔韧性，两者的成分比例受骨所处在的不同部位、年龄、饮食及疾病等多方面因素影响，其中有机成分约占35%，无机成分约占65%。无机成分主要有羟基磷灰石、阳离子（钙、镁、钠、钾和锶）和阴离子（氢氧化合物、磷和氯化物）；有机基质由胶原蛋白和糖蛋白构成。

1. 无机成分　在正常人骨中，骨的无机成分（矿物质）主要为钙和磷，类似于合成羟基磷灰石结晶，这些矿物质是骨组织强固的基础。骨是体内重要的矿物质特别是钙的储备库。

2. 水　活骨中水含量相当丰富，约占全部骨重的25%，其中近85%的水分存在于有机基质、胶原纤维和基质周围及包绕骨晶体的水化膜中。另外15%的水位于骨细胞窝和向骨组织输送养分的通道中。

3. 有机成分　骨无机质内嵌于交织排列的蛋白胶原纤维中，这些蛋白胶原即胞外基质的纤维部分。胶原纤维具有一定的柔韧性，因此可以抵抗拉伸，并且具有部分可延展性。胶原约占细胞外基质的90%，占骨干重的25%~30%。作为体内常见的组成成分，胶原也是其他结构的主要纤维成分。

NOTE

（二）细胞水平

骨骼中有三种类型的细胞：产生有机成分的成骨细胞、产生无机成分的骨细胞及作用于骨吸收的破骨细胞。所有的骨都被一致密纤维膜包绕，即骨外膜，骨外膜的外层含有血管和神经纤维，与哈弗斯管相互连通并深入松质骨，而成骨细胞就来自骨外膜内层的生骨层，它们在骨生长和修复过程中负责生成新骨。在长骨腔内有一层较薄的膜称为骨内膜，覆盖长骨的髓腔，骨内膜含有成骨细胞和巨大多核骨细胞，即破骨细胞，骨细胞则由成骨细胞矿化而来。

（三）组织水平

在显微镜下，构成骨的基本结构单位称为骨单位，即哈弗斯系统，每一个骨单位的中心有一个小管，称为哈弗斯管，内含血管和神经纤维。

1. 骨组织形式　骨的组成形式分为两种：密致骨（或称皮质骨）和松质骨（或称小梁骨）。在成熟骨骼中，密致骨结构按照哈弗斯系统排列，形成外层（皮质），包绕着内层含有骨髓的疏松小梁状松质骨，密致骨构成骨质的80%，包含99%的人体总钙和90%的磷酸盐，松质骨内含有产生血细胞的造血细胞、脂肪和血管。小梁骨储存造血细胞和许多血细胞，其转换速率约为皮质骨的8倍，附肢骨主要由皮质骨构成。皮质骨在长骨的骨干比干骺端和骨骺处厚；而干骺端的血液供应丰富，含有血流缓慢的大血窦。

2. 骨组织的组成　显微镜下观察，骨由编织骨和板层骨组成。编织骨被认为是不成熟的骨，这种骨一般见于胚胎新生儿骨痂和生长骨干垢端，还见于肿瘤、成骨不全症等患者。人出生后1个月开始有板层骨形成，并很快代替编织骨，因此，板层骨是更成熟的骨。

二、骨的生物力学性能

从生物力学角度来讲，骨组织是一种双相复合材料，一相为无机物，另一相为胶原和无定形基质。在这类材料中，当坚固脆性材料嵌入另一种力度较弱但柔润性强的材料中后，复合材料的性能比其中任何一种单纯材料更加坚韧。

从功能上来说，骨最重要的力学性能是它的强度和刚度，研究骨载荷即外加力量影响下的力学特征改变，有助于我们更好地了解骨的强度和刚度，以及其他的力学性能。骨抵抗破坏的能力称为骨的强度，抵抗变形的能力称为骨的刚度。载荷能造成组织结构体形变或尺寸改变，当一个已知方向的力作用于结构体，我们可以测出结构体的形变并绘制出载荷－形变曲线图。通过曲线图可以得到关于结构体的强度、刚度及其他力学性能的信息。

图1-1显示了韧性纤维结构组织（如长骨）的载荷－形变曲线假想图。曲线起始直线部分为弹性区，反映了结构体的弹性，即结构体在载荷取消后恢复到初始状态的能力。当负载时，结构体会发生形变但是这种形变不是永久性的，为弹性形变。载荷取消时，结构体就会恢复到初始状态；载荷持续增加时，结构体最外层某些部位就会发生屈服，屈服点的出现意味着结构体达到了弹性极限；当载荷超过这个极限，结构体就表现出塑性性形变，该特征处于曲线的第二部分，即弯曲部分，称为塑性区，在塑性阶段，载荷取消后结构体不能恢复到初始状态，部分残余形变是永久性的。如果载荷持续增加，组织结构将会发生某个部位失效（即骨折），这个现象反映在曲线上就是极限失效点。骨的强度是由曲线下的面积表示，而骨的刚度是由曲线的斜率表示（图1-1）。

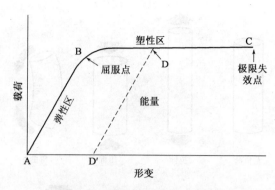

图1-1　载荷-形变曲线假想图

载荷-形变曲线图可用于计算整个结构体（完整的韧带、肌腱、金属植入物等）的力学性能，这有助于研究骨折特征和修复、结构体对物理应力的反应及不同治疗方案的效果。当材料标本标准化以后，即可使用更加准确的计量单位，即标本单位面积内承受的载荷及标本大小改变的百分率表示形变量，这样所形成的曲线就是应力-应变曲线。研究骨组织的应力-应变曲线是描述骨的强度最好的方法。应力就是结构受到外力载荷时其表面单位面积所受到的力。应变是结构体受到外来载荷时形变的，包括两个基本类型：线性应变和剪切应变。线性应变可导致标本长度改变；剪切应变可导致结构组织体角关系的改变。

不同类型骨力学性能不同，皮质骨的刚度比松质骨要大，在材料失效前能够承受较大应力而发生较小应变，体外实验中皮质骨达到屈服点发生骨折的应变量只为1.5%~2%，而松质骨在达到屈服点之前可以产生50%的应变量。

三、骨的生物力学特征

骨在力和力矩作用下的特征即为骨的力学特征，它主要受力的加载方式、加载频率、加载速率、加载方向、自身的力学性能及几何结构特点等因素影响。

（一）不同载荷方式下的骨特征

力和力矩能够从不同方向作用于物体，使之产生拉伸、压缩、弯曲、剪切、扭转、复合载荷等（图1-2）。体内骨可受到所有这些加载方式的作用。

1. 拉伸　大小相等但是方向相反的载荷作用于物体，切面向外作用，在物体内部产生拉应力和应变，拉应力可以看作微小的背离物体切面的力，最大的拉应力发生在与加载方向垂直的平面上（图1-3），在拉伸载荷的作用下，物体有延长和缩窄的趋势。在临床上，拉伸张力性骨折常见于有肌肉或肌腱附着的松质骨比例较高的骨，牵拉时易导致骨受到拉力突然增高而导致撕脱性骨折。

2. 压缩　大小相等但是方向相反的载荷作用于物体，切面向内作用，在物体内部产生压应力和应变。压应力可以看作是很多微小的、指向物体切面的力。最大压应力同样发生在与载荷方向垂直的平面上（图1-4）。在压缩载荷作用下，物体有缩短和增宽的趋势。在临床上，压缩骨折常见于易受到高强度压缩力的骨，在骨质疏松的老年人中最为常见，关节周围肌肉异常强烈的收缩也能够导致压缩骨折。

3. 剪切　方向与物体切面平行的载荷作用于物体，在物体内部产生剪切应力和应变。剪切应力相当于很多微小的力作用于与载荷方向平行的物体切面上（图1-5）。受剪切作用的物

NOTE

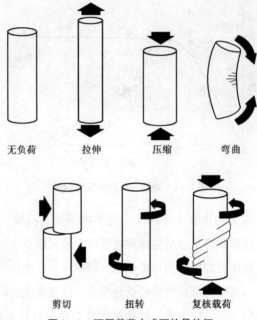

图 1-2 不同载荷方式下的骨特征

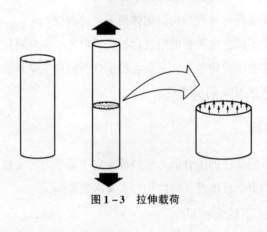

图 1-3 拉伸载荷

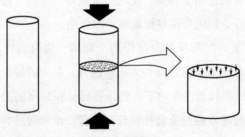

图 1-4 压缩载荷

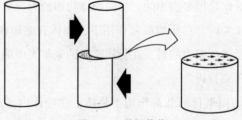

图 1-5 剪切载荷

体内部发生角变形，处于物体内部平面上的形状会发生角度改变（图1-6）。物体受到拉伸或者压缩时也会产生剪切应力。图1-7描述了这些加载方式作用下的角应变。临床上剪切骨折多见于松质骨。

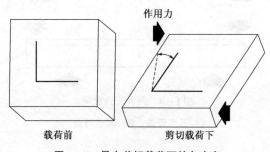

图1-6　骨在剪切载荷下的角应变

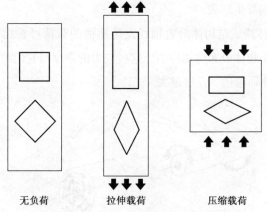

图1-7　拉伸和压缩载荷下的角应变

4. 弯曲　使物体沿某个轴弯转的载荷作用于物体时，物体受到弯曲载荷。当骨受到弯曲载荷时，它同时受到压缩和拉伸两种应力，拉伸应力和应变作用于中轴的一侧，而压缩应力和应变作用于中轴的另一侧（图1-8），中轴处则无应力和应变，应力强度与所在部位距中轴距离呈正相关，即离中轴越远，应力越大，反之相反。人体骨骼的几何形状大多不是绝对对称的，故应力分布并不均匀。

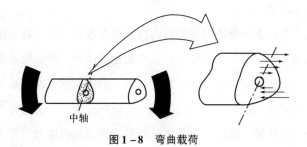

图1-8　弯曲载荷

弯曲可分为三点弯曲或四点弯曲（图1-9）。两种受力导致的弯曲形变都可见于临床，尤其是长骨骨折。三点弯曲发生于三个力作用于统一结构体并产生两个相同力矩，每一个力矩等于作用于结构体一端的力乘以该力至旋转轴中间力作用点的垂直距离。如果负荷持续增加至屈服点，则结构体可发生断裂。

NOTE

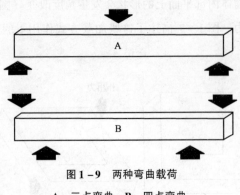

图 1 - 9   两种弯曲载荷

A：三点弯曲；B：四点弯曲。

四点弯曲发生于两个力偶共同作用于物体产生两个力矩时，当两个大小一致、方向相反且平行的力作用于结构体时，即可形成一个力偶。如果在两个力偶之间，物体受到两个弯曲力，此时物体就会在其薄弱点发生断裂。

5. 扭转   作用于物体造成结构体沿着轴线发生扭曲的载荷可在物体内部产生扭矩。当物体受到扭转载荷时，整个物体分布剪切应力，这些应力的强度与它们距中轴的距离成比例关系（图 1 - 10），应力离中性轴越远，强度越大。

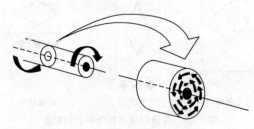

图 1 - 10   扭转载荷

在扭转力作用下，骨首先受到剪切力而发生骨折，最初发生的骨折裂纹与骨的中性轴平行，接着发生的骨折通常沿着最大拉应力面分布。

6. 复合载荷   每种载荷方式虽然分别独立存在，但是日常生活中骨受力情况往往比较复杂，很少只受一种作用力。这主要有两个原因：第一，骨持续受到多种不确定性的载荷；第二，骨的几何结构是不规则的。

通过测量正常成人在行走和慢跑时胫骨前内侧面受力改变可以很好地说明这一点：正常行走过程中足跟首次触地，主要是发生压应力，支撑相是拉应力，然后足蹬地面时又转变为压应力，在整个步态周期的后阶段剪切应力相对要高一些，说明此时存在明显的扭转复合负荷，这种扭转负荷主要与足蹬离地面过程中胫骨旋转有关。慢跑过程中，应力方式有很大的不同。首先，脚趾着地时压应力占优势，然后蹬地起步时转换成很高的拉应力。整个过程中剪切力比较小，这主要是由于在步态交替过程中胫骨的旋转程度是较轻的，产生的扭转载荷也较低。对于不同的载荷方式，成人骨表现出不同的极限应力，皮质骨承受压力的应力（约 190MPa），要大于承受拉伸的应力（约 130MPa），承受拉伸的应力要大于承受剪切的应力（约 70MPa）。

（二）反复加载下的骨特征

任何材料的载荷与反复加载的相互作用都可画成疲劳曲线（图 1 - 11）。对有些材料（如金属材料）而言，疲劳曲线是一条渐近线，这意味着如果载荷保持在某个水平以下，理论上不管载荷反复多少次，材料都会保持其完整性；但对体外实验的骨而言，疲劳曲线不是一条渐近线，骨受到低强度载荷反复作用时会发生骨折，并且当载荷或者形变接近骨的屈服强度时，骨会很快发生骨折，也就是说高强度载荷造成骨折所需要的次数比低强度大大减少。

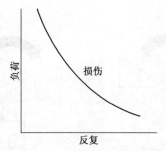

图 1 - 11　反复加载下的骨疲劳曲线

对体内骨反复施加载荷时，骨疲劳的过程不仅受到载荷强度和反复次数的影响，还受到载荷频率的影响。体内骨具有自我修复能力，但在骨重建不足以弥补骨疲劳损伤时则会发生疲劳骨折，即负荷过于频繁，妨碍了骨为防止骨折所进行的重建活动。

疲劳骨折往往发生在持续过度活动的部位，这种持续过度活动容易使肌肉疲劳、收缩乏力，导致它们抵消应力的能力大大减弱，从而引起骨应力分布变化使骨受的应力异常增高，疲劳损伤逐渐积累，最终导致骨折。骨折可发生在拉力侧也可以发生在压力侧或者两侧均发生骨折。张力侧骨折多为横断骨折，往往很快发生完全性骨折；压力侧疲劳骨折则发生较慢，往往不容易妨碍骨的重建活动，不太会发生完全骨折。

（三）不同加载速率下的骨特征

骨是一种黏弹性材料，所以它的生物力学特征可随着它受到的作用力加载和移除时的速率的变化而发生变化，这就是应变率。加载于骨的载荷速率越高，骨在骨折前表现出的刚度就越高；如果加载速率处于骨可承受的载荷的生理极限内，加载速率越高，骨积累的能量也就越多。

通常来说，活动越剧烈，应变率越高。在临床上，了解加载速率是非常重要的，它能够影响骨折方式和骨软组织损伤数量。当骨折发生时，它所积累的能量会瞬间释放，加载速率较低的时候，积累能量较少，通过形成单一骨折线即可释放，骨和软组织保持相对完整，此时骨折端往往没有或发生微小的位移；当加载速率较高时，积累能量较多，不能通过单一骨折线很快释放，往往会发生粉碎性骨折和广泛性的软组织损伤。

临床上根据骨折时能量的释放将骨折分为三种类型：低能量、高能量和超高能量。如滑雪者单一扭转骨折属于低能量骨折；高能量骨折可因高处坠落、车祸等原因导致；超高能量骨折较少见，一般都是由高速的枪弹伤造成。

（四）肌肉的活动对骨力学特征的影响

骨在体内受到负荷时，附着于骨的肌肉往往会伴有收缩，这种收缩会改变应力在骨内的分布，收缩产生的压应力能够部分或完全抵消张应力效应，从而降低或者消除作用于骨上的张应力。

通过分析图 1 - 12 中胫骨的受力即可描述肌肉收缩的效果；滑雪者向前摔倒时胫骨受到了弯曲的载荷，在胫骨后侧产生了很高的拉应力，胫骨前侧则产生了很强的压应力，当小腿三头肌收缩后在胫骨的后侧产生很强的压应力时，胫骨后侧强大的拉应力即可抵消，从而避免了胫骨在拉应力作用下发生骨折。这种肌肉收缩也能够导致胫骨前侧产生更大的压应力，成熟的骨一般能够承受这种压力，这样就保护胫骨免遭骨折；但未成熟骨的强度比较低，在压应力作用下往往会发生骨折。

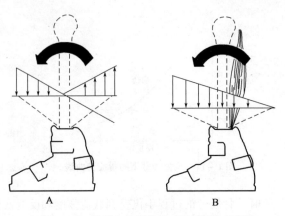

图 1-12   小腿三头肌收缩对胫骨受力的影响

A：胫骨在三点弯曲载荷的作用下拉应力与压应力的分布；

B：小腿三头肌收缩后在胫骨的后侧产生的压应力抵消了拉应力。

髋关节周围的肌肉收缩也产生了同样的效应（图 1-13）。髋关节运动过程中弯曲载荷作用于股骨颈，在股骨颈上部产生拉应力，臀中肌的收缩产生压应力，这种压应力对拉应力有一定的抵消作用，最终的结果是股骨颈皮质骨既没有受到压应力也没有受到拉应力，或受到很小的应力。因此，肌肉收缩使骨能够承受更高的载荷。

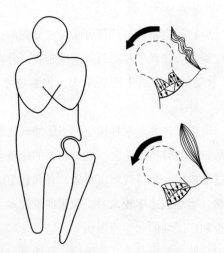

图 1-13   臀中肌收缩对股骨颈受力的影响

（五）骨的几何结构对骨力学特征的影响

骨的几何结构对骨的力学特征有很大影响。在拉伸和压缩载荷下，引起骨折的载荷和骨刚度与骨的横截面积呈正相关。截面积越大则骨的强度和刚度越大，引起骨折所需载荷则更大。在弯曲载荷下，骨的横截面积和中轴周围骨组织的分布对骨的力学特征有较大影响，力学以面积惯性矩描述截面抵抗弯曲的性质。面积惯性矩与上述两个因素有关。面积惯性矩越大，骨强度和刚度就越大。另外，骨长度在骨受到弯曲载荷时也影响骨的强度和刚度，骨越长，载荷作用与骨的弯矩强度越大，故受到的拉应力和压应力也高，骨在管形形状时骨骼能够从不同方向抵抗弯矩。由于在远离中性轴的区域分布的骨组织比较多，因此这些骨具有较大的面积惯性矩。扭转载荷下影响骨强度和刚度的因素与弯曲载荷状态下是一致的，主要取决于横截面面积和中性轴周围骨组织的分布。在扭转载荷下，两者都要考虑的量是极惯性矩，极惯性矩越大，骨的强度与刚度越大。

临床上，当骨折后骨开始愈合时，骨膜来源的血管和结缔组织就会向骨折区域迁移，形成致密纤维组织囊或者骨痂围绕在骨折处周围，使骨折部位保持稳定。骨痂增加了骨折部位的面积和极惯性矩，因此在骨折未愈合期间增加了骨在弯曲和扭转载荷下的强度和刚度，骨折愈合后，骨强度逐渐恢复，骨痂则被逐渐吸收，骨就会尽可能恢复至正常大小和形状。

临床手术造成的骨缺损会极大地降低骨强度，尤其是降低骨抵抗扭转的性能。手术过程中去除小片状骨或者螺钉拧入骨内，会产生应力集中源，在负载过程中产生的应力不能够均衡地分布到整个骨，反而集中在缺损部位，从而导致骨强度下降。另外，在手术过程中，去除长度大于骨直径的骨片（如在骨组织活检中切割一个骨槽），造成开放节段性骨缺损，则骨的连续性遭到破坏，使骨截面的最外层不再具有连续性，也可影响骨抵抗载荷的能力，尤其是在扭转载荷状态下。

（六）骨的重建

骨具有一定的重建能力，其通过改变大小、形状及结构等适应外界的力学要求。这种骨能够随着应力的作用水平变化而获得或丢失骨的现象称为 Wolff 定律。应力刺激能够影响和调节骨的重建活动，骨会根据其受到的力学需求而发生重建，有力学刺激时就会发生骨沉积，无力学刺激时骨就会被吸收。

骨骼肌的活动及重力都能对骨骼进行加载，从而影响骨量，骨量和身体的重量成正比关系，身体越重，骨量就越多。相反，长期处于不负重状态可导致承重骨发生快速骨量丢失。如太空旅行，宇航员就会经历快速的钙丢失及由此引发的骨量减少；同样，长期卧床的患者，由于承重骨不负重，也容易引起类似情况。

骨折后用于固定骨折部位的植入物也会降低骨的承重。用螺钉将钢板与骨固定以后，钢板与骨会按照它们各自的特性分担它们受到的载荷，接骨板越大，能承受的载荷就越大，骨相对承受的载荷就减少，故可引起骨量减少。

另外，内置物还会造成其附着部位发生肥大，以适应内置物所在部位需要增加的负荷；正常生理活动范围内，反复的机械应力也会导致骨肥大；过度的运动训练中可以观察到正常成熟骨发生肥大，骨密度也随之增加。

（七）年龄相关性骨退化性改变

人成年以后，年龄增加会引起松质骨骨量显著下降、皮质骨厚度减小，这些变化降低了骨的强度和刚度。

成年后，随着年龄的增加，骨会发生一系列改变，骨密度会发生进行性下降。主要表现为纵向骨小梁变得更加细小，同时横向骨小梁被吸收，随之的结果是松质骨数量显著下降并且皮质骨变薄。骨量下降和骨尺寸轻度减小降低了骨强度和刚度。

年龄相关的骨量丢失取决于很多因素，包括性别、年龄、绝经、内分泌异常、活动减少、废用和钙不足等。人体在几十年中，松质骨和皮质骨将分别减少至初始骨量的 50% 和 25%。

到 40 岁时，女性每年会丢失 1.5% ~2% 的骨量，而男性每年骨丢失仅为女性的一半。规律的体力活动和体育锻炼、钙和雌激素的摄入会降低年龄增长过程中骨矿物的丢失量。

第二节　关节的生物力学

关节是指两块或多块骨的支点或连接处，身体的活动主要是产生于骨与个别关节间的相对旋转，关节同时可以传递及缓冲外来的重力及肌肉活动的力量。人体的运动是肌肉收缩使骨在关节处绕着不同的"轴"在特定的"面"上做出相应的活动。

一、人体解剖学定位术语

每一个关节的运动都可以分解为三个平面的运动，这三个平面相互垂直，即矢状面、水平面、冠状面。按照解剖学姿势，人体有三种互相垂直的轴，即矢状轴、冠状轴、垂直轴。轴在叙述关节运动时是非常重要的概念（图 1 – 14）。

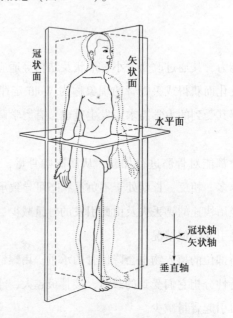

图 1 – 14　人体的基本切面和基本轴

（一）人体的基本切面

1. 矢状面　沿人体前后方向，将身体分为左右两个部分的平面称矢状面。其中，在正中将身体分为左右相等的两半部，该矢状面称为正中面。矢状面可以有数个，但正中面只有一个。

2. 冠状面　又称额状面，沿人体左右方向，将身体分为前后两个部分的平面称为冠状面。

3. 水平面　又称横切面，将身体分为上下两个部分，与地面相平行的平面称为水平面。

矢状面、冠状面、水平面三者相互垂直。

（二）人体运动的基本轴

1. 矢状轴　前后平伸与水平面平行，与冠状面垂直的轴称为矢状轴。

2. 冠状轴　左右平伸与水平面平行，与矢状面垂直的轴称为冠状轴，又称额状轴。

3. 垂直轴　与人体纵轴平行，与水平面垂直的轴称为垂直轴。

（三）人体的基本运动

1. 屈伸　人体绕着额状轴在矢状面上运动，向前的运动称为屈，向后的运动称为伸；膝关节以下相反，如胫骨向前的运动称为伸膝，足部向前的运动称为踝背伸。

2. 展收　人体绕着矢状轴在额状面上运动，离开中线的称为外展，靠近中线的称为内收。

3. 旋转　人体绕着垂直轴在水平面上运动，向前旋转称为内旋或旋前，向后旋转称为外旋或旋后。

二、关节的分型

关节可根据运动轴心或自由度（即关节所允许完成的自由运动数）多少分成以下类型：

1. 单轴关节　此类关节仅有一个自由度，即只能绕一个轴在一个平面上运动，包括滑车关节（如肱尺关节、指间关节）及车轴关节（如桡尺近端关节、寰枢关节）。

2. 双轴关节　此类关节有两个自由度，可以围绕两个互为垂直的运动轴在两个平面上运动。包括椭圆关节（如腕关节）及鞍状关节（如胸锁关节、拇指腕掌关节）。

3. 三轴关节　或称多轴关节，此类关节有三个自由度，即在三个相互垂直的运动轴上多方向运动。包括球窝关节（如肩关节）、杵臼关节（如髋关节），以及平面关节（如腕骨间关节、跗骨间关节）。

凡具有两个或两个以上自由度的关节都可以行环绕运动。

三、关节的活动度和稳定性

关节的功能取决于其活动度和稳定性。一般稳定性大的关节活动度小，上肢关节活动度大于下肢，下肢稳定性大于上肢。

影响活动度和稳定性的因素：①构成关节两个关节面的弧度差。②关节囊的薄厚、松紧度。③关节韧带强度和多少。④关节周围肌群的力量强弱与伸展性。大多数情况下，骨骼和韧带对关节的静态稳定起主要作用，肌肉拉力则对动态稳定起主要作用。

四、肌肉骨骼杠杆

在人体，内力与外力在整个骨骼杠杆系统中产生扭矩，而环境中影响骨骼肌肉杠杆最重要的力量是由肌肉、重力及身体接触所产生的，支点则落在关节上。如同跷跷板，骨骼肌肉系统中的内力与外力扭矩可能是相等的，如在等长收缩的时候，或者更常见的是两个相对扭矩的其中一个占优势而在关节上产生动作的时候，内力与外力扭矩相等。

1. 第一种杠杆　第一种杠杆的旋转轴位在相对的力量中间，如头与颈部的伸肌群，它们在矢状面上控制头部的姿势。当肌肉力量乘以它的外力臂等于头部重量乘以它的外力臂时，头部是保持平衡的状态。在第一种杠杆中，虽然产生的扭矩在相对的旋转方向上，但是内力与外力典型地作用在相似的线性方向上（图1-15）。

2. 第二种杠杆　第二种杠杆具有两种特征：第一，它的旋转轴落在骨骼肌其中一个的末端；第二，肌肉（或内力）拥有比外力大的杠杆。第二种杠杆在肌肉骨骼系统中非常少见，典型的例子是以脚尖站立时小腿肌群所产生的扭矩：这个动作的旋转轴被假定为距趾关节，基于这个假设，小腿肌肉的内力臂永远超过体重的外力臂（图1-16）。

3. 第三种杠杆   如同第二种杠杆，第三种杠杆的旋转轴也落在骨骼其中一个的末端，手肘屈曲肌群使用第三种杠杆来产生屈曲扭矩，以支持手中握住的重量。与第二种杠杆不同的是，第三种的外力永远拥有比肌肉力量大的杠杆。第三种杠杆是肌肉骨骼系统最常用的杠杆（图1-17）。

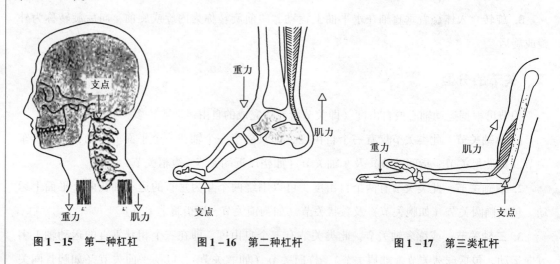

图1-15   第一种杠杠   图1-16   第二种杠杆   图1-17   第三类杠杆

第三节   关节软骨的生物力学

在人体关节的三种类型中，动关节是较常见的一种，有一定幅度的活动。在正常情况下，动关节的关节骨末端覆盖了一层厚薄不均的致密且透明的白色结缔组织，称为透明关节软骨。关节软骨是一种相对特殊的组织，在一般人的寿命期内都可以长期承担高负荷关节运动而无磨损或较轻磨损，从生理学角度上看，关节软骨属于独立的组织，无血管和淋巴，也没有神经支配，且软骨的细胞密度比其他大多组织都小。

动关节的关节软骨主要有分散压力、减轻摩擦及降低磨损等基本功能。本节将从关节软骨的组成与结构、生物力学特征与如何完成关节软骨功能等几个方面进行介绍。

一、关节软骨的组成与结构

软骨细胞分散在关节软骨内，占组织体积很少，软骨细胞分层排列，排列稀疏，负责细胞外有机基质的制造、分泌、组织和维护。有机基质是由致密而纤细的胶原纤维网组成，被高浓度的蛋白多糖包围，胶原纤维与蛋白多糖形成网状结构，以承受软骨负重时组织内部产生的压力，与水分一起，他们决定了软骨组织的生物力学行为。

（一）胶原

胶原是体内含量最丰富的蛋白。在关节软骨内，胶原的高度结构性组织形成纤维状超微结构。胶原的基本生物单位是原胶原，由三条左旋原骨胶原多肽链组成，并且在三螺旋结构中盘绕形成右螺旋结构，聚合成较粗的胶原纤维。胶原非均匀地分布于关节软骨中，形成软骨组织的层次结构，浅表切线层占组织总厚度的10%～20%，纤细而致密的胶原纤维薄层交织形成纤维层，平行于关节表面；中间层占组织总厚度的40%～60%，胶原纤维较粗，不规则排列散布于组织中；深层占组织总厚度的30%，胶原纤维聚集在一起形成较粗的纤维束，呈放射状排列，垂直于表面。这些纤维束到达钙化层，将软骨与软骨下骨头固定在一起，这种层次变化使得压力可以更均匀地分配在关节承载表面上，起到重要的生物力学作用。

（二）蛋白多糖

软骨中含有多种蛋白多糖。本质上，蛋白多糖是一种蛋白多聚糖大分子，由核心蛋白附着了一个或多个糖胺聚糖组成，软骨的多个可聚蛋白聚糖与透明质酸共同形成蛋白多糖大聚合体，这些聚合体可以具有几百个可聚蛋白聚糖通过透明质酸结合区异价地附着在一个中央透明质酸核心，每个都有一个连接蛋白固定。蛋白多糖聚合体的稳定性具有重要功能作用，可使蛋白多糖在纤细的胶原网上不发生运动，增强细胞外基质的结构稳定和硬度。虽然可聚蛋白聚糖的基本结构大体上可以按上述描述，但是可聚蛋白聚糖具体结构却不尽相同。可聚蛋白聚糖具有不同的长度、分子量及各种各样的成分。研究显示，可聚蛋白聚糖有两大类，第一类出现在整个寿命里并富含硫酸软骨素；第二类包括富含硫酸角质素的蛋白多糖，仅出现在成人软骨。当软骨成熟时，蛋白多糖的组成和结构会发生一些与年龄有关的变化。软骨成熟后，硫酸软骨素含量减少，水分与糖蛋白质比进行性降低。相反，刚出生时软骨的硫酸角质素含量很少，随着发育和年龄的增长，硫酸角质增加。另外，一些研究表明，可聚蛋白聚糖的水合动力大小也随年龄降低。许多关节软骨的早期变化可以反映软骨的发育，这也许是功能上要承受不断增加的体重的结果。

（三）水分

水分是正常关节软骨中最丰富的成分之一，集中在浅表层并以近似线性方式随深度的增加而降低。水分中含有多种自由移动的阳离子，这些阳离子通常会影响软骨的力学及物理化学行为。关节软骨的液体成分对这种无血管组织来说同样重要，因为液体为营养成分和代谢废物等在软骨细胞与周围营养丰富的关节液之间的交换提供了途径。少量水分位于细胞间隙，人们认为胶原、蛋白多糖与水分之间的相互作用及产生的渗透压对调控细胞外基质的结构组成与软骨的膨胀性质起到了重要作用。大部分水分占据细胞外基质的纤维间隙，当组织承受载荷，出现压力差或者受其他电化学动力影响时，间质水分可以自由流动。组织受压时，约70%的水分可以流动，这种流动对软骨的力学行为起到了重要的作用。

（四）关节软骨各成分之间的相互作用

1. 预应力　在自然界中，如果一个带电体不释放电荷或吸引反离子保持其中电性，就不会保持很久。因此，关节软骨蛋白多糖的带负电硫酸基和羧基团必须吸引各种阳离子和合作离子以保持组织的电中性。组织内部，可移动的抗衡离子和合作离子云状围绕在固定的硫酸基和羧基团周围，因此将负荷彼此屏蔽，这一屏蔽作用降低了巨大的电荷－电荷排斥力，形成膨胀压力。膨胀压力受到胶原纤维网所产生的张力和束缚与平衡，将蛋白多糖限制到自由状态的20%。因而，在无外界负荷状态下，胶原网状结构承受着膨胀压力引起的显著预应力。

2. 外力平衡　当软骨表面受压时，蛋白多糖分子域的变化导致其瞬间变形。这个外界压力使得基质内部压力大于膨胀压力，因而，液体流出组织。液体流出后，蛋白多糖浓度上升，继而渗透膨胀压力或电荷－电荷排斥力及体积压力上升，直到与外力平衡。在这种方式下，陷入胶原网结构的胶状蛋白多糖的物理化学性质使得蛋白多糖能够承受压力，这种机制弥补了前面所述的胶原的力学性质，即胶原强于拉伸，但弱于压缩。

3. 关节软骨各成分之间相互作用的意义   显而易见，胶原与蛋白多糖之间相互作用，这种相互作用对软骨功能十分重要。研究发现，蛋白多糖跨越在胶原交联达不到的空间内，充当胶原纤维之间的连接者。蛋白多糖也被认为在保持胶原纤维的有序结构与力学性质方面起着重要作用，形成有力的网络，而且发现形成网络作用点的密度与强度依赖于可聚蛋白聚糖和聚合体之间的连接蛋白及胶原。蛋白多糖与胶原的相互作用不仅直接影响细胞外基质的组成，而且直接对软组织的力学性质起作用。胶原－蛋白多糖的相互作用涉及可聚蛋白聚糖单体、透明质酸、Ⅱ型胶原、其他少数胶原类型、未知连接者及其他的少数软骨成分，如Ⅸ型胶原、糖蛋白和聚合透明质酸。关节软骨的部分结构排列如图1－18所示。

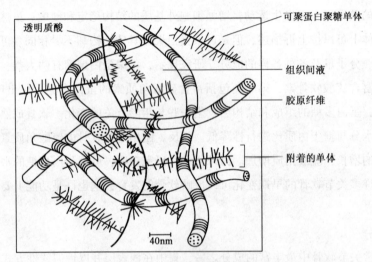

图1－18   关节软骨的结构排列

二、关节软骨的生物力学特征

若将软骨组织视为多相介质，则可以更好地了解关节软骨的生物力学特征。为了清楚地分析蛋白多糖的电荷与离子的作用，软骨可视为三相物质：液相、离子相及带电固相。为更好地了解水分在软骨力学性质中的作用，本文将关节软骨视为双向材料，由两相组成：组织间液液相与多孔渗透性固相（即细胞外基质）。它们不可压缩、不融合、性质独特，每种成分都对软骨功能起作用。

关节接合过程中，关节表面上的力从零到增长10倍甚至更高的体重，接触面也变化复杂。从椅子上起立时，髋关节的接触应力峰值可达20MPa，而上楼梯时应力峰值为10MPa。因此，在生理负载状态下，关节软骨是一种可承受高应力的材料，负载下软骨的力学特征也是软骨生物力学特征的重点之一。

（一）关节软骨的黏弹性理论

当一种材料受到持续均衡负重或变形时，它的反应可随时间变化，则这种材料具有黏弹性。通常，理论上这种材料可用黏性液体与弹性固体建模描述。

蠕变和应力松弛是黏弹性材料的两个基本反应。当黏弹性材料承受的载荷量保持不变时，应变随时间延长而增加的现象，称为蠕变。当黏弹性固体承受持续不变的变形时，则可发生应力松弛，快速高初始应力，之后应力缓慢渐变性降低，并保持固定变形，这种现象称为应力松弛。

蠕变和应力松弛由不同机制产生。关节软骨的黏弹行为基本上源于组织间液的流动及与这种流动有关的摩擦阻力。由组织间液流动而产生的关节软骨黏弹性称为双相黏弹行为，而由大分子运动产生的黏弹性或胶原-蛋白多糖固体基质内在黏弹性行为，属非流体依赖黏弹性。

活体软骨的载荷状态十分复杂。为了更好地了解软骨组织的负荷变形行为，可采用外植体加载的方式，称为限制压缩实验。这种方式中，圆柱形软骨样本刚好嵌入限制圆环中，环壁光滑（无摩擦理想状态），圆环防止样本运动及液体从四周流失。刚性多孔渗透性地加载压盘给样本施加轴向负载（图1-19），液体从软骨组织流向多孔渗透性压盘，这个过程中，软骨样本受压蠕变。由于水分与细胞外基质均为内在不可压缩，任意时刻压缩量便等于液体流出量。限制压缩实验的优点是在组织内产生单轴一维流动与变形域，不受组织各向异性和径向性质的影响。

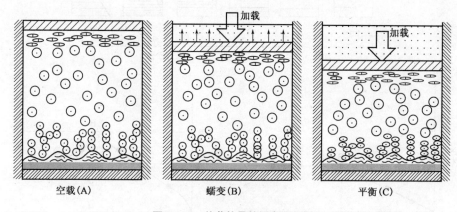

图1-19 关节软骨的蠕变和平衡

需要强调的是，加载过程中只可计算组织内产生的应力-应变、压力、液体与离子流动域，但这些计算是基于思想模型与实验条件的。另外，还有很多混合因素，如时间依赖性、加载幅度及由于样本培养时胶原网状结构破坏而引起的组织内改变。尽管确定活体组织的应力-应变的自然生理状态受到限制，许多学者仍致力于利用外植体加载的方式与水合软组织双相本构定律研究软骨的潜在力学信息转换机制。

（二）受压时关节软骨的双相蠕变性

对于关节软骨，蠕变是由组织间液流出所致。初始时液体流出较快，变形量快速增加，逐渐减缓，直到流动停止。在蠕变过程中，表面负载平衡于胶原蛋白多糖固体基质内形成的压缩应力和组织间液流动所产生的摩擦阻力的综合。当胶原蛋白多糖固体基质内形成的压缩应力足够平衡所施加的应力时，蠕变停止，此刻无液体流动，达到平衡应变。

人的关节软骨一般较厚，需4~16小时达到蠕变平衡。兔子软骨的厚度很薄，约1小时即可达到平衡。理论上，达到蠕变平衡所需时间与组织厚度的平方反向变化。在相对高负荷的条件下，50%左右的液体会被挤压出组织，但是离体研究发现，去掉负载后组织浸泡在生理盐水中，流失的液体将逐渐全部恢复。

（三）受压时关节软骨的双相应力松弛

关节软骨在一维压缩试验中的双相黏弹性应力松弛响应，持续不断的压缩力施加在组织上，直到达到平衡点，之后均保持该值。应力增加与应力松弛的机制可由图1–20说明。如图所示，压缩阶段应力上升与液体流出有关，应力松弛与液体在多孔固体基质中重新分配有关。在压缩阶段中，组织间液被迫流出组织，而组织受压变致密产生高应力，应力松弛是由于固体组织接近表面的高度压缩区域缓解或反弹所致。当固体基质产生的压缩应力达到对应固体基质变形的内在压缩模型所确定的应力时，应力松弛过程停止。分析应力松弛过程得到的结论是生理负载条件下过高应力很难维持，因为一旦松弛可以很快衰减组织内的应力，这必然会导致接合时关节内接触面快速扩展。

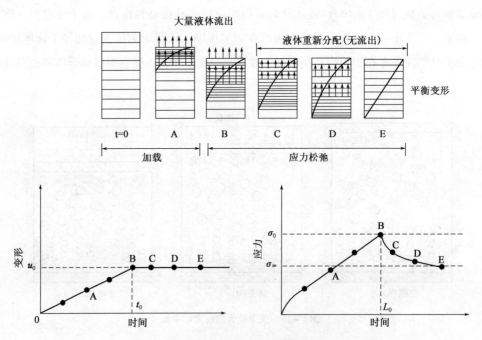

图1–20 关节软骨加载与应力松弛的机制

（四）关节软骨的渗透性

充满液体的多孔材料可以是渗透性的，也可以是非渗透性的，如果孔与孔是相互连通的，则材料是渗透性的。渗透性是测量多孔材料中液体流动难易程度的，与液体在多孔渗透性材料中流动产生的摩擦阻力成反比，因此，渗透性是物理学定义，它检测的是液体以一定速度在多孔渗透性材料中流动受到的阻力。组织间液与多孔渗透性材料孔壁相互作用产生摩擦阻力，当组织承受高负载时，通过增加摩擦阻力阻滞组织间液流动，组织会变硬，使得液体流出更困难，这种机制对关节润滑起重要作用。

（五）关节软骨的单轴拉伸行为

关节软骨的拉伸力学性质十分复杂，拉伸中组织表现出很强的各向异性与不均匀性。目前认为，关节表面胶原与蛋白多糖的排列结构的变化及软骨组织内层次排列结构导致了成熟关节软骨的各向异性与不均匀性的特点。富含胶原的浅表层好似为关节软骨提供了坚韧、抗磨损的保护层。

关节软骨在拉伸中亦表现出黏弹行为，这种黏弹性可归因于聚合体运动有关的内部摩擦及组织间液的流动。欲检测胶原蛋白多糖固体基质内在的拉伸力学反应，需要忽略双相流体流动的影响，要达到这一点，必须实施缓慢、低应变率的实验，或者采用递增应变实验，实验中每次增加应变后都要允许应力松弛过程达到平衡状态。

与其他纤维性生物组织（肌腱和韧带）一样，随着应变的不断增加，达到高应变值时，关节软骨趋于硬化断裂。胶原网结构的断裂是导致骨关节炎初期变化的一个关键性因素。通常认为，胶原网结构的松散会导致关节软骨肿胀、水分增加，从而致关节软骨的压缩、硬度降低及渗透性增加。

（六）关节软骨的纯剪切行为

当拉伸和压缩时，只可得到胶原蛋白多糖固体基质平衡内在特性，这是因为当材料承受单轴拉伸和压缩时材料体积发生变化，体积的改变导致组织间液流动，组织内产生双相黏弹性影响。但是如果在极小应变条件下单纯剪切实验测量关节软骨，材料内部则不会产生压力差和体积变化，因而不会发生组织间液流动。软骨的剪切硬度主要来自胶原成分和胶原蛋白多糖互相作用，由于胶原比蛋白多糖更具有弹性，而且是组织承受剪切载荷的主要成分，故胶原的增加将会降低摩擦损耗，因而降低相位角度。

三、关节软骨的润滑作用

综上可知，滑膜关节一般承受很大范围内的负载，但是正常环境下软骨表面却很少被磨损。承受如此多种负载却只产生最轻度的磨损，这表明关节内和软骨组织表面具有较好的润滑机制，这些机制有助于减少软骨之间的摩擦。

从工程角度来看，有两种润滑类型，一种为边界润滑：一层润滑剂单分子层吸附在软骨表面；另一种为液膜润滑：一薄层液膜将表面之间分开。在各种环境下的关节软骨中两种润滑均可发生。

1. 边界润滑作用 动关节活动时，关节软骨表面产生相对运动。边界润滑剂的吸收层可防止面与面的接触，消除大部分的表面磨损，从而保护软骨表面，边界润滑基本上不依赖于任何润滑剂或承载材料的物理性质，而几乎完全依赖于润滑剂的化学性质。滑膜关节的关节面上有一层润滑物分子，是一种特殊的糖蛋白，可以防止两关节面直接接触。两关节面的这种滑液膜层厚度为 1 ~ 100nm，能够承担负荷，有效地减轻摩擦耗损。当然在高度负荷时液膜可完全消失，使关节面直接接触。

2. 液膜润滑作用 液膜润滑使用一薄层润滑剂使得关节面分离，负荷由液膜压力支撑。液膜的厚度与工程承受有关，一般小于 20μm。液膜润滑要求最低效液膜厚度超过复合统计表面粗糙度的 3 倍。在持续加载，表面几何形状不一致的缓慢的研磨运动或者滑液的黏性低而不能获得液膜润滑时，则依赖边界润滑。

液膜润滑的两种典型模型包括弹性水压润滑和压缩膜润滑。弹性水压润滑常发生于液膜润滑的不平形的刚性承载表面，彼此相对行切线运动，间隙内液体形成楔形，由于承载运动吸引液体进入表面间的楔形间隙，液体黏性产生一个支持力；相反，挤压液膜，润滑发生于承载表面，彼此垂直运动，流体的黏性抵抗力起到阻止液体从间隙中溢出的作用，且可形成液膜，生成支持力。在短时间内挤压液膜机制足以承受高负载，但是液膜最终会变得很薄，使得两个承

NOTE

受面的凸起部分接触。存在弹性水压润滑时，液膜的相对厚度与表面粗糙度对开始润滑很重要。在弹性水压润滑和压缩膜润滑作用中，液膜的厚度与延展度及其承载能力与承载表面材料的性质无关，这些润滑特点是由润滑剂的性质决定的，如它的流变性质、黏性与弹性、膜的几何属性、两承受面之间间隙的形状及相对表面运动的速度。

3. 混合润滑作用　混合关节润滑主要有两种：液膜结合边界润滑和简单混合润滑。前者是指不同区域同时存在液膜润滑与边界润滑；而第二种润滑为"增压润滑"，其特点是在相同地点随着时间转变液膜润滑转变为边界润滑。

所有的关节软骨的表面都不是完全光滑的，表面凹凸不平，滑膜关节中，液膜厚度与软骨表面凹凸厚度同数量级，在这种情况下，凸凹表面之间发生边界润滑作用，这时，来自非接触区域的液膜压力与来自接触区域润滑剂的润滑素共同支撑关节表面的加载，混合润滑起作用。这种混合润滑模式中，大部分摩擦来自边界润滑的区域，而大部分的载荷由液膜承担。

第二种混合润滑理论主要基于相互接近的软骨表面之间的液体进入关节软骨的运动，关节加载时通过胶原蛋白多糖固体基质滑膜超滤作用，增压润滑保护软骨表面，这种超滤作用和允许滑液中的水分与小电解质等溶解成分受液膜挤压作用后进入关节软骨，生成透明质酸蛋白复合体的浓缩胶体，从而覆盖并润滑表面，当两软骨表面相互接近时，因为透明质酸大分子物理尺寸太大，滑液中的透明质酸大分子很难离开表面之间的间隙，水分及小溶质分子仍可透过软骨表面与侧面进入关节周边空间，从而达到"增压润滑"的目的。

所有承载情况下，润滑的模式都主要依赖于承载表面所受的压力与相对速度。加载强度较大的情况下，即接触面受到高负荷、相对低速、持续时间长的作用，软骨表面吸收滑液糖蛋白与润滑素等将起到重要作用，表面挤压到一起，边界润滑剂的单分子层相互作用，防止软骨表面直接接触。相反，在载荷不高或幅度上下波动等情况下，接触面相对高速运动，液膜润滑发挥主要作用，为满足动关节正常功能的各种需要，单一润滑模式是很难单独存在的，所以也不可能确切地说哪些条件下哪种润滑机制在起作用。

四、关节软骨的磨损

磨损是由于机械作用造成材料从固体表面异常脱落，可分为两种：表面磨损与疲劳效应磨损。前者是承载表面相互作用的结果；后者是承载变形的结果。

1. 表面磨损　当关节表面之间由于各种原因造成无润滑膜而导致面与面直接接触时，常发生表面磨损，这种磨损主要有粘连、研磨两种发生途径。粘连磨损是由于面与面直接接触，滑动时表面脱落碎片粘合在一起，从而引起摩擦力增加而导致脱落；相反，研磨磨损是由于硬物质在软物质上研磨，表面出现划痕。较硬材料可作为对抗承载的表面或使承载表面颗粒松散。尽管多种有效的润滑机制使得关节软骨不太可能发生表面磨损，但是粘连与研磨磨损还是有可能发生在受损或退化的关节中，一旦软骨表面持续出现超微结构的缺损，软骨就会变软且渗透性增强，引起分离软骨承载表面的液膜中的液体更容易进入软骨表面，润滑液的流失进一步增加面与面直接接触的可能性，进而加深了磨损。

2. 疲劳效应磨损　该磨损是由重复压力下承载材料的微小损伤不断加剧而造成的，在短时间内反复施加高载荷或长期反复施加低载荷，尽管幅度低于材料的极限强度，但可能都会造成承载表面的疲劳，即使是润滑很好的承载表面也可能发生这种由反复变形引起的疲劳效应磨损。

　　滑膜关节进行大多数的生理活动时，其应力的周期变化都容易引起关节软骨反复受压。另外，关节在旋转与滑动时，软骨表面在特定区域会"进入或移出"承载接触区，即反复受压的区域，关节软骨的载荷由胶原蛋白多糖基质与流体运动产生的抵抗力所共同支持。因此，反复关节运动与加载将导致固体基质反复受压与组织间液的反复运动，这些过程会引发胶原蛋白多糖固体基质的断裂与多糖蛋白的消耗，从而加速软骨的疲劳损伤。

　　3. 冲击负载　软骨损伤与磨损的另一个机制与滑膜关节冲击负载有关，冲击负载即快速施加的高强度负载，正常生理负载下，关节软骨受压时表面压紧，组织间液溢出，关节软骨内液体会随时间重新分配，从而缓解了被压区域的应力，应力松弛过程很快发生，应力可在 2 ~ 5 秒内降低一半以上，但是，如果载荷加得太快以至于受压区域的组织间液没有足够的时间完成重新分配，那么胶原蛋白多糖基质内的高应力就可能引起软骨损伤。

　　上述磨损与损伤的机制导致了常见的关节软骨大范围的结构缺损，其中之一即为软骨表面的断裂，软骨垂直横截面上较容易显示这些损伤，最终裂缝将贯穿整个软骨组织层。另外，一些损伤软骨还会出现腐蚀现象，我们称为平滑表面破坏性细化。

　　关节软骨的缺损是多样性的，单一机制往往解释不了所有的磨损，在任何一个位置，承载压力都可能导致疲劳，成为原始破坏的起始；另外一些位置，润滑条件不好导致表面磨损可引起软骨的破损。但是，没有证据能够说明哪种磨损机制导致哪种类型缺损。

第四节　肌腱和韧带的生物力学

　　肌腱、韧带及关节囊是覆盖、连接、制动及保护关节的三个主要组织，他们虽然不像肌肉那样能主动收缩，但是对关节运动都起着重要的作用。关节囊与韧带主要提供骨与骨之间的连接，以增强连接的稳定性、引导正常活动并防止关节过度屈伸。它们对关节主要提供的是静态限制。肌腱连接肌肉和骨骼，将肌肉收缩的力传递到骨骼上，从而引起关节运动或使其保持姿势。它与肌肉共同组成动态限制。肌腱还能够确保肌肉在其两端的附着点之间维持最佳的收缩长度。肌腱和韧带损伤很常见，对它们的生物力学特征及自身恢复的潜能有适当的了解是正确处理这些损伤的基础，本节将对这些方面进行主要讲解。

一、肌腱和韧带的组成

　　肌腱和韧带都属于高密度的结缔组织，由大量平行排列的纤维胶原组织组成。那些血流量少的组织含有很多胶原，而胶原本质是一种纤维蛋白质，它占全身总蛋白质的 1/3。胶原是骨和软骨内有机部分的主要成分，也对其他器官如血管、皮肤、心脏、子宫、肾脏和肝脏等提供了主要的机械支架作用。对肌腱和韧带的强度和韧性而言，胶原的机械稳定性显得尤为重要。同其他结缔组织一样，肌腱和韧带都仅含有少数的细胞和大量的细胞外基质，细胞外基质约占整个结构的 80%，这些细胞外基质约由 70% 的水分及 30% 的固体物质组成，固体物质包括胶原、基质和少量的弹力蛋白，其中胶原占至少 75%，肌腱比韧带含有更多的胶原，四肢肌腱中，固体物质中的胶原或可高达干重的 99%。

NOTE

（一）胶原

1. 胶原分子的组成   胶原分子是由成纤维细胞在细胞中先制造较大的基本前体，即前胶原，之后再分泌到细胞外成为胶原。同骨一样，肌腱和韧带都是由最普遍的 I 类胶原所组成。这种分子含有三条多肽链（α 链），每条都是通过左向螺旋结构由大约一百个氨基酸组成，分子重量约为 340000。其中两条 α 链（α-1 链）的结构是完全相同的，而第三条 α 链（α-2 链）的结构稍又不同。这三条 α 链排列在一起，经右向螺旋结构成为一条三螺旋结构，使胶原分子具有绳索形态，分子的长度约为 280nm，直径约为 1.5nm。

约 2/3 的胶原分子含有三种氨基酸：甘氨酸（glycine）、脯氨酸（proline）和羟脯氨酸（hydroxyproline）。每条 α 链中，每三个氨基酸便有一个甘氨酸，这种重复的序列是构成三螺旋结构的基本要素。甘氨酸体积小，可使整条三螺旋更加紧密结合。同时，甘氨酸可促使整条三螺旋互相形成氢键来加强结构的稳定性。其他的两个氨基酸在 α 链中建立氢键或氢键水桥。在 α 链中或链与链之间还有其他的相互交联，这对增强整个胶原分子的稳定性有着积极的意义。

胶原分子交联，聚合成胶原纤维，这些分子之间的互联能为胶原纤维提供必要的稳定性，也使纤维组织更为强韧以抵受外来的张力。在新生胶原中，仅有少数交联，而且可以被还原，胶原溶于中性盐水或酸性液体中，交联也很容易被热力降解。胶原老化时，那些能被还原的交联会减少，取而代之是稳定和不能被还原的交联，成熟的胶原不能溶于中性盐水及酸性液体中，而且它们有更高的耐热能力，不容易被热力降解。

每条原纤维都是由多个胶原分子通过独特的四合一分子重叠序列结合而成。这种组合方法使每个分子都能与其他分子有重叠的机会，也是在电子显微镜下胶原纤维呈现间带的原因。这种四合一胶原分子重叠组合法可增强胶原的稳定性，同时这种排列可使酸性和碱性的氨基酸均衡共处，令整个结构可持续处于低生物能量状态。这种结构亦使带相反电荷的氨基酸相互作用，故如果将聚合的分子分开需要很大能量。每五个胶原分子结合成一条微纤维，之后再结合成为次级纤维及原纤维，最后原纤维经过聚合成为纤维束及肌腱（图 1-21）。

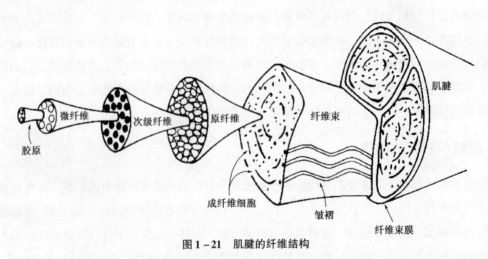

图 1-21　肌腱的纤维结构

2. 胶原纤维的排列   肌腱的胶原纤维排列与韧带的不同，主要是为了适应各自的功能要求，肌腱所受的外力多是单一方向的张力，所以其胶原纤维是比较有规律地与肌腱的主轴平行。虽然韧带所受的张力多数也是单一方向，但也经常会受其他方向的张力影响，所以它们的胶原纤维不一定成单一方向排列，有时纤维间会互相形成网状交叉排列。并且这种排列会视不同韧带的功能而有所区别（图1－22）。

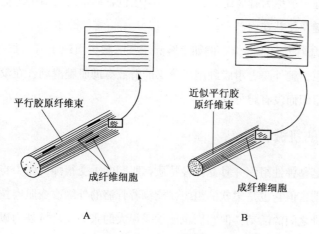

图1－22　肌腱与韧带的纤维排列

A：肌腱的纤维排列；B：韧带的纤维排列。

（二）弹力蛋白

除了胶原的结构特质影响外，肌腱和韧带所拥有的弹力蛋白比例也能从很大程度上对它们的机械特征有所影响。不同部位弹力蛋白含量不同，在肌腱与四肢的韧带中含量很少，但在弹性强的韧带如黄韧带中含量较高，以提供较高的弹性。

（三）基质

肌腱和韧带的基质主要成分是蛋白聚糖、结构糖蛋白、离子蛋白和其他小分子。蛋白聚糖单元的大分子含硫化聚糖链，它们依附在一个中心蛋白并与长长的透明质酸链结合成为一个大分子。

这些蛋白聚糖同肌腱和韧带细胞外的水分相结合，形成有高度结构组织的半固体而非液态的物质。它们在肌腱和韧带内的作用是将微纤维粘合，以增强合成结构的稳定性和韧度。

（四）血液供应

肌腱和韧带仅有少量的血管，这影响了它们的代谢及受伤后的康复速度。肌腱的血管来自它们所连接着的肌束膜、骨膜和围绕着它们的腱旁组织及腱系膜。被腱旁组织所包围的肌腱称为含血管腱，而被腱鞘包围的肌腱则称为无血管腱，在含血管腱中的血管从外围多个途径进入肌腱，之后又会与纵向的毛细血管系统相通。

被腱鞘包围的肌腱血管分布形式不同，这种肌腱的系膜退化为纽带样，缺血部分被认为由两个途径获得养分：一是由血液吸取；二是经关节液渗透到肌腱。养分渗透概念有很重要的临床意义，即肌腱复原可在没有血液供应下进行。韧带较其周围组织的血循环少，但研究显示韧带内其实是有多源及相当平均的血液分布，这些血液多数来自韧带与骨的接点，虽然韧带的供血系统血流量不多，但这些血液对维持它的功能起着很重要的作用，尤其是韧带组织在受伤后的修复，在没有血液供应到这些组织的情况下，韧带疲劳时，微创伤不断累积，最终容易导致韧带断裂。

（五）外周结构及在骨骼上的附着点

1. 韧带和肌腱的外围结构　韧带和肌腱的外围结构有一定的相似之处，但它们之间也存在不同，所以它们的功能不同。两者都被疏松的结缔组织包裹着，疏松结缔组织在韧带中没有专有名称，但在肌腱中被称为腱旁组织，腱旁组织比包着韧带的结缔组织更具结构性，它形成一层腱鞘以保护肌腱及使其在内部滑动。

2. 腱外膜　在摩擦力大的部位，例如手腕和手掌，腱旁组织下有一层滑膜，称为腱外膜，它包围着几组纤维束，腱外膜上滑膜细胞所分泌的滑液有助肌腱滑动，在没有太大摩擦力的部位，肌腱只有腱旁组织而没有腱外膜。

二、肌腱和韧带的机械特性

肌腱和韧带都是黏弹性组织并具黏弹性特质，肌腱能承受很强的张力将肌肉的收缩力传至关节并带动关节运动，但它也是柔软的组织，能绕着骨骼的外缘改变肌肉拉力方向。韧带更为柔软，可容许骨与骨之间的活动，但它们也能承受很大的张力及对抗外力以避免过度伸展。分析肌腱和韧带的机械性能对了解它们受伤的原理有重要的意义，两种组织在正常或过度负荷情况下都受到张力影响，当张力过大导致受伤时，受伤的程度便视其张力的速率和力度的大小决定。

（一）生物力学特性

在研究肌腱和韧带机械特性的方法中，最常用的是对这些组织做匀速伸展的拉伸测试，组织在断裂之前不断被拉长，它们所受的张力和它们伸长的长度可以用负荷－伸长曲线图来表示（图1－23）。

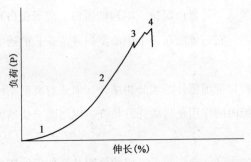

图1－23　肌腱受到拉伸载荷的负荷－伸长曲线图

1. 伸长曲线　伸长曲线上区域1为足趾区。这个区所显示的延长度是由原本在松弛状态下呈波浪形态的胶原纤维发生变化而来的。这时不需要太大张力便可将整个结构组织的胶原纤维伸展直至负荷继续增加时波浪形态被拉直。另外一些数据表明，此区的伸长主要是因为半液态胶原纤维之间相互滑行所致。

2. 线性区域　当负荷持续时，肌腱和韧带组织的刚度会增加，因此渐渐需要较大的拉力才能产生相同的伸长。在足趾区之后，出现一线性区域（区域2），这个区比足趾区的倾斜度大，表示了这些组织的刚度在这个区中因继续伸长而有明显的增加。线性区之后，在大应变的情况下应力－应变曲线可能会突然停止或有向下倾的趋势，这是因为测试物已受到不可逆的损伤。此点为组织的屈服点。整个测试物所能承受的最大能量便以图表内的曲线与横轴所成的面积来代表，直至线性区完结处。

3. 断裂　当超越线性区域时，组织内已有大量的纤维束不规律地断裂（区域3）。这时负荷可能会增大至拉伸应力的极限，随之样本很快完全断裂，而韧带和肌腱的负荷能力也明显降低（区域4）。

4. 特殊拉伸载荷变形曲线图 图1-23显示的是一般肌腱和四肢韧带的力学特征，但对于特殊韧带如黄韧带来说，因其含有大量的弹力蛋白，所以它的拉伸载荷变形曲线图便有很大不同（图1-24），在拉伸测试人的黄韧带时，样本延长50%后才出现较明显的刚度增加。当超越这点时，它的刚度便会随着所受的负荷而显著增加，直至韧带突然断裂。

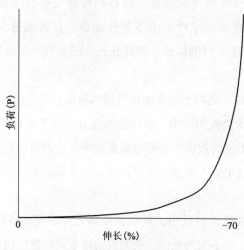

图1-24 黄韧带的拉伸载荷变形曲线

韧带和关节囊的弹性蛋白比例对于这些组织的弹性延长能力极为重要，这使它们能够承受拉伸应力、储存和消解能量。当肌腱在其伸长极限范围内负载及卸载时，在这些组织内的弹性纤维会使它们在变形后回复到原本的长度及形状，同时，部分能量会被储存起来，所剩的便会在重复负载及卸载的测试图表中表现，在显示张力增减的环形曲线中的面积便代表能量消解（图1-25）。

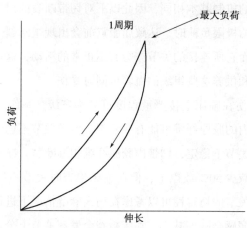

图1-25 重复拉力载荷（上线）及还原（下线）

（二）肌腱和韧带的生理负荷

从实际应用角度看，肌腱和韧带的极限拉伸应力并没有太大意义，因为在正常活体生理情况下，这些组织所承受的应力很小，它们一般的应变度为2%~5%。研究表明，正常的日常活动中，肌腱所受应力远远小于它们的极限应力，最多只相当于它们极限的1/3左右。

（三）肌腱和韧带的黏弹性表现

肌腱和韧带都有黏弹性或受应力速率依赖性，它们的机械性会随着不同负荷速率而改变。

1. 快速负荷   当韧带和肌腱承受的应变速率增加时，应力－应变曲线的线性部分的倾斜度增加，这也表明组织在较高的应变速率时有较大的刚度，而在承受高速应力时韧带和肌腱可储存较高能量，在断裂前会有较大的应变值，因此需要较强的应力才会将这些组织拉断。

2. 慢速重复负荷   当肌腱和韧带在进行重复拉伸测试时，应力－应变曲线会沿伸长轴向右移，表明这些组织含有塑性的变形特性，这些塑性的变形会随着每一次的重复负载而增加，当负载重复继续时，这些组织样本由于塑性变形，会表现更大的弹性刚度。如果重复负载持续加于已受伤及刚度减弱的组织，即使在正常的生理负荷范围内，这些组织也会出现微断裂。

3. 应力松弛和蠕变反应   是两个用来测试肌腱和韧带黏弹性的指标。

（1）应力松弛   在应力松弛测试中，负荷会在应力－应变曲线的线性部分下安全地制停，而应变会长时间保持一个不变的数值。在韧带或肌腱中的应力可由最初的数值很快地消减，之后消减的速度会放缓。若这个应力松弛测试以循环方式重复进行，应力减少的现象便渐渐没有那么明显了。

（2）蠕变反应   在蠕变反应测试中，负荷会在应力－应变曲线的线性部分之下安全地制停，但应力会长时间保持一个不变的数值。受测试的韧带或肌腱的应变在最初的一段时间会明显增加，之后便慢慢放缓。若这个蠕变反应测试以循环方式重复进行，应变增加的现象则逐渐变缓。临床上，可将一个均匀的低负荷加于软组织上利用蠕变反应治疗变形，例如患有马蹄内翻足的患儿以脚托固定患足就是利用蠕变反应来矫正脚形的方法，而应力松弛则多用于软组织的挛缩。

三、韧带断裂和肌腱受伤的机制

韧带断裂和肌腱受伤的机制基本相同，因此以下对韧带断裂的讨论也可用于肌腱。当韧带在活体内受到一个超过它的极限负荷时，达致屈服点前会出现微断裂。当负荷超出极限时，整条韧带会有明显的断裂，而它所连接的关节亦会有不正常的活动，这种活动会导致在韧带周边的组织包括关节囊、韧带和供养这些组织的血管也同时受伤。

1. 韧带损伤   韧带受伤在临床上按严重程度可分为三级。一级：临床表征最轻，患者只感觉少许疼痛，虽然韧带内的胶原纤维可能有些断裂，但无关节不稳的临床症状。二级：损伤时，患者感觉剧痛并出现关节不稳定，韧带内胶原纤维相继断裂，导致整条韧带处于半撕裂状态，韧带的强度和刚度会减少50%或以上，但在临床检查时关节不稳定可能被肌肉过度收缩而遮盖。所以，检查受伤关节的稳定性可以考虑在病人麻醉情况下进行。三级：韧带损伤患者在受伤瞬间会感到剧痛但痛感会随即减小，临床检查会发现关节十分不稳定，大多数在韧带内的胶原纤维都已断裂，但有少数仍连续，所以即使韧带已完全失去负荷的功能，但在外表看来有可能它还没有完全断裂。

2. 软骨的改变   若使韧带或肌腱受伤的关节负重，这些不正常应力多数会落在关节的软骨之上，会增加软骨的负荷。因此，在人类或其他动物的膝关节上，软骨超载与关节提早退化有关。

3. 肌腱损伤　虽然韧带与肌腱受伤的机制十分相似，但因肌腱附着肌肉，故要多考虑两个重要的因素，分别是连接着肌腱的肌肉所发挥的收缩力和肌腱相对于肌肉的横切面积比例。当肌肉收缩时，连接的肌腱便会承受应力。在肌肉发挥最大收缩力时，肌腱的拉伸应力也达最高点，在肌肉进行离心收缩时，肌腱所承受的应力会更大。

肌肉的收缩强度与其横切面积密切相关，因此，理论上较大肌肉能输出较大的收缩力，在连接它的肌腱之上产生较大的拉伸负荷，同样，粗大的肌腱也能承受较大负荷。虽然肌肉断裂时的应力是很难准确测算的，但从各种数据可知正常肌腱的最高应力是它所连接着的肌肉的两倍，因此临床上，肌肉拉伤比肌腱断裂的例子更常见。大肌肉一般与较粗壮的肌腱连接，如股四头肌连接着很粗壮的髌腱、小腿三头肌连接着很粗壮的跟腱。而一些个别的小肌肉也可能会有很粗的肌腱，跖肌便是这样的例子。

四、影响肌腱和韧带生物力学特性的因素

影响肌腱和韧带生物力学特质的因素很多，主要包括老化、妊娠、活动及制动、糖尿病、类固醇及非类固醇消炎药的应用或血液透析等。

1. 成长及老化　结缔组织及其胶原的力学特性受它的分子内部及分子间存在的交联的质和量的影响很大。在成长期（20岁以前），交联的质和量都在增加，这会提升肌腱和韧带的拉伸强度，这时胶原纤维的直径也会增加，不同大小的纤维可同时出现。在成年人（20~60岁）或在超过60岁的老年人中，胶原纤维的直径显著缩小，但它们分布较平均。成长期过后便会步入衰老期，胶原的生物力学特性会有一段时间横向发展，之后组织的拉伸强度和刚度便会减退，这可能是因为细小的胶原纤维增加所导致的结果。

2. 妊娠　女性怀孕后及产后肌腱和韧带会有一定改变，常见的是表现在耻骨部位肌腱和韧带会较为松弛，并且关节的刚度在产后也会下降，但后来会逐渐复原。

3. 活动及制动　韧带和肌腱组织具有活性，它的机械特性会随它所承受的应力而改变，导致它能适应不同的功能要求且能发挥最佳的表现。韧带和肌腱都像骨一样会受应力影响而产生重新塑造。若应力下降，它们的刚度会降低；若应力加大，它们会变得更坚韧。运动训练能增加韧带和肌腱与骨连接点的拉伸强度，研究表明经过运动训练的测试，动物内侧韧带的刚度和强度都比未做运动的动物高，且韧带内也含有较粗的胶原纤维束。制动会减弱韧带和肌腱的强度，导致韧带和肌腱伸长而刚度下降。

4. 糖尿病　糖尿病的特征之一是排尿过量，这是由于不正常的新陈代谢导致身体丧失氧化糖类的能力。糖尿病会影响肌肉骨骼系统的正常运行，因此，糖尿病患者出现肌腱挛缩、腱膜炎、关节强直和关节囊炎的概率高于正常人，同时糖尿病也会导致骨质疏松，使肌腱和韧带在骨结合处更容易出现拉伸骨折。

5. 移植物　韧带受伤后整形（重建）术已十分普遍，尤其是膝关节前、后交叉韧带。是否采用整形术视其年龄、运动量和合并伤等情况而定。从同一物种其他身体获取的移植物称为同种异体移植物；从同一个体自身获取的移植物称为自身移植物，同种异体移植物组织的储藏需经冷冻脱水及低剂量辐射处理以减轻受体的异体排斥和感染，以免会影响手术后韧带的机械特性。自体移植由于原有位置及功能的不同也会对其机械特性造成影响。

第五节 骨骼肌的生物力学

肌肉系统由三个类型肌肉构成：心肌，构成心脏；平滑肌（非横纹肌或非随意肌），是空腔脏器的组成部分；骨骼肌（横纹肌或随意肌），通过肌腱与骨骼肌附着。

骨骼肌是人体最大的组织，占人体体重的40%～50%。全部骨骼肌成对出现在人体左右两侧，通过分散应力、吸收震荡从而保护骨骼和提供动力。在关节，骨骼肌使骨骼以关节为轴运动，并抗外力维持身体姿势，而骨骼肌的这种能力通常是肌群的表现，而不是其中某一块肌肉的能力。骨骼肌的工作分为动态和静态。动态工作是身体的空间位移和定位。静态工作主要是保持姿势和位置。本节我们要阐释骨骼肌的结构和组成、收缩的机制及形式、肌纤维的分化和重建。

一、骨骼肌的组成和结构

（一）细胞水平

骨骼肌组织由特殊分化的肌细胞组成，胞核位于纤维的边缘，而肌细胞的形状细长，呈纤维状，故肌细胞通常称为肌纤维。肌纤维的直径为10～100μm，长度为1～30cm。肌纤维细胞由多种结构相互连接组成。Z线是肌原纤维外细胞支架的一部分，由肌原纤维与肌节构成。

1. 肌原纤维 每一块肌肉都由大量的横纹肌原纤维组成。其结构和功能已经通过光镜和电镜技术被深入研究。肌原纤维直径约1μm，依靠由肌联蛋白和伴肌动蛋白构成的细胞骨架连接，相互平行排列于肌纤维的胞浆内，并延续到整个肌纤维长度。肌原纤维的数量从几个到几千个不等，这取决于肌纤维的直径，而后者则取决于肌纤维的类型。肌原纤维靠着肌动蛋白和肌球蛋白成为肌肉收缩的基本单位。肌原纤维内的细胞支架结构包括非弹性伴肌动蛋白丝，其从Z线发出，沿着肌动蛋白排列。伴肌动蛋白在肌丝中起模板作用。

2. 肌节 横纹肌的条纹沿着肌纤维长度不断重复，每一重复条纹都代表一个肌节，这些条带由肌原纤维连续排列构成。肌节是肌肉收缩系统的功能单位，一个肌节的活动将被在同一肌肉内其他肌节重复。这样的肌节构成肌原纤维，肌原纤维构成肌纤维，肌纤维构成肌肉。

每一肌节由下面成分构成：①细肌丝（直径约5nm）由肌动蛋白构成。②粗肌丝（直径约15nm）由肌球蛋白构成。③弹性肌丝由肌联蛋白构成。④非弹性肌丝由伴肌动蛋白和肌联蛋白构成。

（1）**粗肌丝** 粗肌丝位于肌节的中央部，其平行有序的排列构成暗带，又称A带。构成粗肌丝的肌球蛋白由单个蛋白分子构成，每一个肌球蛋白分子形成一个"棒棒糖"形状，有圆球状的头和长柄状的尾。数以百计的蛋白分子尾部相合，全部排列相同方向覆盖半个肌丝长度，而使得"尾"的另一端半个肌丝长度形成无头区（H区）。

（2）**弹性肌丝** 最近研究显示脊椎动物骨骼横纹肌有第三类肌原纤维丝，称为肌联蛋白，将粗肌丝与 Z 线相连（肌联蛋白的 I 带弹性区），是粗肌丝（肌联蛋白的暗带区）的一部分。肌联蛋白有 1μm 长。它从 Z 线延续到 M 线，是最大的多肽链，也是一种弹性肌丝。Z 线与肌球蛋白间部呈条链状。肌联蛋白在肌肉受到牵拉时产生被动肌力。肌联蛋白是粗肌丝排列的模板。

（3）细肌丝　细肌丝的主要成分是肌动蛋白，依靠肌钙蛋白和原肌球蛋白构成双螺旋结构，宛如两条珠链相互缠绕。原肌球蛋白是位于肌动蛋白链凹槽内的长多肽链。肌钙蛋白是位于原肌球蛋白调节区内的肌球蛋白。它们通过控制粗肌丝与细肌丝的连接与断开来调节收缩。细肌丝位于肌节的两端，附着于 Z 线，在 Z 线以短小结构与相邻的细肌丝相连，并界定了肌节的边界。细肌丝一直延续到肌节的中央部，并与粗肌丝融合。此肌丝在收缩和舒张过程中维持 A 带处于中央位置并在肌球蛋白排列时起模板作用。

（4）I 带　I 带被 Z 带分成两部分，包括粗肌丝未与细肌丝重合的部分及肌联蛋白的弹性部分。A 带位于细肌丝末端之间，其重要的中央部分是 H 区，H 区是一条亮带，只含有粗肌丝和肌联蛋白与粗肌丝联合的部分。H 区中间有一条窄的暗线称为 M 线，由粗肌丝邻近的纵横交错的蛋白组成，这些蛋白维持粗肌丝呈平行排列。人骨骼肌的电镜照片中可以清晰地看到骨骼肌的各个带和相应分区。与肌节序列结构密切相关的是肌原纤维周围的膜性囊管状结构的管道状网络系统，即肌浆网。肌浆网的管的走向和肌原纤维平行，在 A 带和 I 带连接处水平膨大融合成横向终池，完全包绕每个肌原纤维。

（5）终池　终池包绕着有独立细胞膜的小管，这些小管和其上下的终池成为三联体。被包绕的肌管是横管和 T 系统的一部分，横管系统是由肌纤维膜内陷而成。该膜为肌纤维膜，是包裹肌纤维的浆膜。

（二）组织水平

1. 运动单元　运动单元是骨骼肌的功能单位，包括一个运动神经元及它所支配的所有肌纤维。运动单元也是肌肉能独立收缩的最小功能单位。受到刺激时同一运动单元的所有肌纤维同时反应，方式为"全或无"的反应，即肌纤维产生最大收缩或完全不收缩。组成一个运动单元的肌纤维数量与肌肉运动控制的精细程度密切相关。对于完成非常精细动作的小肌肉，每个运动单元可能少于十几条肌纤维，而控制粗大运动的肌肉，如腓肠肌，每个运动单元可包括 1000 ~ 2000 条肌纤维。

某一个运动单元的肌纤维并不是互相临近的，而是和其他运动的肌纤维交错分散于整块肌肉的。因此，在刺激单个运动单元时，可见肌肉大块区域发生收缩。也就是说，如果神经支配的肌肉中有越多运动单元受到刺激，肌肉收缩的力也就越强。不同运动单元对运动神经较大刺激的反应称为募集。

2. 肌肉 – 肌腱单位　肌腹内包含多种黏弹性结构的结缔组织。主要包括其与肌肉的收缩成分（肌原纤维中的弹性蛋白、肌动蛋白和肌球蛋白）串联的弹簧状弹性结构的肌腱，和与肌肉的收缩成分并联的肌外膜、肌束膜、肌内膜和肌纤维膜等。一些研究也表明，粗肌丝上的横桥有弹簧样的特性，也属于肌肉的弹性成分。

这些并联和串联的弹性成分在肌肉主动收缩和被动牵拉的过程中被拉长，产生张力的同时贮存弹性势能；当肌肉舒张时弹性成分回缩，储存的能量被释放出来。对于张力的产生而言，串联的弹性纤维比并联的弹性纤维更重要。

NOTE

弹性成分的膨胀性和弹性对肌肉的功能的作用包括：①弹性成分能保持肌肉处于随时收缩的状态，保证收缩过程中张力的产生和传导。②确保肌肉收缩停止时收缩成分能恢复到原来状态。③防止收缩成分松弛时被过度牵拉，从而降低收缩的肌肉损伤的危险性。④串联和并联的弹性成分特征使他们吸收的能量和收到的应力的多少成正比，并以时间依赖性的方式消散能量。

肌肉－肌腱单位的黏性和弹性特征在日常生活中很常见。例如，一个人直立弯腰触摸地面时，肌肉起止的拉力是弹性的，然而在牵拉状态固定时肌肉进一步的延长来源于肌肉－肌腱结构的黏性。

3. 肌肉－骨 每一纤维由称为肌内膜的疏松结缔组织包裹，从而这些肌纤维构成了各种肌纤维束，或称肌束，这些肌纤维束由称为肌束膜的致密结缔组织包裹。肌束组成肌肉，此纤维膜称为肌外膜。

肌肉通过没有自主收缩的肌腱与骨附着。肌束膜、肌内膜、肌外膜和肌纤维膜包绕着大量的肌纤维，构成平行弹性单位，称之为肌腹。它们的肌原纤维与肌腱内胶原蛋白相连续，构成骨与肌肉相连的结构框架。其中，肌肉是收缩部分，肌腱构成串联的弹性部分，肌肉收缩产生的力就是通过这些结缔组织和肌腱传递到骨的。

二、肌纤维的特性

（一）肌纤维类型

目前从组织学与组织化学上，根据肌纤维的不同收缩特性和代谢特性，既以产生 ATP 的代谢途径和供给肌节收缩系统能量的速度（决定收缩速度）来划分，将肌纤维分为三类，分别是 I 型——慢收缩氧化型（SO）纤维、II A 型——快收缩氧化酵解型（FG）纤维、II B 型——快收缩酵解型（FG）纤维。

1. I 型肌纤维 I 型肌纤维适合于持续低强度的收缩。直径相对较小，产生的张力也较小。肌肉的血管丰富，肌红蛋白含量高使肌纤维呈红色，又称"红肌"，主要是有氧氧化供能，直径相对较小，产生的张力也较小，不容易疲劳。

2. II 型肌纤维 根据在体外细胞培养时按对不同缓冲剂的敏感性分为 II A 和 II B 型。还有第三个亚型（II C 型肌纤维）是较少的未分化纤维，其在人类当中很少见，可见于妊娠 30 周之前。II A 型和 II B 型纤维的特征是肌球蛋白 ATP 酶的高活性、快速收缩。II A 型是介于 I 型和 II B 型之间的肌纤维，因为它的快速收缩结合了较高能力的有氧（氧化）和无氧（糖酵解）活动。这类纤维的血供也较好，能够维持较长时间的收缩状态，不容易疲劳。II A 型纤维中肌红蛋白的含量较高，故通常也归于红肌。II B 型肌纤维主要依靠糖酵解产生能量。纤维周围的毛细血管较少，因而血红蛋白含量低的这类纤维称为白肌。这类纤维通常直径较大，能够产生较大张力，但只能维持很短的时间就会疲劳。

（二）肌肉的纤维组成

肌肉的纤维组成由多个因素决定：支配肌肉的神经、肌肉功能及遗传。

研究表明，支配肌肉的神经决定了肌肉的类型。因此，每个运动单元所包含的肌纤维是同一类型。电刺激可以改变人和其他物种的肌纤维类型。在动物实验中，切断支配快肌纤维和慢肌纤维的神经并交换移植，结果发现肌肉的纤维类型也变得与原来相反。

肌肉的纤维组成由该肌的肌肉功能决定。某些肌肉主要进行一种收缩活动，那么它通常大部分是一种肌纤维类型。例如小腿的腓肠肌主要用来维持站立姿势，故其中 I 型纤维所占的比例就很高。然而更常见的情况是，同一块肌肉在不同的环境下需要进行不同的运动，耐力运动或是高强度力量运动，这些肌肉中三种纤维都有分布。典型的混合肌纤维的肌肉产生较小张力时，一些小的运动单元（包括 I 型肌纤维）发生收缩。随着张力逐渐增大，更多的运动单元被募集而且它们的刺激频率也不断增加。当刺激频率达到最大，肌肉通过募集更大的运动单元产生更大的张力，这时运动单元通常由 ⅡA 型肌纤维及最后 ⅡB 型纤维组成。肌肉的最大张力下降时，这些较大的运动单元最先停止活动。

肌纤维的类型是由基因遗传决定。一般人群中 50% ~ 55% 的肌纤维是 I 型，但是每个人的纤维分布可有很大差异。运动员的肌纤维构成与普通人不同，这是由于运动员常做短时间、爆发性的大力量运动或耐力运动而决定的。例如，赛跑和铅球运动员的 Ⅱ 型纤维构成比高，而长跑和越野滑雪运动员的 I 型纤维构成比高。需要耐力的运动员可能有高达 80% 的 I 型纤维，而那些做短时间爆发性运动的运动员仅有 30% 。

三、肌肉收缩的机制

（一）滑动机制

普遍接受的肌收缩理论为肌丝滑动学说或称滑行机制。该学说认为，肌肉和肌节的主动缩短是由于细肌丝和粗肌丝之间的相对滑动引起的，而肌丝并无缩短。肌收缩的力来源于肌球蛋白分子的头部，称为横桥，位于细肌丝和粗肌丝重叠区域（A 带）。横桥像船桨一样以肌球蛋白表面上的固定点为中心呈弧形旋转，并与肌动蛋白结合后牵引细肌丝向肌节中心滑动。肌纤维的全部肌节以全或无的方式同时收缩，称为一次收缩。

横桥每运动一次只能使细肌丝相对于粗肌丝产生细微的移动，每个横桥从一个细肌丝上的结合位点脱离后就和下一个较远的结合位点结合，如此重复五六次，正如一个人左右手轮换拉绳子前进一样（图 1 - 26）。所有横桥不是同步运动，而是每个都是独立的动作，从而在任何时刻大概只有一半的横桥产生力和位移。这种横桥交替和结合位点结合的作用结果能够有效地保持肌纤维的缩短状态。肌纤维缩短在肌节中表现为 I 带和 H 区缩短，两条 Z 线靠近，而 A 带的宽度则维持不变。

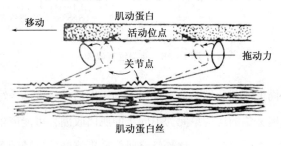

图 1 - 26 肌肉收缩的滑动机制

滑行机制的关键是钙离子，它控制着肌肉的收缩和舒张。当钙离子被释放出来时肌肉收缩被启动，钙离子减少时收缩停止。钙离子释放的条件机制和肌纤维膜的电生理活动耦联在一起，肌纤维膜的动作电位产生的电信号是肌收缩的开始。该电信号激发一系列化学反应触发肌肉收缩机制，称为兴奋收缩耦联。神经元在运动终板刺激肌肉时产生的动作电位可使肌细胞膜去极化，动作电位通过横管系统传向肌细胞深处。

（二）融合现象和强直收缩

肌肉接受支配它的运动神经发出一次刺激后产生的机械性反应称为单收缩。这是能记录到的肌肉活动的基本单位。在肌肉接受刺激后，延迟几毫秒的时间肌纤维才开始产生张力，这段间隔时间称为潜伏期。这段时间内肌肉的弹性成分做好了收缩的准备。从肌肉开始产生张力到最大张力所经过的时间称为收缩期。此后，张力从最大值降到零所经过的时间为舒张期。不同肌肉的收缩期和舒张期各不相同，很大程度上取决于肌肉的组成。某些肌纤维10毫秒就可以收缩；而有的则需要100毫秒或更长时间。一次动作电位历时1~2毫秒，这相对于接下来的机械反应、单收缩甚至肌肉很快速的收缩来说是很短的时间。因此，如果运动神经的轴突的功能正常，有可能一连串的动作电位在第一次单收缩没有完全结束之前就产生了。当连续刺激引发的机械反应与前次反应叠加时称为融合现象（图1-27）。但如果第二次刺激发生在第一次肌肉收缩的潜伏期，那么将不会出现叠加反应，这时肌肉处于完全不应期。

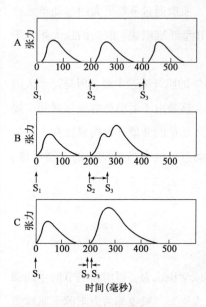

图1-27　肌肉收缩的融合现象

刺激的频率因不同运动单元而异。刺激肌纤维的频率越高，肌肉产生的张力越大。然而，存在一个最大刺激频率，超过这个频率刺激肌肉所产生的张力也不会增加。当肌肉收缩融合并产生最大张力时称为强直收缩。这样，当刺激的频率超过肌肉收缩-舒张的时间周期时，肌肉在下一次收缩前的舒张时间就会很短，甚至没有舒张期（图1-28）。

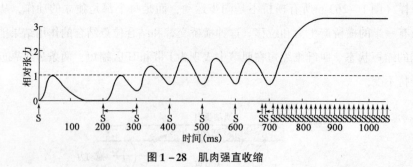

图1-28　肌肉强直收缩

肌肉所表现出的不同形式的收缩是由运动单元的不同活动实现的，与刺激频率和激活的运动单元的数量有关。肌肉募集的运动单元为不同步的肌肉收缩，可能产生短暂的肌肉融合、较长时间的轻度强直收缩或者强直收缩。这是骨骼肌能产生流畅的运动的重要机制。

四、肌肉收缩的形式

肌肉在收缩过程中作用于其依附的骨性杠杆所产生的力称为肌肉张力，作用于肌肉的外力称为阻力或负荷。当肌肉产生张力时，能对相应关节产生一种转动效应及转力矩，因为张力的作用线通常与关节的活动中心有一定的距离。该力矩的计算方法为肌肉张力与关节的活动中点到张力作用线的垂直距离的乘积（该距离称为张力的力臂）。

肌肉收缩和肌肉做功可根据张力和阻力的关系分类，主要分为：等长收缩、向心收缩和离心收缩。

1. 等长收缩 肌肉收缩时长度不发生改变（肌肉收缩产生的张力与肢体的阻力相等），主要是维持姿势和稳定。虽然肌肉等长收缩不产生关节运动和机械功，但具有生理功能，即所消耗的能量大部分用来产热，也称等长产热。等长收缩出现在所有动态收缩的起始静态期，这时肌肉产生的张力等于将要克服的负荷。

2. 向心收缩 当肌肉收缩产生的张力足以克服肢体的阻力时，肌肉缩短，并产生关节运动。肌肉产生的净力矩和关节角度的变化方向一致，如上楼梯伸膝时的股四头肌的运动。

3. 离心收缩 肌肉收缩时产生的张力小于外负荷时，肌肉逐渐延长。净力矩和关节角度的变化方向相反，离心收缩的目的是使关节运动有控制地减速，如下楼梯时股四头肌的离心收缩使膝关节屈曲。

肌肉不同的收缩形式所产生的张力不相等，等长收缩比向心收缩产生张力大。研究表明，离心收缩产生的张力甚至能超过等长收缩产生的张力。这种差异很大程度上归因于肌肉的弹性成分产生的补充张力和收缩时间的不同。等长收缩和离心收缩的时间越长就能使收缩成分形成越多的横桥结构，这样产生的张力就越大。张力传导至串联的弹性成分也需要更多的时间来牵拉肌肉 – 肌腱单位。其收缩时间较长能够募集更多的运动单元。

向心收缩、等长收缩、离心收缩在人的正常活动时很少单独发生，相反，往往是一种形式的收缩接着另一种。例如，步态中全足着地期到足跟离地期踝关节肌肉先做离心收缩，然后是向心收缩。

五、肌肉的物理性质

骨骼肌的主要物理特性为伸展性、弹性和黏滞性。

1. 伸展性与弹性 肌肉在外力的作用下可以被拉长的特性称为伸展性；当外力解除之后又可以恢复原状，这种特性即弹性。肌肉的伸展性与弹性同柔韧性密切相关。

2. 黏滞性 肌肉的黏滞性是由于肌浆内各分子之间的相互摩擦所产生的。当温度下降时，肌浆内各分子间的摩擦力加大，肌肉的黏滞性增加，伸展性和弹性下降。当温度升高时，肌肉黏滞性下降，伸展性和弹性增加。在运动实践中充分做好热身活动，使肌肉温度升高，降低黏滞性、提高肌肉伸展性和弹性有利于提高运动能力。

六、肌力的产生

肌肉能产生的总肌力受其机械特征的影响，可以通过研究肌肉的长度 – 张力、负荷 – 速度，以及张力 – 时间的关系，以及骨骼肌构造来描述。影响张力产生的其他重要影响因素还有温度、肌疲劳和预牵拉。

（一）长度 – 张力关系

肌肉产生的张力随着受刺激时肌肉的长度而变化。张力和长度的关系可以通过观察单纤维做等长和强直收缩而得出（图 1 – 29）。当肌纤维松弛时，肌纤维的长度缩短，张力开始缓慢

NOTE

下降然后迅速降低；如果肌肉被拉长超过了静息长度，张力也逐渐下降。

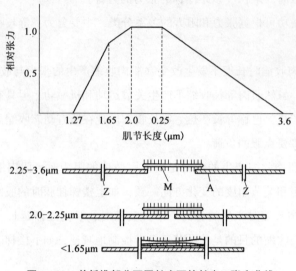

图1-29 单纤维部分不同长度下的长度–张力曲线

肌纤维被牵拉或缩短时张力的变化主要归因于肌节结构的改变。当肌节处于静息长度（2.0~2.5μm）时，肌肉能产生最大等长收缩的张力，因为这时粗细肌丝相互重叠得最充分而且横桥的数量最多。如果肌节被拉长肌丝间的接触少，张力就会下降。肌节的长度约为3.6μm时，肌丝间几乎没有重叠，所以不能产生主动张力。肌节的长度小于其静息长度时，主动张力会降低，是因为细肌丝过度重叠至肌节的另一端，从而限制向相反方向的运动。肌节的长度小于1.65μm时，粗肌丝已滑动到Z线，这时张力大幅度降低。图1-29所示的长度–张力关系是来自肌肉的单纤维收缩，而整块肌肉等长和强直收缩时，研究长度–张力关系则必须考虑产生张力的主动成分和被动成分。

图1-30中，主动张力曲线代表肌肉的收缩成分产生的张力，是由单个肌纤维测得的曲线。被动张力曲线代表肌肉超过其静息长度时非收缩肌腹被牵拉产生的张力。被动张力主要由并联和串联的弹性成分产生。当肌腹收缩时，二者合为总张力，即全部张力。由图中的曲线可以看出当肌肉逐渐被牵拉超过其静息长度时，被动张力升高而主动张力逐渐降低。

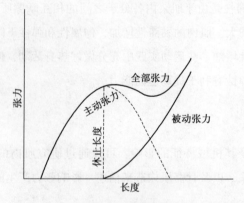

图1-30 肌肉长度–主被动张力–总张力曲线

大多单关节的肌肉并没有被牵拉到被动张力起主要作用的程度，但对于跨两个关节的肌肉来说，情况就不同了。肌肉长度–张力关系的极端状态具有功能意义。例如，膝关节屈曲时腘绳肌缩短程度很大，它能产生的张力也逐渐降低。相反，屈髋伸膝时腘绳肌被牵拉，所产生的被动张力之高足以防止肌肉被过度拉长，如果髋关节继续屈曲，腘绳肌的被动张力则也使膝关节屈曲。

（二）负荷－速度关系

肌肉向心收缩或离心收缩延长的速度与恒定的负荷之间存在一定关系，在不同的外界负荷下测出的相应肌肉的力量也存在一定的关系，在不同的外界负荷下测出相应的肌肉力臂的移动速度可绘制出负荷－速度曲线（图1－31）。肌肉向心收缩时，缩短的速度与所受外界负荷成反比。当外界负荷为零时，肌肉缩短的速度最快，随着负荷的逐渐增加肌肉缩短得越来越慢。当负荷与肌肉产生的最大张力相等时，肌肉缩短的速度为零，这时肌肉做等长收缩。如果负荷继续增加，肌肉变为离心收缩，收缩过程中，肌肉不断延长。离心收缩时的负荷－速度关系与向心收缩时相反，随着负荷的增加肌肉离心延长的速度加快。

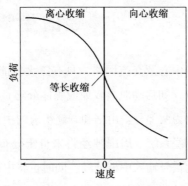

图1－31　负荷－速度曲线

（三）张力－时间关系

肌肉产生的张力与收缩的时间成正比：收缩的时间越长，产生的张力越大，直到达到最大张力。收缩较慢时能产生更大张力，因为肌肉的收缩成分产生的张力有足够的时间通过平行的弹性成分传到肌腱。虽然肌肉收缩的成分最少可在10毫秒内产生张力，但张力传到弹性成分最多需要300毫秒。只有主动收缩的时间够长肌腱才能达到其能产生的最大张力。

（四）骨骼肌结构的影响

肌肉由收缩成分即肌节组成，肌节能产生主动张力。收缩成分的排列方式显著影响了肌肉收缩的功能。越多肌节成串联排列，肌原纤维就会越长；而越多肌节成并列平行排列，肌原纤维的横截面就会越大。肌原纤维的这两种基本结构（长或粗）影响着肌肉的收缩功能：肌肉能产生的张力与肌原纤维的横截面大小成正比；肌肉的速度和范围与肌原纤维的长度亦成正比。

肌纤维较短而横截面较大的肌肉有利于产生张力，而肌纤维较长的肌肉收缩范围更大，速度也就更快。股四头肌的肌原纤维较短，所以能产生较大张力。缝匠肌的肌原纤维较长而横截面小，则有更大的收缩范围。

七、单关节肌与多关节肌

1. 单关节肌　直接穿过一个关节的肌肉称为单关节肌。如股四头肌中的股外侧肌及股内侧肌，仅穿过膝关节，故为单关节肌。

2. 多关节肌　穿过两个关节的肌肉称为双关节肌，如股四头肌中的股直肌，穿过髋关节及膝关节，为双关节肌。而大多数的足肌由于穿过多个关节，所以称为多关节肌。

3. 多关节肌的主动不足与被动不足　多关节肌主动不足是指多关节肌在一个环节运动时已经缩短，在另一个环节运动时再继续缩短有困难，这种现象也称该肌肉力量性不足。多关节肌被动不足是指多关节肌在一个环节运动时已经被拉长，在另一环节运动时再继续被拉长很困难，这种现象也称为伸展性不足。

多关节肌之所以存在主动不足与被动不足，是因为它们要跨过两个以上关节，如屈髋同时做伸膝的动作时，股直肌就是在一屈一伸的特殊状态下工作，这必然造成肌力的分散。另外还与该肌肉收缩发力时所处的位置、肌力矩和肌肉收缩周期大小有关。

第六节　周围神经的生物力学

神经系统就好比身体的控制中心及交流网络，具有三大功能：感受体内及外环境的变化、判断这些变化、对判断做出反应（如启动肌肉收缩或腺体分泌）。

为方便描述，将神经系统分为两部分：由脑和脊髓组成的中枢神经系统，以及自脑和脊髓延伸出的各种神经构成的周围神经系统。周围神经将来自于分布在皮肤、关节、肌肉、肌腱、内脏及感觉器官的感受器的感觉信号输入中枢神经，同时也将中枢神经的信号输出到效应器。

本节着重介绍周围神经，除神经纤维外也包括包绕神经纤维的结缔组织结构和脉管结构。神经拥有一些特殊的解剖结构来保护其免受如牵拉（张力）或压迫等机械损伤。在本节中，着重讨论周围神经的基本纤维结构，尤其是这种内置的保护机制，并将详细描述周围神经受张力或压力后的机械表现。

一、周围神经结构和功能

周围神经是由神经纤维、结缔组织及血管组成的复杂结构。由于组成神经的这三个部分在受外创伤时的反应各不相同，而且每一部分在损伤后神经功能退化中都扮演了独特的角色，因此，分别做以下介绍。

（一）神经纤维

神经纤维指由神经细胞体延伸出的包绕髓鞘和施万细胞的长突轴突，包括感觉神经元的神经纤维（感觉纤维）和运动神经元的神经纤维（运动纤维）。神经纤维除了传递信号外，还在结构上连接神经细胞体与传感器。此种连接由轴突传递系统通过细胞体内多种组成物质（如蛋白）在细胞体与外围双向运输而维持。轴突传递速度为每日 1~400mm。

神经纤维分为有髓鞘神经纤维和无髓鞘神经纤维两种。大部分周围神经轴突被如髓鞘这样的多层的分节段的覆盖物所包绕，即称为有髓鞘神经，反之（主要为传导皮肤痛觉的细感觉神经）为无髓鞘神经。髓鞘由施万细胞的扁平细胞在轴突上缠绕多层所构成。髓鞘每隔 1~2mm 就有一段无髓鞘间隙，称为郎飞结。

髓鞘的存在加快了神经信号的传导速度，并使轴突与外界绝缘、形态得以维持。信号在无髓鞘神经传播时速度缓慢持续，而在有髓鞘神经上是以较快的速度在相邻的两个郎飞结间"跳跃"地传播，称为跳跃传导。周围神经的纤维直径通常为 2~20mm。支配骨骼肌的运动纤维直径较大，传导触觉、压力觉、冷热觉及如骨骼肌张力和关节位置等的肌肉运动知觉的感觉纤维也同样如此。传导锉痛、弥散痛、（相对于锐器痛、急性痛）的感觉纤维直径最小。纤维直径与脊髓神经的传导速度成正比。

（二）周围神经内结缔组织

神经内膜、神经束膜及神经外膜，作为神经纤维外围连续的层状结缔组织可将许多条神经纤维分隔开来，并保护着神经纤维的连续性。由于神经纤维对张力和压力非常的敏感，所以这种层状结缔组织的保护功能是非常必要的。其中，由神经内膜包裹的神经纤维汇集成束，被神经束膜包裹，多条这样的神经束外面包裹一层神经外膜即排列成神经。神经束是神经的功能亚单位。

1. 神经外膜 最外层的神经外膜作为神经的最浅表结构是一层相当疏松的结缔组织，在神经活动时保护神经束免受外力损伤，同时在其内通过神经浅表血管维持神经的氧供系统。浅表结缔组织的量因神经而异，在同一神经的不同阶段亦不同。在神经靠近骨骼或穿越关节处，由于其对于保护的要求较大，所以神经外膜比起别处更为丰富，脊神经根由于缺乏神经外膜和神经束膜，使得其神经纤维更易损伤。

2. 神经束膜 神经束膜是环绕每根神经束的薄层鞘膜。此层鞘膜有很高的机械强度并且是一个特别的生化屏障。神经束膜的强度之高，可保护神经束以承受约 1000mmHg 的流体压力。神经束膜的屏障功能是以化学方式将神经与周围环境隔离，从而保留神经束内的离子环境。

3. 神经内膜 神经内膜是神经束内的结缔组织，主要由成纤维细胞和胶原组成。直接包裹神经纤维。

神经束内间质组织的压力，即神经内流体压力，通常略高于周围其他组织 [（+1.5±0.7）mmHg]，如皮下组织 [（-4.7±0.8）mmHg)] 或肌肉 [（-2±2）mmHg] 较高的神经内液压。神经损伤后，神经内液压可能进一步增高，并伴有水肿。因此，压力增高可能影响神经的微循环及功能，引起神经组织的缺血、缺氧而造成伤害。

（三）周围神经的微循环

神经外膜、神经束膜和神经内膜上的血管网构成了周围神经良好的脉管结构。由于信号传导和轴突运输都有赖于局部氧供，故理所当然神经有一个庞大的微脉管系统。

总体上周围神经的血供是由阶段性沿着神经走行进入的大血管提供的，当这些局部营养血管到达神经时，即分为升支和降支。这些血管纵向走行，并且与神经束膜和神经内膜的血管常有吻合。在神经外膜，直径 50~100mm 的大动脉和静脉构成一个纵向的脉管系统。

在每根神经束内有纵向排列的毛细血管丛，并在各个阶段形成环状结构。毛细血管系统由直径为 25~150μm 的小动脉穿过神经束膜供血。这些血管呈斜向穿过神经束膜。也正是由于这个结构上的特性，致使在神经束组织压力增高时血管如同瓣膜般容易关闭，也就是说，神经内液压即使轻度增高也会致使神经束内血供减少。

纵向血管吻合的内置安全系统使得即使血管局部节段横断依然有很大的回旋余地。根据实验室活体动物研究，通过局部手术诱导神经完全缺血是非常困难的。举例来说，家兔的坐骨神经全长（长15cm）通过手术与周围结构分离，同时局部营养血管也被切断，用显微内膜技术可见其神经束内血流并没有明显减少。即使将这游离神经远端或近端切断，其神经内纵向血管系统还是可以维持离断端至少7~8cm的微循环。而如果切断一根非游离神经，其神经末梢依然可以保持非常良好的微循环。这个现象证明神经内血管有充足的侧支循环。然而，一些在老鼠上的研究指出，剥离神经束外膜循环系统会导致外膜下神经纤维的脱髓鞘改变。

二、神经的生物力学性能

四肢外伤及神经嵌压可能造成周围神经机械变形，从而导致神经功能退化。如果机械损伤超过一定程度，神经内部的保护机制可能不够，以至神经结构和功能发生改变。

（一）周围神经的黏弹性特征

周围神经是具有黏性和弹性双重性质的生物软组织，其生物力学特性包括静息张力、应力-应变关系、滞后、应力松弛、蠕变等现象。

生物软组织在正常生理状态下是有静息张力的，周围神经也不例外，即周围神经干是具有生物弹性的组织，一旦断裂（损伤性或医源性）均会发生回缩，从而造成两断端间不同程度的相距。这种相距由三种因素组成：①神经组织的生物弹性主要由神经组织内血管结构及膜结构的胶原纤维、弹性纤维所决定。②神经干损伤时，神经组织缺损。③神经干断端进行清创或修整时所造成的缺损。

1. 应力-应变关系　应力是物体单位横截面积上所承受的力，应变是物体单位长度所产生的变形。对于神经的应力-应变关系的研究存在不同的观念。但大部分学者认为，应力-应变不是瞬时完成的，分为两部分，即开始的平缓部和后来的陡直部，第一部分在一定范围内，张力随延长长度的增加而增加，曲线较平缓；第二部分当超过了弹性限度，延长即便极少，张力却急剧增加，似直线样上升。神经应力-应变关系曲线的形状受多种因素的影响，不同种属、不同个体，或同一个体不同部位的神经，甚至同一根神经的不同节段，其曲线形状都有很大差异。对于同一段神经，加载速度、施力方式、在体或离体等也会影响曲线形状。因此，研究周围神经的应力-应变需要多方考虑，并且需在一定的参考条件下进行对比。

2. 滞后　是指组织在加载和卸载过程中，两条应力-应变曲线不重合的现象，它是周围神经本身固有的特性，经计算得出，滞后现象的产生是由于外力对组织每单位体积所做的功完全转变为热能，消耗于分子间的内摩擦，故滞后也称为滞后损伤或内耗。神经被牵拉早期，以弹性性质表现为主，很快达到弹性极限；中期和后期，则以黏性性质表现为主，直至达到神经断裂点，而且神经的弹性极限远远小于断裂点。当神经组织受到较大的力牵拉则会出现扭曲状态，这说明，在神经内部不同弹性性质的成分中，有的已超出弹性极限，而有的还在弹性范围内，所以对整个神经干而言，卸载的过程应变对应力的响应会落后于加载的过程，出现滞后现象。

3. 应力松弛　是指常应变下应力随时间的增加而逐渐减小的现象，是神经组织对变性的适应性反应，机制不清，其特性对于确定神经张力性损伤的临界点及预后有重要意义。Willian等发现，前5分钟内张力下降最快，20分钟内应力松弛大部分完成，30分钟后曲线极其平缓。一般认为，松弛后的应力可下降为松弛前初始应力的30%~50%。初始应变状态不同，应力松弛的程度也不同。初始应变越小，应力松弛的程度越大。如神经延长8%时，30分钟内应力下降 50%；而延长 15% 时，相同时间内应力却下降 40%。

4. 蠕变 是物体在恒定应力作用下，其形变随时间增加而增加的现象，它是周围神经在生理极限内通过其本身的顺应性和横截面积的改变来适应张力损伤的表现。滞后、应力松弛、蠕变三者都为黏弹性特征。

周围神经具有特定的黏弹性性质，以及周围神经在组织床上迂曲走行，可以使周围神经在一定机械损伤时免受损伤，但是一旦超过周围神经的应变程度，则会导致周围神经机械变形，进而导致神经功能退化，常见的神经损伤模式有牵拉伤和压迫伤。

当神经被急性牵拉时，在最初极小负荷的延伸后的一段区间内，由于神经的弹性特质，牵引力与神经伸长存在线性相关。当接近线性区域的极限时，在神经管道内及完整的神经束膜内神经纤维开始断裂。一般来讲，根据神经各结构成分，抗张性从小到大依次是髓鞘、轴突、施万细胞、神经内结缔组织，首先断裂的是髓鞘，最后是神经内结缔组织。就一根神经纤维而言，最易损伤和最先断裂的部位是郎飞结区，从神经干横断面来看，损伤最严重的区域是神经干的中心。当超过极限点后，神经弹性特质完全消失；解除应力后，神经不能完全恢复。

（二）周围神经的牵拉性能

神经外膜和神经束膜等结缔组织基本上是纵向结构，因此，其是一个具有相当抗张强度的坚固结构。有实验表明，正中神经和尺神经所能承受的最大负荷分别为 70～220N 和 60～150N。这些只是数据，事实上神经内组织早在神经断裂前就严重拉伤了。由于神经并不是由单一同类组织构成的，而是由各自拥有不同生物力学特性的不同成分组成的复合结构，因此关于神经的弹性及生物力学特性的讨论是非常复杂的。尽管不同的神经抗张强度各有不同，当神经被施加牵引力时，在最初极小负荷的延伸后的一段区间内，由于神经的弹性特质，牵引力与神经伸长都存在线性相关。当接近线形区域的极限时（约为 20%），在神经管道内及完整的神经束膜内神经纤维开始断裂。这个程度比正常活体长度延长 25%～30%。在这一点后，神经弹性特质完全消失，开始表现得更像塑性材质（即当解除应力时，神经不能完全恢复）。这些数值是对正常神经而言，而损伤可能会导致神经机械特性的改变，也就是刚性增加而弹性降低，同时，最大延长长度也会下降。

当周围神经的牵引力或张力足够大时，即使神经表面毫无损伤，其内部也可能有相当程度的结构损伤（神经周围鞘膜损伤），也可能是神经束截面减小或神经内毛细血管损伤。高能量的、突然的暴力拉伤甚至可导致离断的极端类型。

1. 快速短暂的牵拉 神经外膜、神经束膜和神经内膜上的血管网构成了周围神经良好的脉管结构，周围神经的血供是由节段性沿着神经走行进入的大血管提供，当这些局部营养血管到达神经时，即分为降支和升支。在神经外膜大动脉和静脉构成一个纵向的脉管系统，每根神经束内有纵向排列的毛细血管丛，这些血管是斜向穿过神经束膜的，同时神经内膜的血管又是纵向的，因此，当神经被快速牵拉（牵拉持续时间为 1 秒左右）血液从大血管流到神经外膜，又到神经束膜，再到神经内膜，最后到达神经纤维，其实是改善了神经血供（图 1-32）。

2. 长时间牵拉 此外，神经受长时间较大强度牵拉时神经束膜拉紧，使得神经内流体压力增大而神经束内毛细血管闭塞。同样，局部的进出血管和血流也受到损害，对于神经外膜较大血管也存在影响，甚至可使神经内微循环的某些环节停止。经兔活体胫神经内血流观察显示，8% 的神经延长即产生对静脉血流的损伤，随着张力增大，毛细血管及动脉血流也出现损

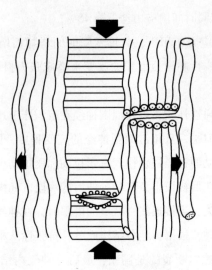

图 1 - 32 周围神经内部的血管走行

害，当延长达 15% 时，神经内循环完全停止；同一神经，当神经延长 6% 时，经过 1 个小时的恢复，其神经动作电位波幅降低 70%。而当延长 12% 时，传导完全封闭达 1 小时并且只有极小的恢复。这些数据对于研究周围神经生物力学性能、临床神经修复、肢体损伤及肢体增长有一定意义。

3. 慢性小强度的牵拉 即一类更为缓慢的长时间慢性牵拉，可使神经功能改变很小或不改变。

（三）周围神经的压迫性能

即使轻微的神经压迫也可对神经功能造成影响，导致感觉麻木、疼痛及肌肉无力等症状，这些早已为人所知。因而压力程度、压迫模式和压迫时间等因素的意义被广泛研究。

1. 临界压力水平 实验室及临床研究提供的资料显示，临界压力水平对神经内血流、轴突运输及神经功能有影响。受压神经的结构和功能改变已定义了某些特定的压力水平。而压迫持续时间同样也影响着这些改变的发展。

在局部压力达到 30mmHg 时，神经功能开始改变，随着压迫持续时间延长（4～6 小时），神经的生存能力也受到威胁。这些改变是由神经受压部分的血流损害造成的。腕管综合征病人正中神经在腕管受压约为 32mmHg；而在一个条件控制组中，腕管内平均压力仅为 2mmHg。长时间持续低压力水平或间歇性压迫（30～80mmHg）可以导致神经内水肿，进而可在神经内形成纤维瘢痕。

约 30mmHg 的压力同样对神经的轴突运输系统造成影响，长时间压迫可以使压迫处以远的轴突运输蛋白质耗尽。局部压迫（紧缩）所致轴突封锁会使得对于远端额外的压迫更加敏感，即所谓的双卡综合征。

轻度高压（约 80mmHg）会致使神经完全缺血。然而，即使压迫持续 2 小时或更长时间，解除压迫后血流还是可以马上恢复的。甚至直接施予神经可致神经纤维结构损伤和神经功能快速退化的更高级别压力（200～400mmHg），在很短时间压迫后可不完全恢复。由此可见，给予的压力大小与产生的压迫损害是相关的。

2. 施压模式 据电子显微镜分析，止血带压迫导致狒狒后肢腓神经纤维变形可证明"边缘效应"，即神经压迫节段边缘神经纤维有明显损伤。在压迫中，大直径的神经纤维一般会受影响，而较细的神经纤维则可以幸免于难。这一发现可以证实，粗的神经纤维相比细的神经纤维在特定压力下更容易变形的理论。临床证明，神经压迫损伤首先影响粗神经纤维（如运动功能纤维），而细纤维（如传递痛觉的纤维）却常被保留。且压迫节段边缘的神经内血管也受到损伤。基本上，神经纤维及血管的损伤是压力梯度的结果，而压迫节段的边缘是损伤最大的。

由此，压力水平并不是决定压迫所致神经损伤严重程度的唯一因素。实验室及临床研究提示，施压模式同样具有重要的意义。实验显示，以小气囊直接环绕神经施以 400mmHg 的直接压迫，比由止血带绑在肢体上加压至 1000mmHg 的间接压迫所引起的神经损伤要严重得多。虽然，前者的神经静水压力不到后者的一半，但引起的神经损伤更严重，前者神经明显变形（尤其在压迫边缘）；而间接压迫，在压迫装置与神经之间的各层组织起到了"缓冲垫"的作用。这说明，压迫所致神经损伤并不直接与局部神经中央的静水压力相关，而是更依赖于压力。

临床上除了这种施压模式，还有另一种类型，即神经侧方发生压迫，就如同神经或肢体位于两块平行的硬板之间，两块硬板相互靠近，对神经或肢体进行挤压，使其变形。当突然受到硬物打击，使得神经被压向下面的骨面而产生变形，就属于这种类型。另外，脊神经受椎间盘压迫也是这一类型。

这两种模式下神经变形的情况可能完全不同，在充气止血带造成的均衡环周压迫中，神经或肢体的横截面仍为圆形只是受压区域或直径减小。由于软组织受压时体积难以压缩，止血带下区域空间减小的结果是该处软组织由中心线向止血带边缘移动。止血带下组织的移位以中线处为零、边缘处为最大值。在活体实验中可观察到，组织移位及随之而来的剪切压力导致了前面所提到的"边缘效应"。边缘区域承受最大的压力梯度及移位度。

侧方压迫并非一定造成组织的轴向运动，它可能简单地使横截面从近似圆形变成椭圆形。很明显，在这种压迫类型中，神经在垂直于压迫的方向一定有延长。最大伸长比即神经最大直径与神经最初直径之比，可用来测量压迫程度。

变形后，神经横截面积保持不变，从最初的圆形到最后的椭圆形其周长一定增加。这一增加意味着神经膜一定有牵拉，从而可能影响其渗透性及电特性。这种变形类似于感受皮肤表面压力的环层小体。可能这种变形可以激发神经活动，当神经纤维受到侧方压迫时可引起痛觉。压迫造成的神经变形及其继发的功能影响应有神经膜的破坏，而具体细节尚需要进一步研究。

3. 时间－压力　到目前为止，压力及压迫时间在神经压迫损害中的重要作用仍然所知有限。机械因素在高压时相对于低压时显得更为重要。而不管在高压或低压，时间都是一个非常重要的因素。在长时间压迫中，缺血扮演着重要的角色。如对神经直接施加约 30mmHg 的压力，持续 2～4 小时，神经的改变仍是可逆的，但超过这个时间则成为不可逆的损伤。而 400mmHg 的压迫持续 2 小时要比持续 15 分钟所造成的神经损伤严重。这一现象指出，即使再高的压力也需要一段时间才能造成损伤。这些数据也提供了关于周围神经组织的黏弹性的特性（时间依赖性）信息，即要使神经永久变形，必须有足够时间的持续压力。

NOTE

【复习思考题】

1. 简述不同载荷方式下的骨的生物力学特征。

2. 关节软骨的润滑作用主要包括哪些方式？

3. 从力学角度解释人体软组织的应力松弛和蠕变反应。

4. 简述运动单位的组成及其存在的意义。

5. 简述周围神经的结构与功能。

第二章　运动的生理学影响

不同的运动刺激会引起人体的各细胞、器官、系统的机能产生不同的变化，进而影响人体的运动能力、机体形态及生理机能。科学的运动可以对机体产生良好的影响，不科学的运动会对机体造成伤害。因此，要学会利用科学的运动方式。本章根据不同的人体器官系统，逐一将运动对骨骼、关节软骨、肌肉系统，以及循环系统、呼吸系统的影响进行阐述，并对运动对代谢、消化系统、泌尿系统、内分泌系统和免疫系统的影响进行了简述。

第一节　运动对骨骼、关节软骨、肌肉的影响

一、运动对骨骼的影响

骨为坚硬的结缔组织，其基本结构与其他结缔组织类似，是由细胞、纤维和基质（细胞间质）三种成分组成。而骨的生长发育是破坏和建造两者对立统一的结果，当建造占优势时，骨骼便生长。科学合理的运动可对骨产生良性影响，反之则会产生不良影响，总结起来运动对骨骼产生的影响和作用主要有以下几个方面。

（一）运动对骨形态的影响

长期、系统、科学的运动可对骨的形态、结构产生深远的影响，这些影响主要体现在骨的形态学适应性变化上。1884 年 Wolff 提出了骨变换定律即后来著名的 Wolff 定律。该定律认为骨的外形及其内部空隙度、矿物质含量、结构排列等经常按其所受应力而改变。

一般来说，长期接受运动刺激的骨骼，其骨密质增加，骨径变粗，骨面肌肉附着处明显凸起，骨密度增加，骨小梁的排列按张力和压力的变化更加清晰规律，从而在形态结构上产生良好的适应性变化，随着形态结构的改进，使其承受外界抗折、抗压、抗扭转方面的性能均有所提高。而制动则引起骨钙、磷流失，骨强度下降。此外，由于运动的影响，骨的新陈代谢加强，血液循环得以改善，使骨变得更加强壮和坚固。

虽然运动会对骨产生上述影响，但不同的运动方式对骨的影响并不相同。在对不同运动项目的运动员调查后发现，运动员骨骼的发育有着各自不同的特点。跳跃运动员和举重运动员的胫骨均发生适应性的变化，跳跃运动员是胫骨前缘骨壁增厚显著，而举重运动员则是胫骨内侧壁增厚明显；拳击运动员和体操运动员的手骨都发生着一定的变化，体操运动员常以掌骨干或指骨近节承受负荷，故骨干部变化较大，拳击运动员则以掌骨头和指骨近节底承受负荷，故运动员骨骺变化较大；在马拉松等超长距离竞速项目的运动员中，发现其下肢长骨干骨壁尚有相对变薄的情况。

NOTE

（二）运动对儿童骨骼生长发育的影响

骨在儿童少年时期的新陈代谢旺盛，在这个时期进行科学的体育锻炼和适当的劳动有利于骨的生长发育。研究表明，对长骨适当施加纵向压力有利于维持骨正常的矿物质代谢，而体育运动能在垂直方向给骨以负荷，该影响有利于骨细胞的增殖，加速钙化过程，对骨盐的增加有着重要的意义。但若在运动时施以不适宜的、强度过大的体育运动，则骨会向不正常的方向发展。

儿童体育锻炼还应当避免骺软骨损伤的发生。儿童、少年骨骼中软骨成分较多，水分和有机物质较多，无机盐少，骨密质较差，骨富于弹性而坚固不足，因此，骺软骨的损伤成为儿童、少年在体育运动中特有的一种损伤。该病主要发生在腰椎、膝关节和肘关节。如下腰练习，若教练员在练习中随意地用力挤压或上提练习者腰部，或过多地以静力性练习发展腰部的韧性而忽视了同步发展腰背肌肉的力量，则会引起椎骨骺软骨损伤。又如篮球、排球等运动，运动员常处于半蹲位，可使膝关节的韧带松弛，而儿童、少年股四头肌力量尚弱，稳定膝关节的能力差，加之髌骨较股骨完成骨化早，在此种情况下，膝关节反复摇晃扭曲或常在半蹲位突然发力，使髌骨与股骨下端经常发生摩擦撞击，可致股骨下端骺软骨病变。再如在较硬的场地上经常做踏跳动作，则更容易引起骺软骨损伤。因此，儿童、少年半蹲位练习频率不宜过高，每次实践不宜过长，并应积极发展股四头肌的力量，这对预防膝关节损伤有良好的作用。

总的说来，运动有利于儿童骨骼的生长发育，但切记避免运动量过大和不恰当的运动训练。

（三）运动对骨折康复的影响

1. 运动可减少骨量丢失，避免再次骨折　在骨折固定早期应适当做等长收缩等运动刺激，而骨折后肢体完全制动会使骨骼失去应力刺激，某些断端因内固定而缺乏接触，这些原因均可造成骨质疏松。制动主要造成负重部位的骨量丧失，松质骨明显多于皮质骨。特别是对于老年人而言，制动 1 周丧失的骨量与一般骨质疏松症患者 1 年丧失的骨量相当。其中，肌腱、韧带附着处的骨质疏松更为显著，导致骨的机械强度大大降低，去除外固定后易致再次骨折。而运动可以明显缓解骨质疏松的产生，减少骨量的丢失。

2. 适量运动可刺激骨痂生长，有利于加速骨折愈合　除减少骨量丢失外，运动所产生的应力会对骨细胞形成应力刺激。由成骨细胞演变而来的早期骨细胞对力学刺激较为敏感，成熟骨细胞对应力刺激几乎不产生反应。在骨组织中有可能感知刺激信号的细胞仅占整个细胞群体的一小部分，而其余大部分细胞主要执行应答任务。骨组织中 95% 的细胞为骨细胞，位于骨陷窝内，伸出细长的突起，走行于骨小管中。通过细胞突起间的缝隙联合（gap junction），骨细胞相互及其与衬里细胞、成骨细胞和破骨细胞相连接，从而构成细胞感受刺激信号和相互传递信息的网络结构。当负荷施加于骨组织时，窝－管中的液体产生流动，被部分骨细胞感知，并经细胞间连接将刺激信号传递至成骨细胞、破骨细胞。由于接收力学刺激后的细胞进一步将刺激信息转化为细胞内信号流（cascade），从而引起细胞的适应性反应，故继发骨组织改建、塑建等。

因此，我们认为，在骨折固定早期即应开始肌肉运动，以减少骨量的丢失，避免骨折的再发生。在骨折外固定的情况下早期进行适当运动，所形成的应力刺激能促进骨痂形成，对骨折愈合过程起到有效的加速作用。而严格、长期制动则推迟骨痂的形成。

（四）疲劳性骨折

疲劳性骨折（fatigue fracture）又称应力性骨折（stress fracture），是体育运动和军事训练中常见的过度使用性损伤，是因低于骨骼强度极限的应力反复持久地作用于骨骼引起的局部骨质累积性损伤。机体骨组织在承受运动负荷刺激时，其骨的破坏和修复是同时进行的，当骨组织承受的应力刺激不断增加时，通过成骨活动增加骨骼本身重新改造塑形以适应增加的负荷。当破骨活动超出骨正常生理代谢速度，而成骨活动的速度达不到及时修复时，局部会发生微细骨折，微细骨折累积发展可导致疲劳性骨折。

在短时间内进行一系列的剧烈、高强度运动或长时间单一式的高强度运动，往往会导致疲劳性骨折的发生，不正确的运动方式是其发生的重要原因。另外，运动场地太硬或太粗糙也是引起疲劳性骨折的危险因素。而骨密度降低，譬如骨质疏松，也易引起疲劳性骨折的发生。

（五）运动对骨质疏松的影响

运动是预防和治疗骨质疏松及骨质疏松症的一种重要方法。运动可以对引起骨质疏松的多个方面和因素产生影响。

1. 对骨密度产生影响 运动对骨密度有着重要的影响，运动产生的应力刺激对骨的生成、改建有重要的作用。在缺乏应力作用时，人体骨骼会出现明显的骨钙丢失。不同性别、不同年龄的人群，运动对骨密度的影响各有不同；不同运动方式和运动强度对骨密度的影响也不同。

从年龄上讲，青少年运动对于骨密度的影响相对显著，而老年人的骨形成对应力刺激反应显得迟钝；从性别上讲，运动对女性骨骼密度的影响不如男性，这可能是影响发病率的原因之一，同时也会使得男、女骨质疏松症病人的疗效不同；从运动方式上讲，不同的运动方式对骨密度的影响不同，冲击性训练和抗阻力运动目前被认为是最有效的运动干预方式；从运动强度上讲，过大或过小的运动强度都会导致骨密度的下降，老年人出现骨质疏松的原因之一是运动量下降，而过度的运动如长跑同样会危害骨密度维持和提高。

2. 对骨代谢产生影响 运动负荷是骨生长、发育、成熟及老化的重要因素。力学刺激减少既可增加骨吸收，又可减少骨形成，最终造成骨量减少、骨质疏松。根据骨的代谢机制，骨代谢的过程往往是由破骨细胞、成骨细胞的活动及骨基质、骨矿物质的变化决定的。运动能降低血钙含量，增加机体对矿物质钙的吸收，同时提高雌激素和血睾酮水平，增加骨皮质血流量，促进骨的形成。

总的说来，运动在治疗和预防骨质疏松中具有不可替代的作用，任何骨质疏松的治疗方法都应以运动为基础。应力刺激可以增加骨的密度和强度，相反，退行则引起骨的萎缩。不运动是引起骨质疏松的危险因素。骨质疏松症的预防首先是通过各种运动来延缓骨量的丢失，促进骨质疏松的改善，同时也有利于提高整个机体的适应性、肌肉强度、协调和平衡能力。对因伤病不得不制动、卧床休息的患者，若能在病期内尽早开始肌肉运动乃至肢体负重运动，对预防骨质疏松和恢复肌肉功能都是有很大帮助的。

二、运动对关节软骨的影响

关节软骨覆盖于构成活动关节的两个相对骨质的表面，具有传递、负重、缓冲和减少摩擦等作用，在维持正常的关节活动中起着重要的作用。关节软骨是一种特殊的结缔组织，由软骨细胞和软骨基质组成，没有血管、神经和淋巴管。

不同的运动刺激对关节软骨的影响可以大体归纳为以下两种情况：

1. 运动强度太大或运动量太大会引起关节软骨不可逆性损伤   关节软骨有缓冲震荡，保护关节骨面的作用，但如果运动过度、运动强度太大或运动量太大，超过了软骨所承受的载荷就会引起关节软骨的损伤。人的关节面可以承受 25MPa 的冲击力，超过临界值的单次冲击或小于临界值多次大幅度的钝性损伤均可导致关节软骨的损伤，而且关节软骨损伤是不可逆的。在传导载荷的过程中，如果压应力过度集中、压强过高、摩擦力也相应增高，从而破坏关节软骨基质的纤维拱形结构，拱形结构的塌陷将使局部压应力更高，进一步破坏基质和软骨细胞，使软骨细胞发生退变甚至坏死、基质合成受阻、软骨无法修复，加剧软骨细胞的破坏，形成恶性循环。

2. 不运动会引起关节软骨退行性病变   不运动而引起的关节软骨的退变与关节软骨的营养机制有关。有研究表明，关节制动大于 30 天，关节软骨即可出现退变。由于关节缺乏运动，滑液中的营养成分不能通过关节进入软骨内。另外，关节固定还能促使结缔组织增生，阻塞弥散作用的通道。同时，关节周围软组织痉挛可使关节面压力增加，阻止滑液在细胞间质弥散。在软骨营养缺乏性损伤之时，滑液与纤维蛋白原的相互作用降低了趋化因子和促细胞分裂因子的作用，最终致使软骨细胞退化。

三、运动对肌肉的影响

肌肉具有适应其需要完成工作的能力。随着外界环境的变化，肌肉在正常生长发育的过程中不断进行着适应性的变化，肌肉的结构和功能均发生改变，以适应外界工作环境的需要。

（一）热身运动与肌肉的物理特性

骨骼肌有其特有的性质，主要包括收缩性、弹性和黏滞性三种。

1. 收缩性   收缩性主要表现为肌肉可以主动缩短自身的长度，肌肉的这个特性使机体能够进行各种运动，是机体运动的基础。即使机体处于静止状态也并不表示肌肉完全放松，其中少数运动单位还轮流起作用，使肌肉保持一定的紧张度，维持人体姿势。

2. 弹性   弹性主要表现为骨骼肌在受到外力作用下可以被拉长，撤去外力肌肉可以恢复到原来的长度。

3. 黏滞性   骨骼肌的弹性与普通的弹性体并不相同，肌肉被拉长的程度和所受外力大小并不呈线性关系，而是当外力逐渐增大时，其长度增加幅度逐渐降低。而当外力取消后肌肉的长度也不是立即恢复。这种现象是其所含肌浆内各分子间摩擦造成的，肌肉的这种特性被称为黏滞性。这种特性使肌肉在收缩和被拉长时都产生阻力。随着温度的下降，肌浆内各分子间的摩擦力加大，肌肉的黏滞阻力增加，阻碍肌肉收缩；当温度升高时，肌肉的黏滞阻力下降，有利于收缩。因此，在运动之前，做好热身，使肌肉温度升高，降低黏滞阻力，提高肌肉的收缩性和弹性可预防肌肉拉伤，提高运动成绩。

（二）短期运动对肌肉的影响

运动即刻、短期运动或运动早期，运动对肌肉的影响是有限的，结构和功能变化也不会很大。因此，在运动开始阶段，运动负荷、运动时间、运动频率需与肌肉自身结构和功能状态相适应，否则极易导致损伤的发生。

短时或单次运动对肌肉的影响主要表现为肌肉在恢复过程中会出现"超量恢复"阶段。

研究发现，运动后肌肉中肌糖原、磷酸肌酸、肌肉蛋白质、肌红蛋白、磷脂、酶活性等生理指标均会下降，在恢复过程中有一个阶段会出现被消耗的物质水平或活性超过原有数量的恢复阶段，称为超量恢复。超量恢复和消耗过程有关，在一定范围内，消耗越多，超量恢复越明显。

（三）长期运动对肌肉的影响

短期运动对肌肉的影响有限，运动对肌肉的影响主要来自于长期运动的结果。长期运动会对肌肉体积、肌肉结构、肌肉化学成分、肌神经兴奋性等多方面产生影响。

1. 肌肉体积 运动能明显使肌肉的体积增大，但不同的运动方式肌肉增大的部位和程度不一样，称为肌纤维选择性增大。有氧运动可引起慢肌纤维选择性肥大；速度、爆发力运动可使快肌纤维选择性肥大。

2. 肌肉脂肪减少 在运动较少的情况下骨骼肌表面和肌纤维之间会产生脂肪堆积。肌肉内的脂肪在肌肉收缩时会产生摩擦，可降低肌肉收缩效率。运动，特别是有氧运动可以较好减少肌肉脂肪，提高肌肉收缩效率。

3. 肌纤维中线粒体数目增多、体积增大 线粒体是肌纤维供能的中心，三磷酸腺苷（ATP）主要从线粒体产生。有氧运动能够使快肌和慢肌纤维线粒体数量有所增加，其中快肌纤维中线粒体数量增加尤为明显。线粒体的增加为肌肉收缩提供更多能量以适应耐力的需要。没有长期坚持系统有氧运动的人快肌中的线粒体较少；但经过系统的有氧运动训练，肌肉中线粒体的数量和体积都会增加。

4. 肌肉内物质成分发生变化 长期运动可使肌肉组织的化学成分发生变化。如肌肉中肌糖原、肌球蛋白、肌动蛋白、肌红蛋白和水分含量等都会增加。

肌球蛋白和肌动蛋白是肌肉收缩的基本物质，这些物质的增多提高了肌肉的收缩力。而且ATP酶活性也有所加强，加速分解ATP提供能量。肌红蛋白具有与氧气结合的作用，肌红蛋白含量增加，则肌肉内氧的贮备量也增加，使肌肉在耗氧量很大的情况下肌肉能继续工作。肌肉内水分的增加一方面有利于肌肉内氧化反应的进行，另一方面也有助于肌肉力量的增长。

5. 肌肉内结缔组织增多 力量性运动可以使肌肉内的结缔组织明显增厚、围绕每根肌纤维周围的肌膜和肌束周围的肌束膜变厚；而速度性运动则不那么明显。肌肉收缩反复地拉扯使肌腱和韧带中细胞增殖而变得坚实粗大，从而提高肌肉抗拉的能力。

6. 肌肉中毛细血管数量增加 运动可以使骨骼肌内毛细血管无论在数量上或是形态上都有所改变。肌纤维之间的毛细血管平均配布数量在长期运动后增多，其中静力性运动下，毛细血管数量增多较动力性运动明显。静力性运动促使骨骼肌内毛细血管具有明显迂曲过程和丰富的分支吻合，同时毛细血管分支出现扩张。动力性运动如跑步和游泳运动主要促进毛细血管分支吻合，对毛细血管形态影响不明显。肌肉的这些变化改善了骨骼肌的血液供给情况，从而提高了肌肉的运动能力，有利于肌肉持续长时间运动。

7. 运动单位募集能力增强 肌肉收缩时并不是所有运动单位同时收缩，只有一部分肌纤维对神经冲动产生反应并收缩，参与收缩的运动单位与神经冲动的结合称为运动单位的募集。部分肌纤维不收缩是由于神经控制过程中不使用它们，或是达到运动终板的神经冲动太少太弱。长期运动可以改善神经控制，增强神经冲动的传递，增加运动单位的募集能力。不运动的机体肌肉只有60%的肌纤维参加收缩；而长期系统运动的机体参加收缩活动的肌纤维可达到90%。这是因为运动可使运动单位募集能力增强，也是经常参加运动的人肌肉力量较大的原因之一。

NOTE

第二节　运动对循环系统的影响

循环系统是由心脏和各类血管所组成的，并以心脏为动力的封闭管道系统。血液在这个系统中按照一定的方向周而复始地流动称为血液循环。血液循环保证了全身各器官与组织的氧气、营养物质的供应及代谢产物的排出，从而维持着正常的生理功能。人体处于安静状态时代谢速度较慢，运动时代谢速度加快，循环系统的机能也就随着机体活动强度的增加而提高。

一、运动能促使心输出量增加

机体运动时，新陈代谢显著加快。循环系统的适应性变化以提高心输出量为主，从而满足肌组织的氧耗，及时运走代谢产物。

运动一开始，心输出量即迅速增加，1 分钟左右可达到高峰，并维持在该水平。运动时心输出量的增加在一定范围内与运动量和耗氧量成正比。同时，运动时肌肉的收缩挤压、呼吸运动的加强，使回心血量大大增加，为心输出量的增加提供了前提条件。此外，运动时交感缩血管神经兴奋，促使经脉收缩，也有利于提高静脉回心血量。

在回心血量增多的基础上，由于运动时心交感中枢兴奋和心迷走中枢抑制，致使心率加快、心肌收缩力加强、心输出量增加。交感中枢兴奋还能使肾上腺激素分泌增多，也可进一步加强心肌兴奋，提高心输出量。

二、运动能促使各器官血液重新分配

运动时心输出量增加，但增加的部分并未平均分配至全身各个器官，而是通过体内的调节机制形成全身器官血流量的重新分配。重新分配的最终目的是使参与运动的器官包括心脏、肝脏和运动的肌肉血流量明显增加，不参与运动的肌肉及内脏的血流量减少。

任何组织的代谢都需要耗氧，并产生各种代谢产物。局部组织中的氧及代谢对该组织局部的血流量起着代谢性自身调节作用。当组织代谢活动增强时，局部组织中氧含量下降，代谢产物积聚增多。组织中氧含量的下降及多种代谢产物，如 CO_2、H^+、腺苷、ATP、K^+ 等，都能使局部的微动脉和毛细血管前括约肌舒张，肌组织也不例外。因此，当肌肉的代谢活动加强时，局部血流量增多，向肌肉提供更多的氧，并带走代谢产物。这种代谢性局部舒血管效应在机体运动时相当明显，即使同时发生交感缩血管神经活动加强，该局部组织的血管仍能够舒张。

机体运动时各器官血流量的重新分配有着十分重要的生理意义。减少对不参与活动器官的血流分配可保证机体有较多的血流供给运动的肌肉。另外，不参与运动的器官会产生缩血管效应，在不需要心输出量进一步增加的情况下维持动脉血压。

在血液的重新分配中，皮肤的血管存在着先收缩后舒张的情况。在运动开始时，皮肤的血流也是减少的。但随着运动的进行、体温的升高，皮肤血管在体温调节机制的调控下舒张，血流量增加，以增加皮肤的散热。

三、运动与窦性心动徐缓

运动锻炼特别是系统的有氧运动可使安静时心率减慢。据报道，部分耐力运动员安静时心率可低至 36~40 次/分，这种现象称为窦性心动徐缓。这是由于控制心脏活动的迷走神经作用加强，而安静时交感神经作用减弱，心肌组织 β 肾上腺素受体减少的结果。窦性心动徐缓是可逆的，即使安静心率已降低至 40 次/分的运动员，停止训练多年后心率也可恢复到接近正常值。

在竞技体育中，一般认为运动员的窦性心动徐缓是经过长期训练后心功能改善的良好反应，故可将窦性心动徐缓作为判断训练程度的参考指标。

四、运动性心脏增大

系统的长期的运动锻炼可使心脏增大。运动性心脏增大与病理性心脏增大在功能上有极显著的差别。病理性心脏增大的心脏形态是扩张松弛的，收缩时射血能力弱，射血分数下降，心肌纤维内 ATP 酶活性下降，即使是轻微的体力负荷也不能承受；而运动性增大的心脏，外形结实、收缩力强，因此运动性心脏增大是机体对长期系统运动的良好适应。

不同的运动方式所形成的心脏增大并不完全相同。长期静力或力量性运动所形成的心脏增大是以心肌增厚为主；长期有氧耐力性运动所形成的心脏增大是以心室容积增大为主，心肌厚度也有所增加。

五、运动能增加心脏冠状动脉侧支循环

心肌的血液供应来自左、右冠状动脉。冠状动脉起于主动脉根部，走行于心脏表面。在冠状动脉之间有侧支相互吻合，形成冠状动脉侧支循环。人体心内膜下这种吻合较多。正常心脏的冠脉侧支较小，血流量很少。因此，当冠状动脉突然阻塞时，侧支循环不易快速建立，常导致心肌梗死。而运动可以使侧支循环数量增多，可以使相应心肌缺血症状得到明显改善，降低冠心病发病危险性。

第三节　运动对呼吸系统的影响

机体与外界环境之间进行的气体交换过程称为呼吸。呼吸是维持机体正常新陈代谢和其他功能活动所必需的基本生理过程之一。

一、呼吸运动

肺本身无平滑肌，不能主动扩大和缩小。但肺富含弹性纤维，使得肺泡表面具有一定的张力，因此，肺可以随着胸廓大小的改变而被动扩大和缩小。我们将胸廓的节律性扩大和缩小称为呼吸运动。呼吸运动是通过呼吸肌的舒缩活动来实现的，因此，呼吸肌的舒缩活动为肺通气的动力。

呼吸肌分为主要吸气肌、辅助吸气肌和呼气肌。主要吸气肌有膈肌和肋间外肌，辅助吸气

肌有胸肌、斜方肌、胸锁乳突肌和背阔肌等，呼气肌有肋间内肌和腹壁肌肉。按照呼吸深度，呼吸运动可以分为平静呼吸和用力呼吸。

（一）平静呼吸

安静状态下的呼吸运动称为平静呼吸。平静呼吸的特点是吸气过程是主动的，呼气过程是被动的。吸气是依靠膈肌和肋间外肌收缩使胸廓扩大而完成的；而呼气则是膈肌和肋间外肌舒张时，在肺和胸廓弹性回缩与重力的作用下，腹腔脏器弹性上移，使胸廓缩小完成的。平静呼气时只有吸气肌的舒张，没有呼气肌参与呼吸活动。

（二）用力呼吸

用力呼吸的特点是吸与呼都伴有肌肉的收缩活动。用力吸气时，除膈肌和肋间外肌加强收缩外，辅助吸气肌也参加收缩，使胸腔进一步扩大，从而增加吸气量。用力呼气时，除上述吸气肌舒张外，还有肋间内肌和腹壁肌的同时收缩。前者使肋骨下降，后者牵动胸骨向下并使腹内压增加，推挤膈肌上移，缩小胸腔空间，加大呼气量。

（三）呼吸形式

当膈肌舒缩时，腹部会随之起伏；肋间肌舒缩使肋骨移动时，胸部出现起伏。因此，我们将以膈肌舒缩活动为主的呼吸运动称为膈式呼吸或腹式呼吸。以肋间肌舒缩为主的呼吸运动称为肋式呼吸或胸式呼吸。成年人一般是混合式呼吸。

二、运动对呼吸功能的影响

（一）运动时肺通气量增加

运动时随着运动强度的增大，呼吸会加深加快，肺通气量增加。潮气量可从安静时的500mL上升到2000mL，呼吸频率可由12~18次/分增加到40~60次/分。因此，肺通气量可从安静时每分钟6~8L增加到80~150L，是安静时的十余倍。

肺通气量的变化并不是呈直线型的。在运动刚开始时迅速增加，上升速度很快，随后持续地缓慢上升；运动结束的时候，肺通气量先快速下降，随后缓慢恢复到安静水平。

（二）运动对肺部血流量及换气机能的影响

机体运动时，右心室泵血量增加使肺血流量增多，同时肺泡毛细血管前括约肌扩张，肺开放的毛细血管增多，使呼吸膜的表面积增大。同时，因运动时血液儿茶酚胺含量增多，呼吸细支气管扩张，使通气肺泡的数量增多。当然，机体运动时各器官组织代谢加强，流向肺部的经脉血中的氧分压降低，使肺泡呼吸膜两侧的氧分压差增大，氧气在肺泡内的扩散速率增加，加快了换气速率。

（三）运动时肌肉组织换气机能的变化

参与运动的肌肉在运动时耗氧量增加，氧分压下降，组织和血液间的氧分压差增大，氧气在肌肉的扩散速率增加。同时毛细血管开放数量增多，气体交换面积增大；二氧化碳含量增加，使氧合血红蛋白的解离进一步加强，这些变化促使参与运动的肌肉组织换气能力大大提高。

三、运动时的合理呼吸

运动时进行合理的呼吸，有利于延长运动时间、缓解疲劳程度、提高机体的运动能力并改善机体运动效果。因此合理的呼吸方法应成为科学运动的有机组成部分，但运动方式方法种类繁多，呼吸方法各不相同，这里仅提出某些改善呼吸方法的原则。

（一）以口代鼻或口鼻并用的呼吸方法

运动时耗氧量增加，呼吸加快，肺通气量也相应提高。正常人在安静时经由呼吸道实现通气，其目的主要是净化、润湿、温暖空气。但在剧烈运动时，为降低呼吸道阻力，通常建议采用以口代鼻或口鼻并用的呼吸方法。这种方法可以降低肺通气阻力；减少呼吸肌为克服阻力而增加的额外负荷，推迟疲劳；口腔内布满的血管接触空气可以增加散热途径。但应注意，在严寒季节运动时，开口不宜过大，并尽可能使吸入空气经由口腔加温后再经过呼吸道进入肺内。

（二）深而慢的呼吸

运动时肺通气量的增加可通过两种途径来实现，一种是增加呼吸频率，一种是增加呼吸深度。剧烈运动时，呼吸频率和肺通气量会反射性地迅速上升，而呼吸深度反而变浅，产生胸闷及呼吸困难的不适感。呼吸道约有150mL的无效腔，若呼吸频率太快，呼吸深度太浅，吸入空气迂回于无效腔的量增加而实际进入肺泡的气体减少，则有碍通气效率的提高。而呼吸过深过慢也会限制肺通气量的进一步提高，仍可导致肺换气功能受阻，但从提高氧利用率的角度来看（即使用影响），深而慢的呼吸比浅而快的呼吸效果要好。因此，运动时的呼吸应掌握合适的呼吸频率和深度。

（三）呼吸方法与运动动作相适应

呼吸形式有胸式呼吸和腹式呼吸两种。一般来讲我们在做胸肩带肌肉和韧带固定的动作时，进行腹式呼吸，如倒立动作；在做腹部肌肉固定的动作时进行胸式呼吸，如燕飞动作。

呼吸的时间也要与运动动作相配合。原则上行两臂前屈、外展、外旋、扩胸、提肩或展体时，采取吸气比较有利；行两臂后伸、内收、收胸、塌肩、屈体或团身等动作时，采取呼气比较合适。如仰卧起坐动作中，仰卧过程采用吸气，起坐过程采用呼气；俯卧撑动作中，俯卧过程采用吸气，撑起过程采用呼气等。

（四）合理运用憋气

憋气是在或深或浅的吸气之后，紧闭声门，尽力做呼气运动。憋气可以反射性地引起肌张力加强，可为有关运动关节创造有效的收缩条件，如短跑时憋气可控制胸廓起伏、腹肌紧缩，为快速摆臂动作提供稳定的支点。当然憋气也会对机体产生一些不良影响，如血压会升高、静脉血回心受阻，长时间憋气还有可能产生头晕、恶心、耳鸣等感觉。因此，我们在运动实践中要合理地运用憋气。正确合理的憋气方法：憋气前的吸气不要太深；深吸气后的憋气不宜太紧，当呼气肌强劲、收缩压迫胸腔时，呼吸道可有少许气体从声门挤出；憋气应使用于关键动作，不必每个动作、每个过程都憋气。

第四节 运动对代谢的影响

新陈代谢是生命活动的最基本特征，包括合成代谢和分解代谢两个相互联系的过程。机体摄取营养物质转化为自身物质同时吸收能量的过程称为合成代谢；机体将自身的物质分解的同时释放能量的过程称为分解代谢。分解代谢所释放的能量可转换成热能、电能、运动等维持人

NOTE

体正常的生命活动所需要的一切能量。物质代谢必然伴随能量转移，这种能量转移称为能量代谢。因此，新陈代谢是物质代谢和能量代谢的总和。

人体所需的主要营养物质有糖类、脂肪、蛋白质、水、无机盐和维生素。其中糖类、脂肪、蛋白质三种营养物质在分解代谢过程中所产生的能量成为机体各种生命活动及运动的能量来源。因此，糖类、脂肪、蛋白质被称为三大能源物质。三大能源物质在一定条件下均可相互转化。

一、运动与糖代谢的关系

（一）运动时糖在体内的代谢

运动时糖在体内代谢产能的途径主要有两种：在机体氧气供应不足以满足运动耗氧时进行无氧酵解（glycolysis）；在氧气供应足以满足运动耗氧时进行有氧氧化（aerobic oxidation）。

糖酵解的反应过程是葡萄糖→丙酮酸→乳酸，该反应是机体在进行剧烈运动，体内供氧不足时，糖在无氧的情况下生成 2 分子 ATP，最终产生乳酸的一种代谢方式。

有氧氧化反应的过程分为三个阶段：第一阶段糖分解为丙酮酸；第二阶段丙酮酸氧化生成乙酰辅酶 A；第三阶段乙酰辅酶 A 经过三羧酸循环最终生成二氧化碳和水。该过程每个葡萄糖完全氧化一共生成 38 分子 ATP，为糖酵解产能的 19 倍。糖的有氧氧化是机体在长时间运动中主要的供能方式（图 2-1）。

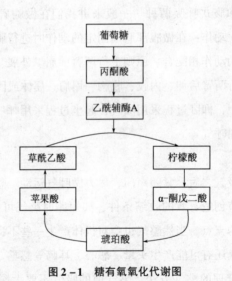

图 2-1　糖有氧氧化代谢图

（二）运动与补糖

糖是运动时的主要供能物质，长时间运动后血糖水平下降，运动水平随之下降，疲劳即开始出现。为了保证运动中有充足的糖供机体消耗，建议在运动前和运动中补糖，以利于长时间运动中保持血糖水平，预防低血糖的发生。运动前 3~4 小时补糖可以增加运动开始时肌糖原的贮量；运动前 5 分钟内补糖可以升高血糖水平；或运动前 3 天或更早的时间补充高糖膳食，以提高肝糖原贮备。糖的补充以低聚糖为宜；其中肌糖原的补充，淀粉、蔗糖效果好于果糖；肝糖原的补充，果糖效果好于蔗糖、葡萄糖。应注意，在运动前 1 小时左右不要补糖，以免引起胰岛素效应，降低血糖，降低运动能力。

二、运动与减脂

正常人脂肪的贮存量占体重的 10% ~ 20%。一般认为，最适宜的体脂含量男性为体重的 6% ~ 14%，女性为体重的 10% ~ 14%。体脂在体内的积聚是由于摄入食量高于人体所需，过多的能量在体内转化为脂肪，而且机体储存脂肪的能力几乎没有限度，所以，当体内脂肪储存过多时，应及时减少脂肪量。运动可以增加机体的能量消耗，促进脂肪的分解氧化，降低运动后脂肪酸进入脂肪组织的速度，抑制脂肪合成。但单纯的运动减脂效果并不理想，在运动加大、能量消耗的同时，还需减少能量的摄入，因此，科学减脂的方式为"运动 + 节食"。

减脂的运动原则上提倡采用周期性、长时间、低强度、大肌肉群参与的有氧运动。具体运动方式需根据肥胖程度和个体体质进行选择，如步行、跑步、游泳、骑自行车等。至于减脂量，一般认为每周减轻体重 0.45kg 为宜，每周减轻体重 0.9kg 为可以接受的上限，相当于每日净消耗 500 ~ 1000kcal。

机体新陈代谢包括物质代谢和能量代谢两个紧密联系的过程。能量代谢所产生的能量供给机体运动时的消耗。测定运动能量代谢可以了解运动者的能量消耗及强度，为改善运动条件提高科学的依据。

某食物在体内每消耗 1L 氧所产生的热量，称为该食物的氧热价。每 1g 食物被完全氧化时所产生的热量，称为该食物的食物热价。不同的食物氧热价不一样，糖的氧热价为 5.050kcal，脂肪的氧热价为 4.686kcal，蛋白质的氧热价为 4.081kcal。因此，如果某食物糖含量多，氧热价就高；若脂肪含量多，氧热价就低。不同食物的食物热价也不相同，糖的食物热价为 4.1kcal，脂肪的食物热价为 9.45kcal，蛋白质在体内的食物热价为 4.35kcal。

由于各种食物中，碳、氢、氧三种元素的含量不同，以致各种食物被氧化时所消耗的氧气和产生的二氧化碳不相等，我们将各种物质在体内氧化时所产生的二氧化碳和所消耗的氧气容积之比称为呼吸商（respiratory quotient，RQ）。不同食物的呼吸商不一样。

糖被氧化时消耗的氧与产生的二氧化碳分子数相等，呼吸商为 1；脂肪氧化时消耗氧气较多，呼吸商为 0.71；蛋白质在体内不能完全被氧化，呼吸商约为 0.80；人类摄取的食物通常为混合食物，呼吸商在 0.85 左右。我们可以通过呼吸商的大小来推测机体消耗的食物比例和种类。机体在运动时主要以糖和脂肪作为供能物质，因此，在计算能量消耗时我们只需考虑非蛋白质食物的呼吸商和氧热价。

根据以上生物学能量消耗的原理，在已知某运动体呼吸商的情况下，我们就可以计算出该机体的能量消耗。

首先，我们将运动者运动时和运动恢复期所消耗的氧气和产生的二氧化碳气体的体积测出来，然后计算出 RQ，再查表推测出所消耗的食物氧热价，然后用该氧热价乘以消耗的氧气体积就可得到运动时消耗的热量。

例如：某人 5 分钟运动，消耗氧气 1500mL，排出二氧化碳 1275mL。

则：呼吸商 = 1275/1500 = 0.85

通过查表可得：呼吸商为 0.85 时，食物热价 = 4.862kcal

5 分钟运动消耗热量为：4.862 × 1.5 = 7.29kcal

因此，此人 5 分钟运动总的能量消耗为 7.29kcal。

NOTE

三、运动与蛋白质补充

根据每日食物中摄取蛋白质的含氮量与排泄物中的含氮量的比较，可以了解蛋白质代谢的情况。正常成年人氮的收支保持平衡状态称为氮平衡（nitrogen balance）。少儿、孕妇、病后恢复阶段及运动训练过程中，蛋白质摄入多于排出，称为氮的正平衡；营养不良、患消耗性疾病、饥饿、衰老和大运动量训练时，机体蛋白质的消耗大于摄入，称为氮的负平衡。

成年人蛋白质最少需要量为每日 30 ~ 45g 或每公斤体重 0.8g；生长发育期的青少年蛋白质日需量为每公斤体重 2.5 ~ 3g。长期从事体力劳动或力量型运动的人群日需量为每公斤体重1.2 ~ 2g；长期进行耐力型运动的人群日需量应达到每公斤体重 1.5 ~ 1.8g。

四、运动脱水及复水

由于调节体温、运动强度及持续时间等因素的不同，机体会产生不同程度的水分丢失，我们将丢失体液达体重1%以上称为脱水。机体失水量达体重的 2% 左右时，出现口渴、尿少、尿钾丢失等症状，为轻度脱水；机体失水量达体重 4% 左右时，出现心率加快、体温升高、严重口渴、疲劳、血压下降等症状，为中度脱水；机体失水量达体重的 6% ~ 10% 时，可出现呼吸加快、肌肉抽搐，甚至昏迷威胁生命安全。脱水会影响体温调节能力、循环机能及运动能力。

为改善和缓解机体脱水状况所采用的补水方法称为复水。补充运动性脱水，应以不足丢失的水分、保持机体水平衡为原则，在运动前和运动中均可复水。复水所采用的溶液中应含有一定比例的糖类、无机盐，但浓度低，以低渗溶液为宜，复水方式以少量多次为佳。一般来讲，补液中糖的浓度不能超过 25g/L，无机盐的浓度不应超过 20g/L。每 10 ~ 15 分钟饮用 150 ~ 250mL 温度 6 ~ 12℃的低渗溶液。若要进行长时间耐力运动，在运动前可强制性大量饮水，因为在口渴之前强制性饮水可减少或减轻脱水的产生。

五、运动与补盐

无机盐在体内主要充当着电解质的角色，提供膜电位变化所需的离子。汗液中的主要无机盐为 Na^+ 和 Cl^-，长时间运动大量出汗会导致无机盐大量的丢失。

一般来讲，日常膳食足以提供运动所需的无机盐。由于汗液中无机盐的浓度低于体液中的浓度，一般运动中不需补充无机盐。但若进行超长时间或距离的运动，则有必要在运动中适当补充无机盐，因为，单纯摄入水分会稀释体液中的 Na^+，引起低钠血症，即"水中毒"。

第五节　运动对其他机能的影响

一、运动对消化系统的影响

长期进行系统的运动锻炼对消化器官机能有着良好的影响，能使胃肠蠕动能力增强，消化液分泌增多，从而提高消化和吸收的能力。

　　就单次运动而言，因血液的重新分配，运动会使骨骼肌血管扩张、血流量增加，内脏血管收缩、血流量减少，最终导致胃肠道血流量明显减少，消化腺分泌消化液的量减少。此外，运动促使机体产生的运动应激也可致胃肠道机械运动减弱，消化能力受到影响。为了解决运动与消化机能的矛盾，一定要注意运动与进食之间的间隔时间。饱餐后，血液主要流向胃肠道，此时立即运动就会影响消化，甚至可能因食物滞留造成胃膨胀，出现恶心、腹痛等运动性胃肠道综合征。同样，剧烈运动结束后，也应经过适当休息，待胃肠道供血基本恢复后再进餐，以免影响消化吸收。

　　进餐后虽不能做剧烈运动，但进行散步或一些轻缓的活动可以促进消化器官的血液循环，增进消化腺的分泌和消化道机械运动。进行活动时，呼吸会加深，膈肌和腹肌的活动量增加，对消化器官可起到一定的按摩作用，也能提高消化和吸收功能。

二、运动对泌尿系统的影响

　　运动对泌尿系统的影响主要表现在运动对尿液的影响，这些影响可以通过尿量和尿液的成分变化表现出来。

（一）运动后尿量的变化

　　运动后尿量的变化受气候、运动强度、运动持续时间、汗量和饮水等因素的影响。如在夏季进行强度大、运动时间长的运动，或强度不大但运动时间长的运动时，机体会因散热需要大量排汗，尿量会减少。短时间运动后尿量一般没有明显变化。在运动过程中，由于运动会导致血液重新分配，肾脏血流量减少，尿量也会减少。

（二）大强度运动后尿中乳酸含量增加

　　正常人尿中乳酸含量很少，约100mL尿液中为0.05mg。运动后尿乳酸含量增加，尿乳酸增多的程度与无氧糖酵解供能密切相关，随血乳酸的变化而变化。当运动强度增大时，血乳酸含量增高，尿液中的乳酸含量也增高。因此，尿乳酸的含量可以作为反映机体运动强度大小的指标。

（三）运动性蛋白尿

　　安静状态下，人的尿中蛋白质含量极少，每100mL尿液中含蛋白质2mg左右，用一般检查尿蛋白的方法无法测出。而尿液通过常规方法检测出含有蛋白质，则称为蛋白尿。机体在运动后出现的一过性蛋白尿称为运动性蛋白尿。运动性蛋白尿常因人体对运动负荷不适应而出现，在运动后休息一段时间，运动性蛋白尿不经过治疗会自行消失，故认为是生理性的。

　　运动后尿蛋白的出现与运动强度、运动量、身体功能状态及运动项目等相关。尿中所含蛋白质称为尿蛋白，运动性蛋白尿中尿蛋白的含量可用以评定运动强度和运动量的大小、观察机体对运动负荷的适应能力、评价机体身体素质水平等。

（四）运动性血尿

　　尿液在肉眼观察下呈褐色或浓红茶色，或在显微镜下可见到红细胞，称为血尿。在运动后出现一过性的血尿称为运动性血尿。运动性血尿的出现往往是在激烈运动后，机体无其他症状和不适。运动性血尿持续时间一般不超过3天，最长不超过7天。出现血尿后，患者经过休息，或服用一些止血药即可痊愈。跑步、跳跃、球类和拳击运动后血尿发生较多；负荷量、运动强度过大，机体机能下降，外界环境变化太大也容易造成运动性血尿。

三、运动对内分泌的影响

运动对于机体而言是一种非常强烈的刺激，能引起绝大多数激素发生不同程度的变化。这种变化可通过激素的分泌速率和清除速率之间的平衡关系反映出来。

（一）运动对儿茶酚胺的影响

儿茶酚胺是肾上腺素和去甲肾上腺素的统称，由肾上腺髓质分泌。在运动应激下，儿茶酚胺分泌量升高，其升高程度与运动强度呈正相关。长期的系统运动锻炼会使儿茶酚胺的分泌产生适应性，表现为随着机体运动训练水平的提高，在相同运动负荷刺激下，儿茶酚胺分泌量升高的幅度越来越小。这种分泌的适应会使儿茶酚胺分泌的贮备能力增强。运动时儿茶酚胺的分泌对运动能力的提高有很大的促进作用，若在完成同等负荷时儿茶酚胺的分泌量降低，则其分泌量上升的空间更大，最终所能完成的最大负荷量也将随之上升。

（二）运动对 HPA 功能轴的影响

HPA 功能轴的作用是参与应激应答，起主要作用的激素为糖皮质激素（glucocorticoid，GC）和促肾上腺皮质激素（adrenocorticotropic hormone，ACTH）。运动过程中，以上两种激素的分泌量都会大幅度增加，ACTH 的分泌量可超出安静水平的 2～5 倍。GC 的分泌与运动强度呈正相关，小强度运动时 GC 分泌量变化不大，完成力竭运动时 GC 分泌量达到最大。GC 分泌量的升高可以促进肝脏的糖异生活动，促进体内非糖类物质生成葡萄糖，增加机体的产能底物。

（三）运动对抗利尿激素及盐皮质激素的影响

抗利尿激素（antidiuretic hormone，ADH）由神经垂体分泌，盐皮质激素由肾上腺皮质释放。这两种激素均参与体内水盐代谢的调控过程。运动时，人体大量丢失水和电解质，会刺激 ADH、盐皮质激素的分泌，减少泌尿系统对水、盐的排泄，起到保持体内电解质平衡、维持体液容量的作用。

（四）运动对生长素的影响

生长素（growth hormone，GH）由垂体分泌。运动时血液中 GH 浓度升高，其升高幅度也与运动强度呈正相关。此外，运动时 GH 的升高幅度也与运动机能水平有关。在完成相同运动强度时，身体机能较好者血液中的 GH 浓度低于身体机能较差者。在力竭运动后，身体机能较好者 GH 浓度下降速度快于身体机能较差者。

（五）运动对胰岛素及胰高血糖素的影响

胰岛素的分泌会引起细胞消耗的葡萄糖增多，导致血糖水平降低，还可抑制肝脏释放葡萄糖入血。胰高血糖素的作用与胰岛素正好相反，可加速肝脏糖异生过程，促进脂肪组织释放脂肪酸。运动会使胰岛素分泌下降而胰高血糖素分泌增加。

四、运动对免疫系统的影响

总的来讲，长期有规律的体育运动有利于机体的免疫力提高、防止和减少感染的发生。但大强度、大运动量运动后，机体的免疫功能会被抑制、免疫力会下降、易感率增加、患病率增加。因此，运动要讲求适度，切勿刻意追求超限运动。

（一）长期系统的运动有利于提高机体的免疫力

长期进行有规律的体育锻炼能增强机体的抗感染能力，特别是系统地进行有氧运动能明显提高机体免疫力、减少呼吸道感染的发生。有研究显示，在运动过程中保持愉快的情绪可促使大脑 β – 内啡肽的分泌，有利于获得更大的免疫活性，曾强机体抵抗力。

（二）大强度运动对免疫系统的影响

在一次性、大强度，特别是力竭运动后机体免疫功能会明显下降。在运动后的 3 ~ 72 小时血浆中会出现淋巴细胞减少、NK 细胞能力下降的现象，在运动后 1 ~ 4 天机体被感染的概率增大。因此认为，在大强度运动后，机体的免疫功能会产生一个"窗口"，为病毒、细菌、感染提供条件，该现象被称为开窗理论。

事实上，在剧烈力竭性运动后，机体内免疫系统被抑制的同时，体内免疫系统抗感染的能力也会被激活，只不过这种情况是暂时的。随着运动时间的延长，机体的疲劳感和呼吸道的感染率都有可能增加。有学者建议适量补充维生素 B_6、维生素 A、维生素 E、维生素 C、谷氨酰胺、糖类等营养物对较长时间剧烈运动引起的免疫抑制反应有一定的减轻作用。

【复习思考题】

1. 根据运动对骨的影响，阐述骨折之后是否能进行运动。

2. 简述运动对肌肉的影响。

3. 根据运动对循环系统的影响，阐述运动是否能促进冠心病康复。

4. 如何在运动过程中合理的呼吸。

5. 结合本章知识，总结一下科学运动的要点和注意事项。

NOTE

第三章　人体测量与评价

　　对身体进行测量和评价是运动医学的重要组成部分，通过对身体进行一系列的医学检查可以了解身体的发育程度、健康状况及机能水平等基本情况，还可指导锻炼、进行运动医务监督，以及制定运动处方和评价运动效果等。

　　人体测量与评价的项目很多，应根据被测试对象及测试目的进行选择。具体内容包括询问既往伤病史、运动史、临床健康检查、姿势检查及人体测量等。有的除一般检查外，还需专门的检查。对体育运动参加者和运动员进行检查时，应侧重心肺机能检查，必要时可行电生理及生化方面的检查。

第一节　健康检查

一、询问一般项目

　　一般项目包括伤病史和生活史。良好的、全面的一般项目的询问是医学评定的基础。

　　1. 既往史　询问既往是否常患病及曾患过哪些严重疾患。着重询问哪些内脏器官机能和影响运动能力的伤病，例如心脏病、高血压病、结核病、哮喘、肝炎、肾炎、癫痫、关节炎、疝及肢体和关节因伤致残或畸形等；了解发生伤病的原因、时间、治疗过程、痊愈程度、目前情况及对生活、工作和运动的影响等，以及有无脑震荡史、昏厥史，是否有疾病或外伤后遗症；既往是否有心电图检查异常，心脏是否有杂音，是否做过手术。若既往有运动引起晕厥史，则必须注意排除肥厚性心肌病、冠状动脉发育异常和严重心律失常等心脏疾患。

　　2. 家族史　要询问直系亲属中有无 50 岁以前发生心肌梗死者，以排除家族性心脏危险因素，剧烈运动可增加其风险。

　　3. 生活史　主要询问其工作、劳动条件、生活习惯、营养条件，有无饮酒、吸烟及偏食习惯。

　　4. 过敏史　由于运动员在足球场、田径场、射击场等地方可能会遇蜂蜇或接触各种花草，故应询问其对某些药物、食物、花草等有无过敏反应，以避免发生运动性哮喘等不良后果。

　　5. 月经、生育史　对于女性，应该询问月经史，包括月经初潮的年龄、月经周期和经期天数、经血量的多少和颜色、经期症状，以及对运动能力的影响，是否曾于月经期参加训练和比赛。对已婚者要询问妊娠和生育史、是否服用避孕药物等。

二、询问运动史

　　对非运动员要记录爱好的项目、锻炼的频率、每次锻炼的持续时间；对运动员要询问系训练的项目、年限、运动等级和成绩，详细记录运动性伤病，如过度训练、髌骨劳损等发生情况，并记录发生运动性伤病的原因、部位、是否痊愈等。询问中还要关注训练有无间断及间断的原因，运动时身体的反应。

三、临床健康检查

临床健康检查是采用视、触、叩、听等手段来诊断身体有无疾病的方法，在特殊情况下，需要借助医疗辅助器械来进行，如 X 线、CT、MRI、超声、心电图、血液生化检验等。

第二节　人体姿势检查

身体姿势是指人的头、颈、躯干、四肢在空间的相对位置，以及彼此之间的关系。它反映各种组织结构间的力学关系。所以人体姿势是评价生长发育的一项重要内容。正确的姿势不仅可以表现健康的精神面貌给人以美感，最主要是它使身体各部分的空间位置处于最佳的省力状态，从而减轻肌肉韧带的紧张，缓解疲劳，并有利于运动能力的发挥。不正确的姿势不仅会额外增加肌肉韧带的负担，还会影响骨骼发育，影响人体循环、呼吸、消化系统的正常功能。对于身体发育有缺陷或姿势不良的学生，测量结果将有助于制定具有矫正功能的锻炼方案。例如，可以通过加强某些肌肉群的力量或发展某些关节、韧带和肌肉群的柔韧性来改善身体姿势。

人体姿势有静态姿势和动态姿势两种。静态姿势是指坐、立、卧等相对静止的姿态，测量方法有观察分析法、图谱对照法、照片分析法等；动态姿势是指人体活动时所持的姿态或运动的样式，测量方法一般采用影像分析法。静态姿势检查，着重检查直立姿势，包括脊柱、胸廓形状及腿和足的形状检查。

一、直立姿势检查

标准直立姿势是人体测量的基本姿势。

检查时要求被检查者只穿短裤、背心，立正站好，检查其头位是否正直，左右肢体的长短、粗细、形状是否对称。

标准直立姿势：从背面观，头颈、脊柱和两足跟应在一条垂直线上，两肩缝的高度、两髂嵴的高度一致；从侧面观，头顶、耳屏前、肩峰、股骨大转子、腓骨小头和外踝尖各点在同一垂直线上；脊柱呈正常生理弯曲。若不符合上述标准则说明姿势有缺陷。通过身体局部形态检查可发现导致姿势缺陷的原因。严重的姿势缺陷则属于畸形。

二、脊柱形态检查

脊柱是支撑体重、保持正常立位及坐位姿势的重要支柱。正常人体直立时，从背面观，脊柱应该是垂直的，从侧面观，脊柱有四个前后方向的弯曲，即颈椎段稍向前凸，胸椎段稍向后凸，腰椎段明显向前凸，骶尾椎段明显向后凸，类似"S"型，成为脊柱的生理弯曲。

脊椎形态异常包括侧弯和病理弯曲，引起脊柱弯曲异常的原因按性质分为下面两种：

1. 功能性（姿势性）脊柱弯曲异常   常发生在学龄期儿童，由于长期不正确的坐、站、走、劳动、运动的影响，导致脊柱周围的肌肉用力不均衡，如长期伏案作业、单肩背书包、挑水、射击训练易引起脊柱侧弯，经常弯腰工作者，乒乓球、自行车运动员易发生胸段过度后弯，导致驼背。这类脊柱弯曲畸形不严重，具有良好的可矫正性。

2. 病理性脊柱弯曲异常   病理性脊柱弯曲异常是指由于各种疾病引起的脊柱骨骼变形，如椎间盘突出症、腰部损伤等导致的脊柱弯曲改变或者肌肉张力不平衡。

严重的脊柱弯曲会引起身体各系统功能受到不同程度的影响，出现驼背、骨盆倾斜、肩不等高等，会影响机体功能。

脊柱形态检查包括脊柱侧弯检查和脊柱生理弯曲检查。

（一）脊柱侧弯检查

1. 定义   脊柱侧弯是指脊柱各棘突连线偏离人体中轴线超过1cm。

2. 检查方法

（1）观察法   令受试者身着短裤，取标准直立姿势站立。测试者位于其正后方，观察受试者两肩是否等高，两肩胛下角是否在同一水平面，与脊柱间距是否相等；脊柱各棘突连线是否在同一直线并垂直于地面，根据以上判断脊柱有无侧弯。

（2）重锤法

1）测量仪器   重锤线、测量尺。

2）测量方法   令受试者自然站立，足跟靠拢，测量者立于其后用一长线下系重锤，线上端按于被测者枕骨粗隆中心点，线的下段自然下坠，让此线正好对准臀裂，观察各棘突是否偏离垂线，如棘突偏离此线，说明存在侧弯，并可测量侧弯的程度。

偏离距离若小于1.0cm为正常；1.1~2.0cm为轻度侧弯；2.1~5cm为中度侧弯；5.1cm以上为重度侧弯。

（3）挥压法   挥压法是临床上最常用的检查脊柱胸腰段有无侧弯的方法。

检查者用食、中指并拢沿脊椎的棘突尖以适当的压力从上往下划压，划压后皮肤出现红色充血线，以此线来观察脊柱有无侧弯。

判断为脊柱侧弯的受试者，令其活动身体以确定侧弯性质，若在活动时侧弯消失，则判断为习惯性侧弯；若在活动时不消失，则判断为固定性侧弯。记录时，按照侧弯方向、部位、性质进行记录。

3. 脊柱侧弯分类   按照上述各种检查方法的结果，如脊柱单纯向左或向右偏移，称为"C"型弯曲；若脊柱上段向左偏、下段向右偏，或上段向右偏、下段向左偏，称为"S"型弯曲（图3-1）。

（二）脊柱生理弯曲检查

1. 检查方法   被检查者站立位采用观察法从侧面检查脊柱是否有畸形，胸腰段有无明显后凸或前凸。

2. 脊柱生理弯曲类型   背的形状分为四种类型（图3-2）：

（1）正常背   头颈正落于肩上方，脊柱呈正常生理弯曲，胸弯呈均匀弧形。

（2）驼背   头颈落于肩前方，胸段后弯程度加大似驼峰，腰段前凸减小。

（3）平背   胸、腰弯均减小，又称直背。见于脊柱长期负担过重或强直性脊柱炎。

（4）鞍背　胸弯后凸加大，腰弯前凸加大，大于5cm。

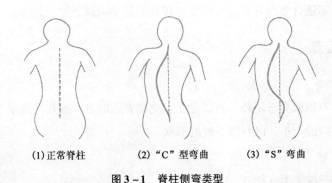

　　（1）正常脊柱　　　（2）"C"型弯曲　　　（3）"S"弯曲

图3-1　脊柱侧弯类型

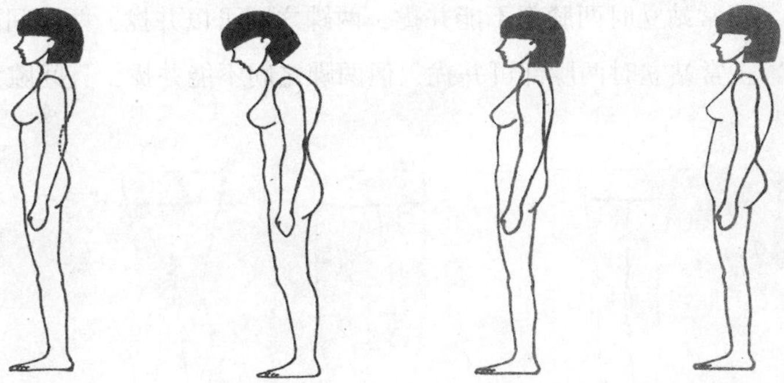

　　（1）正常背　　　（2）驼背　　　（3）平背　　　（4）鞍背

图3-2　背的形状

三、胸廓形态检查

胸廓的形状由其前后径和横径（左右径）的比例决定的。儿童少年时期，两者的绝对值相同。随着年龄的增长，横径逐渐增大。正常成人胸廓前后径与横径的比例为3:4。

（一）测量胸廓的前后径和横径

胸廓的前后径和横径应使用测径规或骨盆测量器进行测量。

1. 前后径　指胸廓前点到胸廓后点间的距离。前点位于左右第4胸肋关节上缘水平和前正中线相交点；后点为前点同一水平的棘突处。

2. 横径　指与前后径同一水平的胸廓两侧最宽处之间的距离。

（二）胸廓的形状

根据胸廓前后径和横径的比例关系，将胸廓的形状分为五种：

1. 正常胸　胸廓前后径与横径的比例为3:4。

2. 扁平胸　胸廓呈扁平状，前后径与横径的比例小于1:2。

3. 桶状胸　胸廓呈圆柱状，前后径与横径的比例约等于1。

4. 鸡胸、漏斗胸　胸廓的前后径略长于左右径，胸骨下端前突，胸廓前侧壁肋骨凹陷称为鸡胸；若胸骨剑突处显著凹陷，形似漏斗，谓之漏斗胸。二者均为佝偻病所致的胸廓改变，多见于儿童。

5. 不对称胸　胸廓两侧不对称，一侧膨隆常见于胸腔积液、气胸、代偿性肺气肿。一侧平坦或下陷常见于肺不张、广泛性胸膜增厚、粘连等。异常的胸廓会对机体呼吸和循环功能产生影响，这一类人不适合参加对心肺机能要求较高的运动项目，如长跑等。

四、腿的形态检查

（一）测量方法

令受试者裸露双腿取立正姿势。测试者立于受试者正前方，观察并测量受试者正常站立时两膝、两踝之间间隙的大小，以判断下肢的形状。

（二）腿的形状

腿的形状分为三种类型（图3-3）：

1. 正常腿　正常站立时两膝部内侧、足跟均可并拢或间歇不超过1.5cm。

2. "O"型腿　正常站立时两膝部不能并拢，两踝之间可以并拢，两膝间隙大于1.5cm。

3. "X"型腿　正常站立时两膝部可并拢，但两踝之间不能并拢，且间隙大于1.5cm。

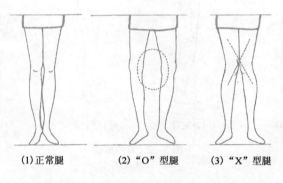

(1)正常腿　　(2)"O"型腿　　(3)"X"型腿

图3-3　腿的形状

五、足的形态检查

足的检查主要为足弓测量，是判断扁平足及其程度的一种检查方法。足弓是指足底部由跗骨形成的拱形结构。足弓的存在保证了足在负重支撑时具有弹性，可缓冲对地面的冲力及减轻行走、跑、跳时对大脑的震荡。扁平足者下肢的支撑能力大大降低，身体和脊柱的姿势也会发生改变。

足弓的大小是由构成足弓的各块骨所在位置决定的，其中，舟骨的位置尤为重要，此外，各关节韧带及足底腱膜的韧度下降，也会影响足弓使足弓下陷，产生扁平足。

（一）测量方法

检查足弓的方法有印迹法、足高测量和X线摄片法，其中摄片法最准确，但费用较高且需专门的技术，所以普查少用。常用的方法是印迹法，测量后再用比例法或画线法判断（图3-4）。

（二）足的形态

弓形足的足印区狭窄处断离不相连；正常足弓 $a:b=2:1$；轻度扁平足 $a:b=1:1$；中度扁平足 $a:b=1:2$；重度扁平足的足印无空白区。

扁平足者，下肢支撑和弹跳能力差，不利于从事跑跳运动。研究发现，运动员中扁平足发生比例较高，一些优秀的田径运动员亦为扁平足，甚至严重扁平。运动员扁平足多发的原因与

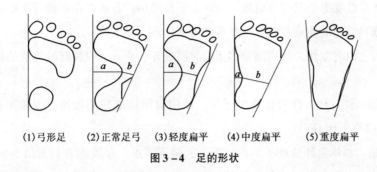

(1)弓形足　　(2)正常足弓　　(3)轻度扁平　　(4)中度扁平　　(5)重度扁平

图3-4　足的形状

其进行过多、过重负荷的练习有关，由于腿部肌肉力量代偿了足弓缺陷，不易看出对运动能力有太大影响，但应引起重视。弓形足在运动员中也占一定比例，弓形足不利于长距离奔跑，这是因为足弓的弹性差，长距离跑易引起跖肌筋膜炎、跟腱炎等损伤。

第三节　人体形态测量

人体形态测量是指对人体外部形态，包括体重、长度、宽度、厚度及围度的各种测量。人体形态测量不仅是反应生长发育状况和体质水平的重要方面，且对运动员选材也有重要意义。

一、人体形态测量的注意事项

1. 人体形态测量首先要符合科学性的原则，严格遵循测量学的三属性，即可靠性、有效性和客观性。测量者必须具有严肃的科学态度、严密的设计，特别是在大群体进行测量时，需要随时抽样验证测量的准确性。

2. 测量仪器的型号规格、测量方法等应当统一化和标准化。力求减少因测量条件不同而造成的误差。

3. 测量前应仔细校正仪器，每测100人次左右重新校正一次。

4. 测量之前要求向被测者说明测量的内容和意义，要求被测者男生只着短裤，女生可穿背心和短裤。

人体形态测量的指标很多，应根据需要进行选择。对青少年儿童进行人体形态测量时，必须包括身高、体重、胸围这三项反映身体发育的基本指标，以及坐高、肩宽和骨盆宽。有学者认为，应根据每一运动项目的特点进行体格检查，各项目运动员均有其侧重点。如：篮球运动员应重点检查膝关节、足部和踝关节；棒球运动员应重点检查肩关节和肘关节；摔跤运动员应重点检查肩关节、皮肤和体脂百分比；体操运动员应重点检查肩关节、肘关节、腕关节、脊柱、踝关节和足。

二、体重

体重是身体的净重，儿童少年时期体重随年龄而增加，相同年龄男性的体重高于女性，体重可反映身体的营养状况；结合皮褶厚度分析，还可反映肌肉的发育程度。

饮食的摄入量大大超过消耗量，或摄取外源性激素，如采用合成类固醇、雄激素等作为生力措施，以及体质改变等情况可导致运动员体重明显增加；若体内存在消耗性疾病、训练量过大、饮食紊乱或过分控制体重及营养不良等均可使体重明显下降。

体重在一天之内有变化，所以测量体重的时间最好一致。一般晨起时体重最轻；晚饭后体重最重。

1. 测量仪器　杠杆秤、弹簧秤或电子秤。使用前用标准砝码校准，误差不得超过0.1%（即100kg误差应小于0.1kg）。

2. 测量方法　将体重计放在平坦的地面上，调正零点，令被测者只着贴身短裤（女生可加胸罩）轻轻站立于秤台中央。测量者读数并记录，测量误差不得超过0.1kg。

3. 注意事项　被测者上下秤台时的动作要轻，称重时应站在秤台中央。

三、身高

身高是指站立时头顶至地面的垂直距离，是反映骨骼生长发育情况的重要指标。身高受年龄、性别、种族、地区和体育锻炼等因素的影响。儿童少年时期，身高随着年龄的增长而增长，青春期身高增长最快，以后逐渐减慢，成年后不再增长。身高在一天中有1~3cm的变化，晨起时身高最高，傍晚时最低。

1. 测量仪器　身高的测量仪器主要为身高计。使用前应用钢尺校正测量刻度，误差不得超过0.2%，并检查身高计的立柱是否垂直，有无晃动，水平压板是否水平等。

2. 测量方法　被测者赤足，足跟并拢，足尖分开60°，以立正姿势背靠立柱站立在身高计的底板上，上肢自然下垂，躯干自然挺直，足跟、骶骨部及两肩胛间与立柱保持接触。头部摆正，不必紧靠立柱，两眼平视前方，保持耳屏上缘与眼眶下缘处于同一水平线。

测量者站在被测者侧方，双手将水平压板轻轻拉下，直至接触被测者头顶为止。测量者平视水平压板读数，测试误差不得超过0.5cm。

3. 注意事项

（1）读数时，两眼视线要与被测者的身高保持同一水平线，否则读数不准。

（2）水平压板与头顶接触的松紧应当适当，头发蓬松者应压实。

四、坐高

坐高是指人在坐位时，头顶至坐凳面之间的垂直距离。坐高反映躯干长短。坐高和身高的比例可用来评价体型。

1. 测量仪器　坐高的测量仪器主要为身高坐高计。使用前应校正测量刻度，误差不得超过0.2%，并检查坐板是否水平，高度（成人用40cm、儿童用25cm的高度，使大腿呈水平位置）、前后宽度是否合适。

2. 测量方法　被测者端坐在身高坐高计的坐板上，骶部、两肩胛间及头部的位置及姿势要求与测量身高相同。两腿并拢，大腿与地面平行，下肢自然下垂，不得支撑于坐板上，双足平踏于底座。

测量者将水平压板轻轻下压，测量者平视水平压板读数，测量误差不得超过0.5cm。

3. 注意事项　被测者常会因为骶部未靠紧立柱而使测量不准，故应先令被测者弯腰，使骶部紧靠立柱下滑，直至坐下为止。

五、胸围和呼吸差

胸围是指胸廓的围度，它反映胸廓及胸背部肌肉的发育状况，还间接反映肺容量。

最大吸气和最大呼气时的胸围之差称为呼吸差，它在一定程度上反映呼吸器官的发育情况、呼吸肌肌力、胸廓活动范围及肺组织的弹性。

平静时的胸围在平静呼吸的呼气末测量；深呼气末和深吸气末各测一次胸围计算呼吸差，测试误差一般不超过 1cm。

胸围受后天因素影响明显。经常从事体育锻炼的人，胸围比一般人大 5% 以上。常人的呼吸差为 6~8cm；常锻炼者可达 8~10cm，甚至达到 12cm。

1. 测量仪器　胸围的测量主要应用带尺，使用前应以标准钢尺校正，每米误差不超过 0.2cm。

2. 测量方法　被测者裸露上身，自然站立，双肩放松，两臂自然下垂，平静呼吸。测量者为两人，一人手持带尺面对被测者，并将带尺环绕胸部一周，背部带尺的上缘放置在肩胛骨下角下缘，胸前带尺的下缘放置在乳头上缘；另一人站立在被测者的后方，协助将带尺扶正，防止带尺滑脱，并及时提醒被测者耸肩、低头、挺胸、抬臂，纠正驼背等不正确姿势。

3. 注意事项

（1）当深吸气和深呼气测量时，需注意防止带尺移动或滑落。

（2）带尺松紧要适宜，轻贴于皮肤。

（3）若肩胛下角不明显者，令其挺胸显露肩胛下角，找到位置后恢复其正确的姿势再进行测量。

六、肩宽和骨盆宽

肩宽指两侧肩峰之间的距离，肩宽反映身体的横向发育情况。肩的宽窄程度对肩带肌肌力有一定程度的生物影响。骨盆宽是两侧髂嵴最宽处之间的距离，反映骨盆的发育情况，骨盆过宽对很多运动项目不利。

肩宽和骨盆宽两者的比例决定了肩窄臀宽或肩宽臀窄体型，是运动员体型选材的重要指标。

1. 测量仪器　肩宽和骨盆宽的测量主要采用测径规，使用前检查零点，误差不超过 0.1cm。

2. 测量方法　被测者双肩放松，自然站立，测量者立于其后进行测量。

（1）测量肩宽　示指沿被测者两侧肩胛冈向外上方触摸，摸清两侧肩峰尖，再进行测量。

（2）测量骨盆宽　示指沿被测者两侧髂嵴触摸至髂嵴最宽处的外缘，再进行测量。测量误差不得超过 0.5cm。

七、四肢长度

四肢长度包括上下肢长度及各肢节长度。四肢长度测定对于运动员选材不可忽略。在一些运动项目中，上肢或下肢较长的运动员更具优势。

1. 测量仪器   四肢长度的测量主要采用带游标的直钢板尺，使用前校正刻度，每米误差不得超过 0.2cm。

2. 测量方法

（1）上肢长   被测者自然站立，右臂伸直下垂，手与前臂成一直线，测量肩峰至中指尖的距离。

（2）下肢长   被测者自然站立，测量髂前上棘至地面的垂直距离或者测量股骨大转子尖端至地面的垂直距离。前者的值比下肢实际长度大，而后者的值较实际小。也可以身高减去坐高来代表下肢的长度。

（3）足长   被测者站立，将一条腿踩在凳面，用直钢板尺测量足跟至最长趾趾端的距离，也可用专门足长足高计测量。

下肢的长度一般小于坐高，坐高与下肢长度之差越小，表明下肢越长。长腿体型的儿童少年身高增长的潜力大，坐高与下肢长度之差可作为运动员的选材指标。

八、跟腱长

跟腱长是指腓肠肌内侧肌腹下缘至跟骨结节的距离。篮球、排球及跳跃项目的运动员除要求身高优势和四肢修长外，还要求具有长而清晰的跟腱。

1. 测量仪器   跟腱长度的测量主要采用小直钢板尺进行。

2. 测量方法   被测者自然站立，然后尽量提踵，腓肠肌肌腹与跟腱的交界清晰可见，用笔在内侧腓肠肌肌腹最下缘做标记再恢复自然站立，测量标记至跟骨结节最凸出点的距离。

九、四肢围度

四肢围度包括上臂围、前臂围、大腿围、小腿围及关节围度等。四肢围度反映四肢肌肉的发育情况，皮下脂肪会影响围度，在测量四肢围度时要注意考虑皮褶厚度。

1. 测量仪器   尼龙带尺，使用前用钢尺校对，每米误差不得超过 0.2cm。

2. 测量方法

（1）上臂紧张围和放松围   被测者自然站立，右臂向前右侧平举，掌心向上握拳，用力屈肘，检查者将带尺放在肱二头肌隆起最高处绕臂一周，测量上臂紧张围，然后带尺位置保持不变令被测者慢慢将前臂伸直，手指放松，测量上臂放松围。

（2）前臂围   被测者自然站立，上肢自然下垂，带尺绕前臂最粗处测量。

（3）大腿围   被测者两腿分开与肩同宽，平均支撑体重，测试者站在受试者的侧面，将带尺环绕大腿根部后面，带尺上缘置于臀纹处（臀与腿之间的凹陷处），前面放在与后同高处，带尺呈水平位读数，单位为"cm"。

（4）小腿围   被测者姿势同上，带尺水平绕小腿最粗处。

3. 注意事项

（1）测量时带尺必须呈水平位，松紧要适度。

（2）测试者体位要符合测试方法的要求。

（3）四肢围度测量误差不得超过 0.5cm。

十、腰围和臀围

（一）腰围

腰围是间接反映人体脂肪状态的简易指标。男性腰围超过 85cm，女性腰围超过 80cm，表明腰围较大。腰围的大小可反映人的体型特点，保持腰围的适当比例关系对人的体质、健康和寿命有重要意义。

1. 测量仪器　腰围的测量主要采用尼龙带尺。

2. 测量方法　被测试者两腿靠近，自然站立，两肩放松。两手交叉抱于胸前，测试者面对被测试者将带尺经脐上 0.5~1cm 处（肥胖者可选在腰部最粗处）水平绕一周，测试其纬度，单位为"cm"。

3. 注意事项　带尺的松紧度应适宜。

（二）臀围

臀围的大小不仅可以反映出人的体型特点，保持臀围和腰围的适当比例对人的体质、健康及寿命有着重要意义。臀围也是一些运动项目运动员选材的重要指标。

腰臀比，即腰围与臀围之比，正常男性应小于 0.95，女性小于 0.85，超过即为向心性肥胖。向心性肥胖的患者因为腹壁脂肪堆积可增高腹压使膈肌上抬，影响呼吸并使心脏处于横位。

1. 测量仪器　臀围的测量主要采用尼龙带尺。

2. 测量方法　被测试者两腿靠近自然站立，两肩放松，两手交叉抱于胸前，测试者面对被测试者沿臀大肌最粗处将带尺水平位经背部绕至前方读数，注意带尺位置，单位为"cm"。

3. 注意事项　①测量时被测试者不能挺腹，应在腹部放松的状态下测试。②尼龙带尺使用前应校对，每米误差不超过 0.2cm。

十一、指距和手足间距

（一）指距

指距是指两臂侧平举的时候左右手指中指指尖的距离，测试者自然站立，两上肢侧平举，掌心向前，五指并拢，用长钢尺测量，测量时钢尺应贴靠在胸前；也可采用双臂张开扶墙（胸部贴墙站立）测量指距。

（二）手足间距

手足间距又称站立摸高，测试者高举右上肢，身体贴墙站立，测量右手中指指尖摸墙的高度。

第四节　人体机能检查

人体机能检查是运动医务监督工作中的重要环节。人体机能检查是客观了解和掌握体育运动参加者身体机能和不同器官系统功能水平的重要手段和方法。人体机能检查的结果可指导运动参加者选择适合自己身体状况和不同器官水平的运动形式、运动强度、运动时间等，还可判

NOTE

断运动对身体的影响效果。

人体机能检查应测定在安静状态、定量负荷状态及最大负荷状态下的机能反应（即三态反应）。机能水平不同的人，在安静状态下反映身体功能状态的指标可无明显差异，但当完成强度较大的负荷后，可能表现明显差异。在机能检查中，需要根据被测试者的年龄、性别、身体健康状况来决定采取何种负荷试验、具体有什么要求，只有这样才能做出合理、科学的评价。

一、循环系统机能检查

循环系统的功能可反映个体的发育水平、体质状况和运动训练水平。循环系统机能试验可在室内或室外完成。

（一）循环系统机能检查中常用的指标

常用的指标有心率、血压、超声心动图（每搏输出量、心搏量、射血分数等）。

1. 心率　测量心率的方法有指触法、心音听诊法、心率遥测法、心电图记录法等。

（1）测量方法　①指触法：用手指触摸身体浅表部位动脉的搏动速率，可间接代表心率，为心率间接测量法；测量部位常为桡动脉，此外也可选择颈动脉、颞动脉和股动脉；测量仪器为秒表。②心音听诊法：用听诊器在胸壁特定部位听诊测量出心率，为心率直测法；测量部位为心尖搏动处。③心率遥测法：测量仪器为心率遥测仪（Polar表）；测量步骤为用胸带将传感器固定在胸前心尖搏动的位置，手腕佩戴能够接收信号的手表，可以实时监测心率并通过相关软件进行心率变异性等指标的分析。④心电图记录法：测量心电图是某一导联 3~5 个 P-P 间期或 P-R 间期，算出平均 P-P 间期或 P-R 间期，代表一个心动周期的时程，用 60 除以此数据为每分钟心跳的次数。

（2）评价标准　成人正常为 60~100 次/分。若心率小于 60 次/分，为窦性心动过缓，常见于经常参加训练、比赛的运动员，是长期系统训练的适应性反应，为身体功能状态良好的表现，优秀运动员的心率一般为 40~50 次/分；若心率大于 100 次/分，则为窦性心动过速，常见于运动后、吸烟、紧张时和饮酒后。

2. 血压

（1）测量方法　测量仪器为水银血压计、听诊器或电子血压计。注意测量前令被测试者安静休息 10~15 分钟；袖带缠绕松紧要合适，血压计的摆放高度要与心脏处于同一水平。

（2）评价标准　成人正常收缩压为 90~140mmHg，舒张压为 60~90mmHg。

3. 超声心动图　超声心动图通过检测心腔内径和心壁厚度的动态变化了解运动员在安静、运动中和运动后恢复期心脏结构和功能的动态变化，对运动员心脏的判断具有重要意义，可评价左心室早期的收缩、舒张功能，具有实时、无创、可重复等优点。

（1）测试仪器　彩色超声心动仪。

（2）测试指标　左室每搏输出量、心输出量、射血分数等。

（二）心血管机能检查的运动方案

1. 联合机能实验　联合机能实验是将两种或两种以上的一次运动负荷试验按照一定的顺序和时间连续进行，根据恢复期的脉搏和血压评价循环系统的试验方法。其负荷强度较大，持续时间较长，适合具有一定训练水平的运动员、健康者。

（1）测试器材 血压计、听诊器、秒表。

（2）测试步骤 ①30秒内20次蹲起：要求深蹲起，足跟不离地。②原地疾跑15秒：要求百米短跑速度。③原地高抬腿3分钟（男）或2分钟（女）：要求上臂自然摆动，速度为180步/分。

（3）测试内容 在上述每种运动负荷后不同恢复时间测定心率和血压，20次蹲起后连测3分钟；15秒疾跑后连测4分钟；原地高抬腿后连测5分钟。在每分钟前10秒测脉搏，后50秒测血压。

（4）终止运动指征 ①出现下列症状和/或体征：乏力和/或呼吸困难、胸痛、头晕眼花、恶心呕吐、逐渐出现的下肢不适感或疼痛、面色苍白、皮肤出冷汗等。②受试者要求停止。

（5）评价 根据每种运动负荷后所测得的脉搏、血压变化情况，可将测试结果分为5种反应类型。①正常反应：负荷后脉搏与收缩压同运动负荷成正比适度平行上升、舒张压不变或有所下降，且在3~5分钟内基本恢复至安静时水平，见于训练水平较高的健康运动员。②紧张性增高反应：负荷后即刻收缩压显著增高，可达180mmHg以上，舒张压可升高10~20mmHg，脉搏也显著增加，恢复时间明显延长，见于运动量过大、比赛过多或过于紧张的运动员，也见于有高血压的运动员。③紧张性不全反应：负荷后即刻收缩压与脉搏均显著升高、舒张压下降。若此现象仅在负荷后1分钟出现，且恢复较快，为正常反应，青少年和训练良好的运动员多见；若此现象持续2分钟以上，收缩压上升不明显，恢复期延长，是心血管调节功能失调的反应，是过度训练的早期征象之一。④梯形反应，负荷后即刻收缩压上升不明显，在第二或第三分钟出现最高值，呈梯形上升，脉搏显著增加，舒张压变化无规律，恢复时间延长，是心血管功能状态不良的征象，见于过度训练或病后未恢复的运动员。⑤无力反应，负荷即刻收缩压上升不明显，一般不超过10~15mmHg，脉搏明显增快，脉压减小，恢复时间延长，常见于运动员过度疲劳或患病时。

（6）注意事项 三种定量负荷应按规定时间紧密衔接，不得延误；被测试者应按标准动作要求认真完成规定运动负荷。

2. PWC$_{170}$试验 PWC$_{170}$（physical work capacity）试验是指被测试者在定量负荷运动中，心率达到170次/分时，机体单位时间内所做的功（kg·m/min），属于次级极限负荷运动试验。根据功率大小来评价心血管功能。PWC$_{170}$值越大心血管机能水平越高。

（1）基本原则

1）运动方式 凡是可以用力或功来进行定量的运动，都可以选用PWC$_{170}$机能测试。

2）运动强度 第一级负荷的运动强度应使稳定心率超过110次/分，第二级负荷的运动强度应使稳定心率接近170次/分，且第二级负荷的强度要大于第一级负荷。

3）运动时间 在每级负荷运动中，持续时间一定要使被测试者的心率达到稳定状态，一般为3~5分钟，两级负荷之间休息3分钟。

（2）测试意义 ①评定机体身体功能状态及训练水平。②作为监督训练的手段。③作为赛前调整及成绩预测的指标。

（3）常用的测试方法 ①功率自行车，根据被测试者性别和运动能力安排测试负荷功率。普通男、女第一次负荷可采用300 kg·m/min和150 kg·m/min，第二次负荷为600 kg·m/min和300kg·m/min；男、女运动员的负荷选择见表3-1。②台阶测定法，若没有功率自行车，可采用台阶试验来测定 PWC_{170}，但其准确性较功率自行车有所下降。台阶的高度、上下台阶的频率，应根据被测试者的身体状况进行选择。

表3-1 功率自行车负荷选择表

被测试者 PWC_{170} 估计值	第一次负荷 功率值	第一次负荷后即刻心率（次/分）				
		80~89	90~99	100~109	110~119	>120
		第二次负荷功率参考值				
<1000	400	1100	1100	900	800	700
1000~1500	500	1300	1200	1100	900	800
>1500	600	1500	1400	1300	1200	1100

（4）评价 通常情况下 PWC_{170} 值越大，表示被测试者身体工作能力包括心脏的做功能力越强，不同项目、不同性别之间 PWC_{170} 值有差异。耐力项目的运动员的 PWC_{170} 值较高；男性 PWC_{170} 值高于女性。

3. 递增运动负荷试验 指在试验过程中，逐渐增加负荷强度，测试某些生理指标，直到被测试者到达能坚持的最大强度，可用于评价运动员的心脏功能，为运动训练方案的制定提供依据。

（1）测试仪器 功率自行车或固定炮台。

（2）测试指标 在每级运动负荷的最后30秒内分别测量心率、血压、心电图、主观感觉疲劳等级、主观和客观表现等，以决定是否终止试验。

运动中的心率可采用遥测心率计测试、手工测试或动态心电图监测系统进行测试；运动中的血压可采用立式血压计或动态血压计进行测试；运动中的心电图出现心律失常和 ST 段压低等异常心电图时，可立刻终止运动负荷试验；在测试中应注意被测试者是否出现头晕、耳鸣、恶心、胸闷、胸痛、极度疲劳等主观感觉；客观表现应注意呼吸、排汗情况、面色、表情等。

二、呼吸系统机能检查

呼吸系统机能测试主要包括通气和换气功能两方面。其目的是测试机体最大摄氧量，以评价机体的运动能力；评价机体的换气功能；测试呼吸肌力。在实际工作中常采用在一定运动负荷的同时进行心肺功能测试的方法。

（一）肺活量

肺活量（vital capacity）是指在不限时间的情况下，一次尽力深吸气后，再尽力呼出的气体总量。

1. 测试的意义 了解人体呼吸系统发育状况、评价体育锻炼的效果等，肺活量的大小主要取决于呼吸肌的力量、肺容量和胸廓的弹性等。

2. 测试方法及评价

（1）安静状态下的肺活量

1）测试仪器 电子肺活量计。

2）测试步骤　被测试者面对仪器站立，手持吹气口嘴；面对肺活量计站立，进行深呼吸动作，深吸一口气向口嘴处慢慢呼出至不能再呼为止。吹气完毕，液晶屏上的最终数字即为肺活量值（mL），连测 3 次，每次间隔 15 秒，取平均值。

3）评价标准　成年男性 3500～4000mL；成年女性 2500～3000mL。

（2）五次肺活量试验　用以测量呼吸肌的耐力。

1）测试仪器　电子肺活量计。

2）测试步骤　被测试者在安静状态下取立位，每 15 秒测量 1 次肺活量，共测 5 次，每次测 15 秒时间，包括吹气和休息时间，即在 75 秒内连续测量 5 次肺活量。

3）评价标准　5 次测量的肺活量值基本接近或逐渐增加，为机能良好；逐渐下降，尤其最后两次显著下降，为机能不良。

（3）定量负荷后五次肺活量试验

1）测试仪器　电子肺活量计。

2）测试步骤　先测量被测试者安静状态下的肺活量，然后做定量负荷运动，运动后恢复期每分钟测试 1 次肺活量，共测 5 次。

3）评价标准　运动后肺活量逐次增加，或保持安静状态下的水平，提示呼吸功能良好；若肺活量逐次下降，经 5 分钟仍不能恢复至安静时的水平，为呼吸功能不良。

（二）最大通气量

最大通气量又称最大自主通气量（简称 MVV），是指单位时间内以最快速度和最大幅度呼吸的气量，是重要的通气功能指标，可在安静时和不同运动负荷后进行。安静时每分钟进出肺部的气体总量为每分通气量，等于呼吸频率乘以潮气量。

测量方式采用连续描记功能的肺活量计和气体代谢测试系统。测定时要求被测试者以最快速度与最大幅度呼吸 15 秒，呼出的总气量乘以 4，即为每分钟最大通气量。我国正常成年男性值为 100L，成年女性为 80L。

（三）运动心肺功能测试仪

运动心肺功能测试仪采用混合气体测试法或每次呼吸测试法，对运动过程中气体代谢指标如耗氧量 V_{O_2}、二氧化碳排出量 V_{CO_2}、呼吸频率、心率、呼吸换气率、通气量及环境温度、气压等参数进行数据的时时采集，通过软件分析人体的最大摄氧量、无氧阈和氧亏氧债等多项指标，是评价机体有氧运动能力、制定科学合理的运动强度和运动处方、指导康复训练和药物疗效分析、营养评估的重要依据。有便携式和专业型运动心肺功能测试仪两大类。

1. 测试方法　佩戴面罩，并连接流量传感器进行测试。

2. 测试指标

（1）静态肺功能　包括用力肺活量（FVC）、第一秒用力呼气容积（FEV1）、第一秒用力呼气容积占用力肺活量比值（FEV1/FVC）、75% 肺活量时的最大呼气流速（MEF 75%）、最大通气量（MVV）、最大肺活量（VC_{max}）、每分钟静息通气量（MV）等。

（2）运动肺功能　包括最大摄氧量（V_{O_2max}）、最大运动通气量（VE_{max}）、无氧阈（AT）、代谢当量（MET）、呼吸交换率（RER）、呼吸商（RQ）、呼吸储备（BR）、呼吸频率（RR）、每分通气量（VE）、二氧化碳呼出量（V_{CO_2}）。

3. 注意事项

（1）测试前禁止吸烟至少 24 小时。

（2）运动前 12 小时不进行大强度的体力活动。

（3）2 小时内不能饮酒和含酒精的饮料。

（4）测试应在餐后 1.5 小时进行。

（四）呼吸肌功能测试

呼吸肌功能测试主要用于评价呼吸肌疲劳或呼吸衰竭，是协助诊断及指导治疗的一种肺功能检查项目，也是评价呼吸肌锻炼及药物治疗对呼吸肌功能影响的客观指标。

1. 测试仪器　呼吸肌力测试仪。

2. 测试指标

（1）呼吸肌力量（RMS）　指呼吸肌最大收缩能力。测试指标有最大吸气压（MIP）、最大呼气压（MEP）和用力鼻吸气压。

（2）呼吸肌耐力（RME）　指呼吸肌维持一定水平的通气能力。测试指标有最大自主通气（MVV）和最大维持通气量（MSVC）。

三、骨骼肌肉系统机能测试

骨骼肌肉系统机能检查主要包括肌肉力量、肌肉耐力和关节活动范围三方面。

（一）关节活动范围测量

关节活动范围（range of motion，ROM）是指关节运动时所通过的运动弧，通常用一个读数来表示，又称关节活动度。测量关节活动度是肢体运动功能检查最基本内容之一。根据关节运动的动力来源又分为主动关节活动度和被动关节活动度。

主动关节活动度是人体自身主动随意运动而产生的运动弧。测量某一关节的主动活动度可评定被测试者肌肉收缩力量对关节活动度的影响；被动关节活动度是通过外力的帮助而产生的运动弧，正常情况下，被动活动至终末时会产生一种关节囊内的、不受随意运动控制的运动，被动关节活动度略大于主动关节活动度。

关节活动受限的常见原因包括人体的老化导致骨骼、关节的结构发生退行性变化，如退行性骨关节炎，退行性脊柱炎，骨质疏松，关节、软组织、骨骼病损所致的疼痛与肌肉痉挛，制动、长期保护性痉挛，肌力不平衡及长期姿势不良等所致的软组织缩短与挛缩，关节周围软组织的瘢痕与粘连，关节内损伤与积液，关节周围水肿，关节内游离体，关节结构异常，各种原因所致的肌肉瘫痪或无力，运动控制障碍等。

1. 测量仪器　测量的工具很多，有量角器、电子角度计、直尺、皮尺等，必要时可通过 X 线或摄像机拍摄进行测量分析。皮尺一般用于特殊部位的检查，如脊柱活动度等。

2. 测量方法　采用通用量角器对四肢关节进行关节活动度的测量。被测试者取中立解剖位，选择一个轴心、一条固定臂、一条移动臂。在测量中，为了防止代偿动作的发生，应在构成关节的远端骨运动时充分固定近端骨，固定可以借助体重、体位及测试者所施加的外力。

（1）脊柱关节活动度测量方法（表3-2）

表3-2　脊柱关节活动度测量方法

部位	运动	测量体位	测角计放置方法			正常活动范围
			轴心	固定臂	移动臂	
颈椎	前屈	坐位或立位，在侧面测量	肩峰	在矢状面上与肩峰的垂直线一致	与头顶和耳孔连线一致	0~60°
	后伸	同上	同上	同上	同上	0~50°
	左旋、右旋	坐位或仰卧位，在头顶测量	头顶	与通过头顶的矢状轴一致	与鼻梁和枕骨粗隆的连线一致	0~70°
	左侧屈、右侧屈	坐位或立位，防止胸腰椎侧屈	第7颈椎棘突	与第5颈椎到第7颈椎棘突连线一致	与枕骨粗隆到第7颈椎棘突连线一致	0~50°
胸椎、腰椎	前屈	立位	第5腰椎棘突体侧投影	与通过第5腰椎棘突的垂线一致	与第7颈椎到第5腰椎棘突的连线一致	0~80°
	后伸	同上	同上	同上	同上	0~30°
	左旋、右旋	坐位，胸、腰椎无侧屈和后伸	头部上面中点	与椅背的平行线一致	与两侧肩峰连线一致	0~45°
	左侧屈、右侧屈	坐位或立位	第5腰椎棘突	与通过第5腰椎棘突的垂直线一致	与第7颈椎到第5腰椎棘突的连线一致	0~35°

（2）上肢关节活动度测量方法（表3-3）

表3-3　上肢关节活动度测量方法

部位	运动	测量体位	测角计放置方法			正常活动范围
			轴心	固定臂	移动臂	
肩	屈、伸	坐位或立位，臂置于体侧，肘伸直	肩峰	与腋中线平行	与肱骨纵轴平行	屈：0~180°；伸：0~50°
	外展	坐位，臂置于体侧，肘伸直	肩峰	与身体正中线平行	与肱骨纵轴平行	0~180°
	内旋、外旋	仰卧位，肩外展90°，肘屈90°	尺骨鹰嘴	与地面垂直	与尺骨平行	0~35°
肘	屈、伸	仰卧位或坐位或立位，臂取解剖位	肱骨外上髁或中指尖	与肱骨纵轴平行或与地面垂直	与桡骨平行	0~150°
	旋前、旋后	坐位，上臂置于体侧，屈肘90°	尺骨茎突	与前臂纵轴平行	与伸展拇指的手掌面平行	0~90°

NOTE

续表

部位	运动	测量体位	测角计放置方法			正常活动范围
			轴心	固定臂	移动臂	
腕	屈、伸	坐位或立位，前臂完全旋前	腕背侧中点	前臂背侧中线	与第2掌骨纵轴平行	屈：0~90°；伸：0~70°
	尺偏、桡偏（尺、桡侧外展）	坐位，屈肘，前臂旋前，腕中立位			第3掌骨纵轴	桡偏：0~25°；尺偏：0~55°

（3）下肢关节活动度测量方法（表3-4）

表3-4　下肢关节活动度测量方法

部位	运动	测量体位	测角计放置方法			正常活动范围
			轴心	固定臂	移动臂	
髋	屈	仰卧位或侧卧位，被测下肢屈膝，对侧下肢伸直	股骨大转子	与身体纵轴平行	与股骨纵轴平行	0~125°
	伸	侧卧位，被测下肢在上	股骨大转子	与身体纵轴平行	与股骨纵轴平行	0~15°
	内收、外展	仰卧位	髂前上棘	左右髂前上棘连线的垂直线	髂前上棘至髌骨中心的连线	0~45°
膝	内旋、外旋	仰卧位，两小腿悬于床缘外	髌骨下端	与地面垂直	与胫骨纵轴平行	0~45°
	屈、伸	俯卧位或仰卧位或坐在椅子边缘	膝关节或腓骨小头	与股骨纵轴平行	与胫骨纵轴平行	屈：0~150°；伸：0
踝	背屈、跖屈	仰卧位，膝关节屈曲，踝处中间位；或俯卧位，足置于床缘外	腓骨纵轴线与足外缘交叉处	与腓骨纵轴平行	与第5跖骨纵轴平行	背屈：0~20°；跖屈：0~45°
	内翻、外翻	同上	踝后方，内外踝中点	小腿后纵轴	轴心与足跟中点的连线	内翻：0~35°；外翻：0~25°

3. 注意事项

（1）测量前应和被测试者详细说明，取得配合，避免出现错误姿势和代偿运动。

（2）采用测量的标准体位；最好由专人测试；双侧对比。

（3）通常先测关节主动活动范围，后测关节被动活动范围。

（4）测量允许产生2°~3°误差。

（二）肌力测定

肌力是肌肉收缩时产生的最大力量。肌力测定是运动员体格检查的重点。它提供的资料对运动员的身体发育和训练水平等有重要的评价意义。

常用的肌力测定方法有徒手肌力测试、等长肌力测试、等张肌力测试和等速肌力测试。

1. 徒手肌力测试　徒手肌力测试时可根据受检肌肉肌群的功能，选择不同的受检体位，在减重、抗重力和抗阻力的条件下完成一定动作，按动作的活动范围和抗重力或抗阻力的情况进行分级。

肌力分级标准，通常采用6级分级法，各级肌力具体标准见表3-5。

表3-5　徒手肌力测试分级标准

级别	评价	标准	相当于正常肌力的百分比
0	零	无可测知的肌肉收缩	0
1	微缩	有微弱的肌肉收缩	10%
2	差	在去重力的条件下，能完成全关节活动范围	25%
3	尚可	能抗重力完成关节全活动范围，不能抗阻力	50%
4	良好	能抗重力及轻度阻力完成全关节活动范围	75%
5	正常	能抗重力及最大阻力完成全关节活动范围	100%

2. 等长肌力测试　等长肌力测试是测定肌肉等长收缩的能力，适用于3级以上肌力，采用专门的器械进行测试，有握力测试、捏力测试、背肌力测试和四肢肌群肌力测试等。

（1）握力测试　用握力计测试手握力大小，反映屈指肌肌力。握力大小以握力指数评定，握力指数＝手握力（kg）/体重（kg）×100%，握力指数正常值为大于50%。

（2）捏力测试　用捏力计测试拇指与其他手指间的捏力大小，反映拇指对掌肌及四指屈肌的肌力，正常值约为握力的30%。

（3）背肌力测试　用拉力计测定背肌肌力大小，拉力指数评定。拉力指数＝拉力（kg）/体重（kg）×100%，一般男性的正常拉力指数为体重的1.5~2倍（150%~200%），女性为体重的1~1.5倍（100%~150%）。背肌力测试腰椎应力大幅度增加，易引发腰痛，不适用于腰痛患者和老年人。

（4）四肢肌群肌力测试　在标准姿势下通过测力计，可测试四肢各组肌群的肌力。可测得的肌力范围自极微弱到数百牛顿不等。

3. 等张肌力测试　等张肌力测试是测定肌肉克服阻力收缩做功的能力。测试时，被测肌肉收缩完成全关节活动范围的运动所克服的阻力值不变。测出1次全关节活动范围运动中所抵抗的最大阻力值称为被测关节运动的最大负荷量（1 repeatic maximum，1RM）；完成10次规范全关节活动范围运动所能抵抗的最大阻力值为10RM。

4. 等速肌力测试　等速运动是在整个运动过程中运动速度（角速度）保持不变的一种肌肉收缩方式。等速肌力测试需借助特定的等速测试仪来完成，有Cybex、Biodex、Kin - Com、Lido、Ariel等多种型号可供选择。等速肌力测试的优点是能提供肌力、肌肉做功量和功率输出、肌肉爆发力和耐力等多种数据；既同时完成一组拮抗肌的测试，也可分别测定向心收缩、离心收缩及等长收缩等数据；测试参数全面、精确、客观。等速肌力测试是公认的肌肉功能评价及肌肉力学特性研究的最佳方法。等速肌力测试的缺点是测试仪器价格昂贵，操作较复杂，不同型号的仪器测试出的结果无可比性。

（三）肌肉耐力

肌肉耐力是指肌肉在对抗一定负荷时能持续完成动作的能力，或抗疲劳的能力。

NOTE

根据测试肌肉的不同分为上肢、躯干和下肢的肌肉耐力测试。如引体向上、屈臂悬垂主要测试上肢肌肉耐力，仰卧起坐测量腹肌肌肉耐力，俯卧撑测量的是肩部、臂部和胸部肌肉耐力，蹲起主要测试下肢肌肉耐力等。

在评价肌肉耐力测试的结果中，通常以有效完成练习的数量或机体维持某一身体姿势的时间长短来评价肌肉耐力，也可通过计算肌肉耐力指数不同部位的肌肉耐力进行评价。

肌肉耐力指数 = 负荷强度 × 练习重复指数/体重。

第五节　身体成分测量与评价

一、身体成分概述

（一）身体成分

身体成分是指人体的组成成分。身体成分测试和评价是从组织、器官和整体水平来进行的。

机体包括循环、呼吸、神经、皮肤、肌肉、内分泌、免疫、消化、骨骼和生殖系统，从组织和器官水平测量身体成分由四种组织构成，即脂肪组织、骨骼肌、骨骼和内脏。骨骼肌、骨骼和内脏统称为瘦体重。生物电阻抗、CT、MRI、超声波可以评价皮下脂肪、内脏脂肪和各部位肌肉重量。

身体成分测量包括皮褶厚度、围度、骨骼测量、体重、BMI、体表面积、身高、局部长度和全身体积及身体密度（水下称重及空气称重）等在内的普通测量学，可整体评价身体成分。

准确评价身体成分是运动员营养策略和健身运动的重要组成部分。过多的身体脂肪影响体育比赛成绩和健身效果，尤其影响要求高水平生理功能的运动项目。

（二）身体脂肪

身体参考标准分为瘦体重和身体脂肪，而身体脂肪分为基本脂肪和储存脂肪。

1. 基本脂肪　基本脂肪是指维持人体正常生理功能需要的脂肪，包括心脏、肺脏、肝脏、脾脏、小肠、骨骼肌中的脂肪，以及中枢神经系统和骨髓中的脂肪。

女性基本脂肪还包括性别－特殊基本脂肪，特殊基本脂肪又称隐藏脂肪，包括乳腺和生殖器官的脂肪，身体下部的皮下脂肪及肌肉之间等部位的脂肪，占总体重的 5% ~ 9%。基本脂肪是人体生命代谢所必需的，基本脂肪低于正常范围会影响人体的健康。目前认为，女性的基本脂肪占体重的12%，男性的基本脂肪占体重的3%。

2. 储存脂肪　储存脂肪是指胸壁、腹腔内保护内脏器官免受创伤的脂肪组织和储存在皮下的大量脂肪组织。目前认为，男性的储存脂肪占体重的 12%，女性的储存脂肪占体重的15%。

（三）去脂体重与瘦体重

去脂体重（fat free mass，FFM）是指体内无脂肪的化学成分和组织，包括水、肌肉、骨骼、连接组织及内脏器官。瘦体重（lean body mass，LBM）是指去脂体重加上身体基本脂肪。

（四）最低正常体重

最低正常体重是维持人体健康水平和正常生理功能的最小体重。

1. 男性最低正常体重标准 最低正常体重标准相当于瘦体重。即从体重中减去储存脂肪，或者去脂体重加上基本脂肪。对于耐力运动员，低体脂百分比具有重要意义。

2. 女性最低正常体重标准 女性的最低体重标准中含12%的基本脂肪，一般瘦型女性的体脂百分比不应低于12%。体脂百分比低于17%是判断低体重的标准之一，成年年轻女性的典型体脂百分比为25%～27%。

（五）身体成分与健康的关系

体脂过多积累会造成肥胖，储存脂肪堆积的部位会影响人体患病的危险程度，总脂肪量相同的肥胖者，若脂肪堆积在腰腹部其患心血管疾病、血脂异常、高血压、糖尿病及中风的危险性高于脂肪堆积在大腿和臀部的肥胖者。

体脂过少也会危害人类健康。如长期节食、营养不良等造成体脂过少时，人体会出现代谢紊乱、身体功能失调，严重者可致死亡。

二、身体成分测量与评价

（一）常用评价指标

1. 理想体重 人体的理想体重是由身高（cm）与体重构成，指标计算公式如下：

$$理想体重（kg）= 身高（cm）- 105$$

$$正常体重 = 理想体重 \pm 10\% 理想体重$$

体重若超出理想体重的10%～20%为超重；超出理想体重的21%～30%为轻度肥胖；超出31%～40%为中度肥胖；超出40%以上为重度肥胖。低于正常体重为低体重。

利用身高和体重对身体进行评价简便易行，但不能评价体型，不能反映肥胖相关疾病的发病率和身体成分的组成，有着明显的局限性。

2. 体重指数 临床上和研究中常使用体重指数（body mass index，BMI）来评价人的体重是否正常，体重指数与身体脂肪和某些疾病有着较高的相关性。体重指数的计算公式为：

$$BMI = 体重（kg）\div 身高（m^2）$$

BMI的重要性在于它与所有原因引起的死亡之间呈现的曲线关系。研究表明，随着BMI曲线上升，心血管并发症（包括高血压病、中风）、某些癌症、糖尿病、胆石症、骨关节炎和肾脏疾病的危险性也随之增加（表3–6）。《中国成人超重和肥胖症预防与控制指南》中提出了中国成人超重和肥胖的体重指数和腰围界限参考值。

表3–6 中国成人体重指数及腰围与相关疾病的风险关系

分类	体重指数（kg/m²）	与相关疾病的风险关系		
		腰围（男）< 85 腰围（女）< 80	腰围（男）85～95 腰围（女）80～90	腰围（男）≥95 腰围（女）≥90
体重过低	<18.5	…	…	…
体重正常	18.5～23.9	…	增加	高
超重	24.0～27.9	增加	高	极高
轻度肥胖	28～34.9	高	极高	极高

NOTE

分类	体重指数（kg/m²）	与相关疾病的风险关系		
		腰围（男）< 85 腰围（女）< 80	腰围（男）85～95 腰围（女）80～90	腰围（男）≥95 腰围（女）≥90
中度肥胖	35～39.9	极高	极高	极高
重度肥胖	≥40	极高	极高	极危

注：（1）相关疾病是指高血压病、糖尿病、血脂异常和危险因素聚集。

（2）体重过低可能预示有其他健康问题。

BMI 的局限性在于不能评价身体成分及与肥胖类型有关的身体脂肪分布。

（二）身体成分测量

1. 皮褶厚度测量　皮褶厚度测量是指皮下脂肪的厚度检测。

（1）测量仪器　使用特制的皮褶卡钳测量皮褶厚度，测量前需校正卡钳。

（2）测量方法　被测试者只穿背心、短裤，自然站立，测量者右手持卡钳，左手捏起测量部位的皮褶，用卡钳卡主，钳头应与左手手指相距1cm，读数后松开左手手指。

（3）测量部位　一般测量右侧，常测的皮褶部位有上臂部、肩胛下部、胸部、腹部、髂部、大腿部和小腿部等。

皮褶测量的基本原理是皮下脂肪与身体脂肪总量成正比，全身均匀性肥胖者皮下脂肪的厚度与肥胖程度相关，测量皮下脂肪的厚度在一定程度上反映身体脂肪的总含量。

2. 生物电阻抗　人体的导电性反映着身体的水含量，水含量与人体瘦体重密切相关。人体导电性阻抗的大小可以反映身体中的脂肪及瘦体重含量。测量前不宜剧烈运动、不能大量饮水、需安静及排空大小便，测量时电极置于肢体远端。

生物电阻抗测试仪适用于各类人群，但易受电极形状、月经周期、皮肤温度、测量前的体位及口服避孕药和运动脱水等影响。目前有站立式、手捏式和手脚并用式测试仪。

3. 空气置换法　人体进入测试舱（BOB POD）内几秒钟，利用电子感受器压力，测出人体排出的空气量以计算人体体积，结合精确测量的体重（精确度0.01kg）即可计算身体密度，根据密度估算体脂百分比和FFM。

4. 双能量X线分析法　双能量X线分析（dual energy X-ray absorptiometry，DEXA）是一种无创、准确、重复性好的低辐射测试新方法，初始用于人体骨矿含量的测量，现用于测试全身的FFM和LBM。原理是应用两种透过机体的不同能量光子，根据不同密度阻止光子能量的程度来计算体脂量、脂肪分布和骨密度。

5. 水下称重法　水下称重法为经典的身体成分估算方法。人体浸于水中，其浮力等于身体排开的重量。通过人体在水中和陆地上的体重变化来计算人体体积和身体密度（BD值），从而推算出体脂百分比、FFM和LBM。

（1）检测仪器　包括体重秤、80cm×80cm×180cm 的水箱及相配备的盘秤、肺活量计、电热水器、温度计、皮尺等。

（2）检测方法

1）残气量的估测　一般采用两种方法：①常数法：即将男子的残气量定为1300mL，女子残气量定为1000mL。②肺活量法：设定男子的残气量相当于肺活量的24%，女子的残气量相当于肺活量的28%，要求准确测出肺活量。

2）身体密度测量　测量陆地体重和水中体重，依公式计算 BD 值。注意：不同温度时水的密度不同。

$$BD\ 值 = \frac{陆地体重（kg）}{\dfrac{陆地体重（kg）－水中体重（kg）}{水的密度（kg/mL）}－残气量（mL）}$$

3）体脂百分比的相关计算　可采用 Siri 公式和 Brozek 公式计算体脂百分比的相关计算。体脂重（kg）＝体重（kg）×体脂百分比，瘦体重（kg）＝体重（kg）－体脂重（kg）。

（三）体脂百分比及身体成分等级

1. 体脂百分比　体脂百分比是指人体身体脂肪重量占总体重的百分比。体脂越高，体脂百分比越高，肥胖者体脂百分比可达40%以上。

2. 身体成分等级　LBM 和体脂的变化有年龄、性别、身体、种族和遗传等方面的差异。青春期开始常伴有 LBM 的急剧增加，男孩的 LBM 增加更明显，而女孩的体脂增加较明显。成年女性的体脂百分比较男性高，其 LBM 仅为男性的 2/3。在成年后期，男女 LBM 平均值有轻度降低。

研究发现，成年人 LBM 的波动小于体脂的变化，成年人的体重波动主要是由体脂的变化引起的。所有年龄段的 LBM 都与身高呈直线关系。东方人比西方人身材矮小，体重也较轻，所以 LBM 也较低。身高和体重受遗传影响，因此，LBM、总体脂量和皮褶厚度等同样也受遗传因素影响。

【复习思考题】

1. 简述人体直立的标准姿势。
2. 简述骨骼肌肉系统功能检查的内容及评价方法。
3. 简述循环系统功能检查常用的方法。

第四章　运动性疾病

　　运动性疾病是由于体育运动负荷或训练比赛安排不当，导致机体各器官、系统的功能紊乱或病理改变而引发的疾病。这些疾病将对运动员的运动成绩、运动生涯及身体健康等方面产生不良影响，甚者危及生命。因此，了解、掌握运动性疾病的发病规律，及早诊治并采取有效措施进行预防，不仅可保证运动训练、比赛和体育教学的顺利进行，提高运动员的运动成绩、延长运动寿命，还能保证体育运动参加者的身心健康。

第一节　过度训练综合征

　　过度训练综合征（overtraining syndrome，OTS）是运动员训练不当造成的运动性疾病之一，是指运动员机能不能适应训练安排引发的一系列功能紊乱和病理状态。运动员发生过度训练，经过适当的恢复期仍不能维持正常的运动水平则有可能丧失参加重要比赛的机会，或者虽然参加了比赛，但因体力和心理状态不佳而不能取得应有的运动成绩。

一、发病原因和机理

（一）发病原因

1. 训练安排不合理　大运动量训练是提高运动员训练水平和技术所必需的，这已为多数学者的研究和实践所公认。当大运动量训练持续过久，又缺乏必要的节奏和间隙，超过身体的机能潜力时，机体内在的稳定性被破坏，即可造成身体的过度疲劳状态，训练后易发生过度训练综合征。

2. 训练方法不当　单调、乏味的训练方法和运动员局部负担量过大造成的过度训练多见于运动经验较少者。他们因缺乏身体全面训练的基础而集中专项训练，再加上运动训练安排不当，极易造成过度训练。

3. 破坏生活规律　在没有足够的体力和精神准备的情况下参加比赛，或比赛过多，而间歇过短；运动员训练后得不到充分休息或社会活动过多，破坏了原有的生活规律，特别是睡眠不足使运动员体力消耗过大，引起过度训练。

4. 身体机能不佳　运动员在伤后、病后，身体衰弱时，或未完全恢复时，参加紧张的训练和比赛，或在旅途劳累、时差反应尚未恢复或适应时，参加紧张的训练或比赛可致过度训练。

5. 饮食营养不合理　如脱水、热能物质摄入不足、长期缺乏微量元素等得不到及时的补充。

6. 心理因素　如精神上的打击、感情上的挫折、人际关系不协调、学习训练不顺心、失恋、训练单调、竞赛反复失败等，也都是造成过度训练的诱发原因。

在相同的训练条件下，运动员是否发生过度训练，取决于多种因素，而并非单一因素所致。

（二）发病机理

过度训练综合征是继发于运动训练的应激反应，其生理机制尚不完全清楚。许多研究提示，该病与自主神经紊乱、内分泌功能改变和免疫功能下降密切相关。

1. 自主神经功能紊乱　长时间、大强度运动可导致自主神经系统的功能紊乱，进而导致了过度训练的发生。

2. 内分泌变化　过度训练往往伴随着内分泌功能的变化。许多研究发现，当运动负荷量增加时，血液中的睾酮水平下降，皮质醇含量增加，睾酮/皮质醇比值明显降低。在大负荷运动过程中，血液中肾上腺素和去甲肾上腺素水平升高，这两种激素可引起血液和心率增加，理论上可以用肾上腺素和去甲肾上腺素水平评价过度训练，但由于这些激素在运动中的变化具有复杂性和多因素性，因此，用这些指标研究过度训练尚有一定困难。

3. 免疫功能下降　研究证实，过量训练可导致免疫功能下降，增加运动员感染的机会。一次急性力竭性运动可导致细胞及体液免疫低下，在此基础上如仍进行大负荷训练，免疫功能将会进一步受损。研究表明，在大运动量训练中补充谷氨酰胺可减少感染的发病率。

4. 支链氨基酸假说　支链氨基酸（branched – chain amino acids，BCAA）是指亮氨酸、异亮氨酸和缬氨酸。长时间运动可导致肌糖原与肝糖原耗竭，使肌肉摄取 BCAA 增多而血液中 BCAA 减少。与此同时，剧烈运动造成血液中游离脂肪酸增多并与游离色氨酸（free tryptophan，f – TRP）竞争血浆白蛋白的结合位点，使相对 f – TRP 浓度升高。脑内 5 – 羟色胺（hydroxytryptamine，5 – HT）含量受血浆 f – TRP 和 f – TRP/BCAA 控制。BCAA 的减少加上 f – TRP 增加使血浆 f – TRP/BCAA 比值升高时，进入脑内的 f – TRP 升高。脑内 f – TRP 在羟化酶作用下合成 5 – HT。5 – HT 作为脑内神经递质在运动性中枢疲劳中起着重要作用，如引起困倦、抑制多突触神经反射、抑制下丘脑释放内分泌因子等。

二、诊断

（一）病史

询问运动员的运动史，了解近期运动负荷量、参加训练及比赛等情况。

（二）临床表现

过度训练综合征的临床表现多种多样，可涉及各个系统和器官，而且可因过度训练的程度、个体特性而异。

1. 早期症状　早期过度训练的运动员一般无特异性症状，以疲乏无力、倦怠、精神不振等自觉症状为主，处理日常事务时表现出易怒和情绪化，有些运动员反应为入睡困难、多梦、早醒，严重时可见失眠头痛，有些运动员还出现盗汗、耳鸣、眼花、直立性低血压，食欲下降等症状，女运动员可出现月经周期改变，甚至闭经。

2. 晚期症状　如果早期过度训练中的各种不良刺激因素持续存在，病情就会进一步加重，并出现以下一系列全身系统的异常表现。

（1）循环系统症状　常见心悸、胸闷、气短、晨脉明显加快，以及运动后心率恢复缓慢、

NOTE

心律不齐等症状。举重、投掷等力量性项目的运动员可见安静和运动负荷后血压常明显偏高。

（2）消化系统症状　常见食欲不振、饮食下降、恶心、呕吐、腹胀、腹痛、腹泻、便秘等症状，个别运动员可出现消化道出血症状。

（3）肌肉、骨骼系统症状　常表现为肌肉持续酸痛、负荷能力下降，易出现肌肉痉挛、肌肉微细损伤等。当下肢过度训练时可出现过度使用症状：疲劳性骨膜炎、小腿胫前间隔和小腿外侧间隔综合征、应力性骨折，以及跟腱、髌腱周围炎。

（4）其他症状　过度训练的运动员还可见全身乏力、体重下降，易发生感冒、腹泻、低热、运动后蛋白尿、运动性血尿、运动性头痛、脱发、浮肿、排尿不尽等症状。

3. 体征

（1）体重　成年运动员在大运动量训练后，体重可持续下降（休息、进食后不恢复）。体重下降超过正常体重的 1/30（人工减体重除外），是诊断过度训练的重要依据之一。

（2）心率　安静时心率较正常时明显增加。一般认为，心率平时每分钟增加 12 次以上时应引起注意。

（3）血压　早晨血压比平时高 20%，并持续 2 天以上时，或短时间内超过正常值（90/140mmHg），可能是机能下降或过度疲劳的表现。

（三）辅助检查

1. 心电图变化　过度训练的运动员除身体上有上述变化外，心电图还会出现 ST - T 段改变（下降 1mm 为诊断过度训练的重要参考指标），以及各种心律不齐，如室性早搏，阵发性心动过速及各种传导异常。

2. 血液检查　过度训练的运动员可能出现贫血，但有时只表现为血红蛋白水平较平时降低，但并未达到贫血的标准。此外，血液检查时还会发现运动员白细胞计数减少，特别是淋巴细胞减少，致免疫机能低下，抵抗力下降，易发生各种感染性疾病。

3. 尿液检查　有时可出现血红蛋白尿或血尿。

4. 血睾酮测定　血睾酮的正常值：男 350～850ng/dL；女 20～70ng/dL。睾酮/皮质醇比值的变化被认为是诊断过度训练的敏感指标。当低于训练期前 25% 而又不回升时应调整训练计划。睾酮/皮质醇比值低于原始值的 30%，应考虑存在过度训练综合征。

（四）分类及分型

根据不同运动员过度训练的表现，过度训练可分为交感型和副交感型两类。

1. 交感型　主要表现为交感神经亢进，如安静心率增加、血压增加、食欲丧失、体重下降、睡眠障碍、情绪不稳定、基础代谢率提高等。

2. 副交感型　主要表现为副交感神经亢进，如易疲劳、安静心率降低、运动后心率快速恢复、安静血压降低等。

一般来说，过度训练综合征中交感神经亢进较副交感神经亢进常见；年轻运动员过度训练综合征较易出现交感神经亢进，而年长运动员副交感神经亢进较多。

三、处理

（一）早期处理

对早期或较轻的过度训练者，主要处理措施有：

1. 调整训练计划，降低运动量和运动强度，缩短运动时间，避免参加剧烈的比赛，但不应完全停止训练以免出现停训综合征。

2. 增加睡眠时间，必要时可适量服用镇静剂；增加文娱活动，进行积极性休息。

3. 注意加强营养和热能平衡，饮食应适量减少，热原质的比例适当，食物中应含有充足的维生素和矿物盐，食物易消化吸收。

（二）中晚期处理

对中、晚期或比较严重过度训练者，除按上述基本原则处理外，还应包括：

1. 停止专项训练　训练应以健身为主或转换训练环境，停止大负荷、大强度的训练。

2. 药物治疗　补充维生素，如复合维生素 B、维生素 E、维生素 C。也可选用人参、刺五加、红景天、三七、枸杞等中药治疗。

3. 康复治疗　如按摩、水浴、气功、理疗、心理治疗等。

四、预防

1. 合理安排运动训练　过度训练发生的主要原因是训练安排不当。因此，预防的关键在于根据运动员的性别、年龄、身体发育状况、训练水平和训练状态等具体情况制定合理的、切合实际的训练计划。加强队医、运动员、教练员之间的交流与配合，以便及时察觉过度训练的早期信号，采取措施有效预防过度训练的发生。

2. 遵循最佳训练负荷原则　最佳负荷取决于多种因素，如遗传特性、生活方式、健康状况等。因此，在调整训练量时，应遵守循序渐进、系统训练、全面训练、区别对待的原则，并合理安排生活制度，培养运动员养成良好的生活方式。对有伤病的运动员要积极治疗伤病，勿过早地恢复训练和比赛。在训练大周期中，每周训练量的增加不能超过 5%，同时训练强度、时间亦不应增加，以保证运动员能够充分适应和恢复。

3. 加强医务监督　运动员训练过程中，队医、教练员应当警惕过度训练的早期症状，做到早发现、早诊断，早干预，积极促进恢复。

第二节　过度紧张综合征

过度紧张综合征（over‐tension syndrome）是指运动员在训练或比赛时，体力负荷超过了机体的承受能力而引发的生理功能紊乱或病理现象。

过度紧张综合征常在一次剧烈的训练课或比赛后即刻发生，亦可在训练后或赛后短时间内发生，一般常见于训练水平不高经验较少者、因伤病中断较长时间后恢复训练的运动员和受强烈精神刺激后的高水平运动员，尤以中长跑、马拉松、中长距离滑冰、自行车、划船、足球等运动项目多见。

一、发病原因和机理

（一）发病原因

1. 训练和比赛安排不当　未遵循循序渐进的训练原则，运动负荷量和强度增加过快；制定运动成绩或目标过高；青少年运动员过早参加成人比赛或大型运动会；患病长期中断训练后突然参加剧烈运动和比赛；高水平运动员受到强烈的精神刺激等，这些情况均可导致运动超过了机体耐受程度而引起过度紧张综合征。

2. 缺乏定期体检　在运动训练或比赛中，运动负荷作用于机体所产生的适应可能是生理性适应，也可能引起机体病理性改变。缺乏定期体检，不能及时发现运动员身体存在的缺陷和病理改变而继续训练或比赛则可能导致过度紧张综合征的发生，尤其是患心血管疾病者，如冠状动脉粥样硬化、高血压病患者等参加剧烈运动时易发生过度紧张，严重时可导致猝死。

3. 放松整理活动不充分　多见于短跑、中跑等竞赛运动员。当运动结束后，由于疲劳，运动员缺少必要的放松整理活动而突然终止运动时，肌肉的收缩作用骤然停止，血液滞留于下肢静脉血管中，导致回心血量明显减少，头部供血不足，故而引发该病。

（二）发病机理

过度紧张综合征虽然类型较多，但发病机理基本相同，主要是由于强烈的运动刺激和高度精神紧张使交感神经兴奋－抑制紊乱，导致头部、心肌和内脏（胃肠）供血不足或机能紊乱而引发。

1. 急性胃肠功能紊乱　由于激烈运动和精神紧张，交感神经兴奋，胃肠血管收缩，流经胃肠血管的血量大大减少，导致胃肠血管痉挛，黏膜出血糜烂或溃疡（即运动应激性溃疡）。

2. 脑供血不足　剧烈运动时，大量的血液流经四肢和体表，脑供血相对不足，可出现短暂性脑缺血，或者精神紧张。如在举重训练或比赛中，由于胸腔及肺内压剧增，回心血量减少，心排血量减少，可导致短暂性脑供血不足而引发过度紧张综合征。

3. 心功能不全和心肌损害　一是由于胸部受到直接打击，如拳击、摔跤等，血管运动神经反射作用引起心源性休克。二是由于患有某些心脏病，如马方综合征、风湿性心脏病、病毒性心肌炎、肥厚性心肌病、冠状动脉先天发育畸形等，引起心肌缺血、心肌梗死和急性心力衰竭。

二、诊断

（一）病史

询问运动员的运动史，了解近期运动负荷量、参加比赛情况和训练遵守情况等，询问家族史，了解家庭中是否有心脑血管疾病及猝死者等情况，以排除潜在遗传性疾病。

（二）临床表现

1. 单纯虚脱型　多见于径赛运动员，跑后即刻出现面色苍白、恶心、呕吐、头晕、无力和大汗淋漓等。轻者休息片刻好转，重者卧床休息 1~2 天才可缓解。多数运动者神志清楚，能回答询问。这一类型多见于训练水平不高或已停止训练一段时间突然参加比赛的运动员。

2. 晕厥型　其表现在运动中或运动后突然出现一过性神志丧失。清醒后诉说全身无力、头痛、头晕，可伴心、肺、脑功能下降的现象。晕厥型可发生在举重时，或疾跑突然停止时及受到强烈刺激时。

3. 脑血管痉挛型　表现为运动员在运动中或运动后即刻出现一侧肢体麻木，动作不灵活，常伴有剧烈的恶心、呕吐。

4. 急性胃肠综合征　轻者在剧烈运动后很快发生恶心、呕吐、头痛、头晕、面色苍白等症状，经过 1~4 小时逐渐缓解。有些运动员在运动后呕吐咖啡样物，化验检查隐血阳性，提示有上消化道出血。

5. 急性心功能不全和心肌损伤　运动后可出现呼吸困难、憋气、胸痛、咯血性泡沫样痰、左季肋部疼痛、肝脏肿大、心跳快而弱或节律不齐、血压下降、全身无力、面色苍白等急性心功能不全症状。

（三）辅助检查

1. 心电图检查　心电图异常，出现 S－T 段下降、T 波低平或倒置等变化。

2. 影像学检查　出现脑供血不足表现者，可选择 CT、MR、TCD 等检查，以排除脑血管疾病；对急性心功能不全和心肌损伤者，应选择心脏彩超等检查，可发现肥厚型心肌病、心脏瓣膜疾病等心脏疾病。

3. 其他检查　根据病情，进行血、尿、大便常规及血生化等检查。如消化道应激性溃疡者进行大便常规检查，可见隐血阳性。

三、处理

（一）单纯虚脱型

主要处理方式是卧床休息、保暖，可饮用热水或咖啡；较重者可吸氧，静脉注射葡萄糖液等。

（二）晕厥型

平卧，头稍低位，保持呼吸道通畅，迅速进行脉搏、血压、体温、心电图等检查。应给予吸氧、静脉注射高渗葡萄糖 40~60mL，效果不明显者迅速送附近医院救护。

（三）脑血管痉挛型

现场处理是平卧，头稍低位，保持呼吸道通畅。做脑部 CT、MR、TCD 等一系列检查，以便排除脑血管病变。

（四）急性胃肠综合征

对发生急性胃肠道症状，尤其是发生胃出血者，应暂停专项训练，休息观察，必要时服用止血药物，进食流食、半流食和易消化食物。一般 1~2 周可恢复训练。若反复出血，则应行胃镜检查，查明原因，给予适当治疗。

（五）急性心功能不全或心肌损伤

身体可取半卧位，保持安静并保暖，给予吸氧等急救处理后应立即送医院进一步抢救。

四、预防

1. 做好医务监督　加强运动时的医学观察和自我监督，尤其对少儿、老人等锻炼基础差的人要区别情况，因人而异。要坚持健身的原则，不应过分追求比赛分数和成绩。运动前先做身体检查，心血管机能不良者及患有急性病，如感冒、扁桃体炎、急性胃肠炎等均不应进行剧烈运动或参加比赛。

2. 调整运动计划　遵守循序渐进的原则，避免缺乏热身就参加剧烈的比赛，避免伤病初愈或未完全恢复就参加比赛。

3. 做好整理活动　锻炼和比赛前做好充分的准备活动，运动后要使身体各部位充分放松。

第三节 晕 厥

晕厥（syncope）是由于脑血流暂时降低或血中化学物质变化所致的意识短暂紊乱和意识丧失，也是过度紧张的一种表现形式。晕厥的主要危害在于晕厥发生刹那间摔倒后容易引起的骨折和外伤。运动的特殊环境如空中、水下和高原，以及运动时速度、力量和方位的迅速变化，突发的意识丧失会导致严重的后果如头颅外伤、溺水和窒息等。这些后果远远超过晕厥本身的危害。

一、发病原因和机理

（一）发病原因

1. 精神和心理状态不佳 如运动员过分紧张和激动，见到别人受伤、出血而受惊、恐怖等。这是由于神经反射使血管紧张性降低，引起急性外周组织血管扩张，血压下降，回心血量减少，心输出量较少，导致脑部缺氧引起晕厥。

2. 重力性休克 疾跑后突然停止而引起的晕厥称为重力性休克，多见于径赛运动员，尤以短跑、中跑运动员为多见，有时自行车和竞走运动员也会发生。运动时外周组织内的血管大量扩张，血流量比安静时增加多倍，这时依靠肌肉有节奏的收缩和舒张及胸腔负压的吸引作用，血液可以返回心脏。当运动者突然终止运动时，肌肉的收缩作用骤然停止使大量血液积聚在下肢，造成循环血量明显减少、血压下降、心跳加快而心脏搏出量减少，脑供血急剧减少而造成晕厥。

3. 胸内和肺内压增高 举重者做大重量挺举时，由于胸腔及肺内压剧增，造成回心血量减少，致使心脏输出量急剧减少，造成短暂的脑供血不足，可出现持续 20 ~ 30 秒的晕厥状态。

4. 直立性血压过低 长时间站立不动或久蹲后突然起立，长期卧床后突然改为站立等体位时都可引起晕厥。这是由于体位的突然变化，自主神经功能失调，体内血液重新分布的反应能力下降，致使回心血量骤减和动脉血压下降，引起脑部供血不足而产生晕厥。这种现象易发生在游泳比赛后。

5. 血液中化学成分的改变 如低碳酸血症或低血糖也可以引起意识丧失。癔病发作或其他原因引起的持续深快呼吸，发生过度通气，CO_2 过多排出可引起低碳酸血症。不论何种原因引起的血糖水平下降都可以出现由自主神经系统兴奋性增加和肾上腺素释放增加引发的症状，当血糖降至低水平时脑组织对葡萄糖摄取减少，对氧的利用能力下降。长时间剧烈运动后，体内血糖消耗产生的低血糖反应多见于长跑、马拉松、长距离游泳、滑雪和公路自行车等运动项目的运动员中。有低血糖病史的人运动时易诱发低血糖。

6. 心源性晕厥 此种晕厥可发生在足球、篮球、自行车、网球、冰球、马拉松和慢跑等运动项目中。青年和中老年均有发生，以中老年多见。剧烈运动时心肌需氧量增加，原已狭窄的冠状动脉痉挛产生心肌供血不足，尤其在剧烈运动后，心肌处于特殊易损期，心肌血流灌注不稳定，此时立刻洗澡会因心肌缺血、心输出量减少和脑供血不足而发生晕厥。运动可激发无器质性心脏病的人发生心律失常，如阵发性心动过速期间发生短暂的晕厥。

7. 运动员中暑晕厥　在炎热的夏天进行长时间训练和比赛易发生晕厥，尤其在夏天无风或湿度较高的情况下，运动时体内产生的热量不能通过蒸发、对流、传导和辐射等方式有效地散发，使体温明显升高；此外，由于大量出汗，循环血量减少，引起脑组织供血减少和意识丧失。中暑晕厥多发生在长跑、马拉松、越野跑、自行车和足球比赛时。运动员训练水平低、过度疲劳易发生中暑晕厥。

（二）发病机理

人脑重量为体重的2%，脑血液供应为心脏输出量的1/6，脑耗氧量为全身耗氧量的20%，维持意识所需的脑血流的临界值为30mL/100g，当以上因素导致血压急剧下降和心输出量突然减少时，脑血流骤减至临界值以下即可能发生晕厥。

二、诊断

（一）病史

主要询问发作史，尤其是发作起始、经过和恢复全过程，包括发作诱因、场合、体位、有无前驱症状和后遗症状。

（二）临床表现

运动过程中或运动后发生晕厥是由不同原因引起的急性神经精神症状。晕厥时患者可因失去知觉而突然昏倒。

1. 昏倒前，患者感到全身软弱、头昏、耳鸣、眼前发黑。

2. 昏倒后，面色苍白，手足发凉，脉搏细而弱，血压降低，呼吸缓慢。轻度晕厥一般由于脑部缺血而致，缓解后能很快恢复知觉。

3. 醒后仍有头昏、全身无力等。

（二）辅助检查

1. 心电图检查　心电图异常，可见节律失常、S–T段下降、T波低平或倒置等变化。

2. 血糖检查　血糖下降。

三、处理

（一）现场处理

1. 发生晕厥后应让患者平卧，足部略抬高，头部稍低，松开衣领，以增加脑血流量。

2. 针刺或点掐水沟、百会、十宣、合谷、涌泉等穴，必要时可给患者嗅刺激性的氨水，以促进患者尽快恢复知觉。

3. 注意保暖，防止受凉。如呕吐时，将患者头偏向一侧。

（二）病因治疗

1. 低血糖性晕厥者可静脉注射50%的葡萄糖50mL。

2. 对低碳酸血症（血液中H_2CO_3低于35mmHg）引起的晕厥者，应减慢呼吸频率和深度，必要时补充碳酸氢钠。

3. 心源性晕厥者应立即吸氧。心电图示房室传导阻滞时皮下应注射阿托品；如为室性心动过速静脉注射利多卡因50～100mg，1～2分钟注完，经现场急救后再安全转运。

4. 中暑晕厥者，首先将其转移到阴凉通风处迅速降温，用冷水或酒精擦浴使皮肤发红，头部及大血管分布区放置冰袋，必要时静脉点滴5%的葡萄糖生理盐水。

（三）中医治疗

元气暴脱者症见面色苍白、汗出不止、目闭口开、二便失禁、脉微欲绝或虚大无根，可服用独参汤以大补元气；若兼见手足厥冷、冷汗淋漓等为亡阳证，可选用参附汤或四逆汤以回阳救逆；若兼见皮肤尚温、烦躁、脉数疾等热象为亡阴证，可选用生脉散以益气敛阴。对于中暑导致的昏厥，轻者可以服用藿香正气水、十滴水或人丹等解暑药进行治疗。

四、预防

1. 运动员应进行定期体格检查，尤其在重大比赛和大强度训练前。对发生过晕厥的运动员应进行全面检查，避免再次发生晕厥。

2. 坚持科学训练的原则，避免发生过度疲劳、过度紧张等运动性疾病，平时要加强体育锻炼，增强体质，提高健康水平。疾病恢复期或年龄较大者参加运动时必须按照运动处方进行。

3. 疾跑后不要立即站立不动，而应继续慢跑并调整呼吸然后再停下来。有的人疾跑后感到很虚弱，应请他人搀扶行走一段路，以免昏倒。久蹲后不要骤然起立，应慢慢起立，如感到头晕有前驱征象时，应立即俯身低头或卧倒，以免摔伤。避免在高温、高湿度或无风条件下进行长时间训练和比赛，进行长距离运动时要及时补充糖、盐和水分。

4. 体育老师、运动员、教练员应掌握预防和简单处理运动中发生晕厥的方法。

第四节　运动性腹痛

运动性腹痛（exercise – induced abdominal pain）是指由于运动引起的腹痛，是运动过程中一种常见的症状，在中长跑、马拉松、竞走、自行车、篮球等运动项目中发生率较高，其中1/3的患者未能查明发病原因，而仅与运动训练有关。

一、发病原因和机理

（一）发病原因

运动性腹痛往往与下列一些因素有关：缺乏锻炼或训练水平低，准备活动不充分，身体状况不佳、劳累、精神紧张，运动时呼吸节奏不好，速度突然加得过快，运动前食量过多或饥饿状态下参加剧烈训练和比赛等。

（二）发病机理

1. 肝脏淤血　其发生原因可能与运动中心血管功能不协调有关。开始运动时，准备活动不充分急于加快速度和加大强度，以致内脏器官承担了过分的负荷。特别是心肌收缩力较差时，心搏输出量减少或无明显增加，心腔内压力增加，下腔静脉血回心血量受阻，进一步导致下腔静脉压力升高，肝静脉回流受阻引起肝脏淤血，造成血液淤积在肝脏内。肝脏由于淤血体积增大，增加肝被膜的张力，使被膜上的神经受到牵扯，因而产生肝区疼痛。

2. 呼吸肌痉挛　呼吸肌包括肋间肌和膈肌，当其痉挛时多感到季肋部和下胸部锐痛，与呼吸活动有关，患者往往不敢做深呼吸。其发生可能是由于运动中未注意呼吸节律与动作的协调，未注意加深呼吸，以至于呼吸肌功能紊乱，呼吸表浅急促，呼吸肌收缩不协调并过于频繁、紧张而发生痉挛或微细损伤。另外准备活动不充分，心肺功能未适应肌肉工作的需要使呼吸肌缺氧，这样因呼吸肌痉挛而加剧了疼痛的发生。

3. 胃肠道痉挛或功能紊乱　其发生可能是剧烈运动使血流重新分布，胃肠道缺血、缺氧，或因各种刺激所致，如饭后过早参加活动、吃得过饱、喝得过多（特别是喝冷饮过多），空腹运动时空气刺激等都可能引起胃肠痉挛，导致胃壁和肠壁的神经受到牵扯而发生疼痛。

二、诊断与鉴别诊断

（一）病史
询问运动员的运动史，了解近期运动负荷量、参加比赛情况和训练遵守情况等，询问运动员的生活史及近期的饮食状况。

（二）临床表现
疼痛为该病的主要临床征象，多为安静时不痛，运动中或结束时腹痛，一般无其他伴随症状，大多数运动员在运动负荷小、强度低、速度慢时腹痛不明显。其中肝脏淤血导致的腹痛多位于右上腹部，疼痛的性质多为钝痛、胀痛和牵扯性疼痛。呼吸肌痉挛导致的腹痛多发于季肋部和下胸部锐痛，且与呼吸活动有关；胃痉挛疼痛部位多发生在上腹部。

（二）辅助检查
1. 血、尿、大便常规检查　一般无异常表现，检查目的是排除是否有炎症、血尿或者便血。

2. 影像学检查　一般无异常表现，可根据病情选择进行胸透、胸片、胸腹部 CT 及腹部超声等影像学检查。检查的目的是排除是否有胸、腹腔部疾病。

（三）鉴别诊断
1. 腹内疾病　急慢性肝炎和胆管疾病（胆石症、胆囊炎、胆管炎、胆道蛔虫等）、溃疡病、肠结核、慢性阑尾炎患者，运动时由于病变部位受到牵扯和震动而产生疼痛，其疼痛部位多与病变部位一致。

2. 腹外疾病　常见腹外疾病包括右肺下叶肺炎、胸膜炎、肾结石及腹肌损伤等。

四、处理

（一）一般处理
患者运动中出现腹痛可适当减慢运动速度，并做深呼吸，调整呼吸与动作的节奏。必要时用手按压疼痛部位弯腰跑一段距离，一般疼痛即可消失；如果疼痛剧烈，应立即停止运动做彻底检查。

（二）药物治疗
确诊胃肠痉挛引起的运动性腹痛后，可口服阿托品、颠茄等解除痉挛的药物进行治疗。但对持续性剧烈腹痛且原因不明者，不可盲目使用止痛剂，应先查明病因后再进行治疗，以免延误病情。

（三）康复治疗
1. 传统康复治疗　针刺或点掐足三里、内关、三阴交等穴位，配合腹部按摩、热敷等。

2. 物理因子治疗　低中频、微波、离子导入等具有缓解疼痛作用的理疗方法对缓解腹痛的症状有较好的作用。

五、预防

1. 制定合理的训练方案　遵守科学的训练原则，循序渐进地增加运动量，加强全面身体训练，提高生理机能水平。在训练和比赛时要调整好动作与呼吸节奏，合理地分配运动速度。

2. 做好准备活动　运动前做好充分的准备活动，特别是在冬季，参加长跑或自行车比赛等中长距离运动项目时，勿于未做好充分准备前脱掉运动外套。

3. 合理安排膳食　激烈运动前不宜吃得过饱、大量饮水，特别是冷饮，不吃平时不习惯的食物，也不要在饥饿状态下参加训练和比赛。进餐 1.5 小时后才能参加运动。

4. 加强医务监督　加强训练、比赛期间的医务监督工作，做好定期体检，对患有腹部疾病的运动员治愈后方可参加训练和比赛。

第五节　运动性贫血

运动性贫血（sports anemia）是指由于运动训练或比赛造成单位容积血液中血红蛋白浓度、红细胞数值低于正常值的现象。

一、发病原因和机理

（一）血浆容量增加
即血浆容量的增加与血红蛋白的增加不成比例，血浆容量的增加大于血红蛋白总量的增加，出现相对性贫血。一些耐力项目运动员训练后可引起血浆容量增加，红细胞压积降低。这一高容量反应被视为机体对训练的适应性反应，通过血容量增加，剧烈运动使心搏输出量增加有利于周围组织氧的运送和释放。

（二）血红蛋白合成减少
运动员血红蛋白合成减少和/或红细胞生成减少可导致贫血的发生。血红蛋白合成需要足够量的铁、蛋白质、维生素 B_{12} 和叶酸等。运动员进行大运动量训练时，对蛋白质、铁等营养素的需求量随之增加。如果其营养素摄入量仅达到一般需要量，而未增加额外的补充量，甚至某些运动员（体操、舞蹈）还要限制摄入量，则更易出现原料不足，从而影响血红蛋白的合成。

此外，剧烈运动使铁加速丢失，导致血红蛋白合成减少而引发贫血。训练和比赛中大量排汗、耐力性运动项目中出现运动性血尿、女运动员月经期铁的丢失、胃肠道（大便）丢失等是铁丢失的主要途径。

（三）运动性溶血与红细胞破坏增加
运动时肌肉的极度收缩、挤压或牵伸可造成相应部位微细血管内溶血或红细胞的破坏，长跑运动员易造成足部毛细血管内溶血，表现为血红蛋白尿。同时脾脏收缩，脾脏中大量释放具有溶血作用的溶血卵磷脂使红细胞破坏增加。随着运动时间的延长，运动员体温升高、代谢产物堆积、血液酸性增加，从而使红细胞可塑性下降、细胞膜脆性增加，加之运动时血流加速，红细胞与血管壁的撞击、摩擦使红细胞破坏增加。

二、诊断

（一）病史

询问运动员的运动史，了解近期运动负荷量、参加比赛情况和训练遵守情况等，询问运动员的生活史及近期的饮食营养状况。

（二）临床表现

1. 症状

（1）轻度贫血　安静状态和小运动量训练时不出现症状或症状很不明显，仅在大运动量训练时才出现某些不适症状。

（2）中度和重度贫血　由于血红蛋白明显降低，已经影响运氧能力，这时可出现周身不适、头痛、头晕、失眠、心悸、气促、容易疲劳、反应能力降低等缺氧引发的一系列症状，且活动后症状加重、训练质量大幅度下降。女运动员则可出现月经紊乱（稀少、周期缩短或经量过多）或闭经。

2. 体征

（1）轻度贫血体征不明显。

（2）中重度贫血可出现皮肤和黏膜苍白（以口唇、眼睑部较明显）、舌乳头萎缩、反甲（匙状指）、肢体浮肿等。

（3）心率加快、心尖部收缩期吹风样杂音、心脏扩大等。

（三）辅助检查

1. 外周血象检查　包括红细胞计数（RBC）、血红蛋白测定（Hb）、白细胞计数（WBC）及白细胞分类计数（DC）、血小板计数（DC）、红细胞压积（Hct）和网织红细胞等。男运动员的红细胞数目低于 $4 \times 10^{12}/L$、血红蛋白低于 120g/L，女运动员红细胞数目低于 $3.5 \times 10^{12}/L$、血红蛋白低于 105g/L，即可诊断为运动性贫血。

2. 血液生化检查　①血清铁蛋白（SF）：是能够最早反映铁耗竭的指标，目前也被认为是铁缺乏的最灵敏指标。当血清铁蛋白低于 12μg/L 时，表明机体储存铁开始消耗。②红细胞原卟啉（FEP）：作为血红素前体的原卟啉在铁缺乏时发生蓄积并成为较敏感的指标，对缺铁性贫血具有诊断价值。当幼红细胞合成血红素所需铁供给不足时，FEP、锌卟啉值升高，正常情况下 FEP/Hb 为 $1.67 \sim 2.6$μg/L，大于 $3.0 \sim 4.5$μg/L 时有诊断价值。

三、处理

（一）消除病因

对于潜在缺铁的因素如月经过多或其他慢性失血史要积极治疗。

（二）饮食调理

通过合理膳食补充蛋白质、铁等造血原料，以纠正贫血，主要用于轻度贫血的治疗及贫血的预防。

（三）合理训练

当女运动员的血红蛋白低于 90g/L 时，应停止中等和大强度训练，以治疗为主。待 Hb 上升后，再逐渐恢复运动强度。当血红蛋白在 90～110g/L 时可边治疗边训练，但训练中应减少训练强度，避免长距离奔跑等。对重度贫血者应以休息和治疗为主，应避免运动员在贫血的情况下长期训练，否则会带来不良后果。

（四）药物治疗

口服补铁药物（硫酸亚铁、富马酸亚铁、葡萄糖酸亚铁等）为本病的主要药物治疗方法。根据病情，适当补充氨基酸、叶酸等营养物质可促进血红蛋白的合成。亦可根据辨证，选择复方阿胶浆、归脾丸等中药进行治疗。

四、预防

1. 合理安排训练　合理安排运动量和运动强度，遵守循序渐进和个别对待的原则。

2. 加强医务监督　定期检测血红蛋白和血清铁蛋白，做到早发现、早治疗。

3. 合理膳食营养　加强对运动员中贫血易感人群的全面营养，膳食要合理，营养要均衡，尤宜富含蛋白质和铁，食物烹调加工要科学。运动员每日每千克体重应至少保证摄入蛋白质 2g，其中 1/3 以上是优质蛋白；需克服偏食和吃零食的习惯。

4. 加强运动防护　充分做好运动前的准备活动和整理运动。为了防止脚底受到过度冲击，应穿着质地轻软、具有缓冲功能的运动鞋，以保护足部健康，减少红细胞的机械破损，降低运动性贫血的发生。

第六节　肌肉痉挛

肌肉痉挛（muscle spasticity）是肌肉发生非自主性强直收缩的一种表现，俗称抽筋。肌肉痉挛多在游泳、足球、举重、长跑等运动时间长、运动强度大的项目中出现，多因肌肉疲劳、动作不协调、寒冷刺激等引起。运动中最易发生痉挛的肌肉是小腿腓肠肌，其次是足底的屈踇肌和屈趾肌。

一、发病原因和机理

（一）发病原因

1. 肌肉收缩失调　训练和比赛中肌肉在运动中快速连续收缩，放松时间过短，可致肌肉收缩与放松的协调交替关系发生破坏；或运动中，肌肉反复微细损伤，引起保护性强直收缩。肌肉收缩失调多见于训练水平较低或经验较少者。

2. 大量排汗　进行剧烈运动或在高温下运动时，由于大量排汗，水盐代谢失常，电解质平衡紊乱，体内氯化钠随汗液流失，含量过低，可引起肌肉兴奋性增高，细胞膜电位不停地变化，继而导致肌肉痉挛。

3. 寒冷刺激　在寒冷环境下进行体育活动时，如果运动之前未做好准备工作或者准备工作不充分，而又未能进行有效保暖，肌肉就会受到寒冷刺激，使兴奋性突然增高，发生强直收缩，进而诱发肌肉痉挛。如游泳时受到冷水刺激，或冬季室外活动时均可因寒冷刺激导致肌肉痉挛。

4. 疲劳 身体疲劳时，疲劳的肌肉往往因供血和血液循环发生改变，能量代谢出现异常，肌肉代谢产物增加引起局部堆积。如乳酸中的 H^+ 对肌肉产生刺激可诱发肌肉痉挛的产生。尤其在局部肌肉进行剧烈运动或做一些突发性的用力动作时，动作协调性下降，用力不合理或者过度，负荷超出身体承受能力均易发生肌肉痉挛。

5. 其他 受到致痛物质刺激，缺血、缺钙，训练或比赛前神经系统、各器官和肌肉还未完全进入工作状态或出现精神紧张时也可引起肌肉痉挛。

（二）发病机理

肌肉痉挛是各种因素导致肌肉的兴奋 – 收缩偶联的异常所致。

二、诊断

（一）病史

了解运动员所从事运动项目及运动环境等运动史，询问近日训练和比赛情况，了解运动员饮食情况、精神状态、生活环境等生活状态。

（二）临床表现

全身各处骨骼肌均可出现肌肉痉挛，但以四肢较为常见，特别是小腿屈肌群更易出现肌肉痉挛。肌肉痉挛发作时，局部肌肉挛缩僵硬，肢体伸展困难，伴有剧烈疼痛。痉挛持续时间可达数秒，甚则至数分钟。

肌肉痉挛的典型临床表现包括：

1. 疼痛剧烈 发病部位的肌肉剧烈挛缩，张力升高，坚硬、隆起、疼痛剧烈难忍。

2. 发作部位分布全身 全身各处的骨骼肌都可出现肌肉痉挛，但以四肢，特别是小腿屈肌群最易出现肌肉痉挛。

3. 肢体活动功能受限 痉挛肌肉所涉关节功能受限，屈伸障碍，痉挛症状一时不易缓解。发生肌肉痉挛时不能完成运动和比赛。

4. 持续时间 数秒至数分钟，一时不宜缓解。

三、处理

（一）早期处理

一般的肌肉痉挛发生时，可采用手法进行缓解。要以相反的方向牵伸痉挛的肌肉，以使疼痛缓解。牵伸时切忌拉伤肌肉，用力宜均匀、缓慢，不可暴力。腓肠肌痉挛时，可伸直膝关节，同时用力将踝关节充分背伸，拉长痉挛的腓肠肌；踇长屈肌和趾长屈肌痉挛，可将足及足趾背伸。游泳中如果发生肌肉痉挛不要惊慌，如自己无法处理或解救时，先深吸一口气，仰浮于水面，并立即呼救。在水中解救腓肠肌痉挛的方法：先吸一口气，仰浮于水面，用挛肢体对侧的手握住痉挛肢体的足趾，用力向身体方向拉。同时，用同侧的手掌压在抽筋肢体的膝关节上，帮助将膝关节伸直，待缓解后慢慢游向岸边。发生肌肉痉挛后不宜再进行游泳，应上岸休息、保暖、局部按摩使肌肉放松。

（二）中晚期处理

1. 西医处理 药物缓解痉挛可服用烟酸肌醇，补充钙、维生素 D、维生素 E 等，同时也可饮用含糖热饮。

2. 中医处理 《伤寒论》之芍药甘草汤具有缓急止痛的功效，在中晚期处理中可结合运动员具体的体质进行加减用药，对肌肉痉挛具有很好的缓解作用。同时，可在痉挛肌肉部位做按摩，手法以揉捏、重力按压为主；亦可针刺或点掐委中、承山、涌泉等穴位。处理时要注意保暖。

3. 康复处理 热疗如热水浸泡、局部热敷等对缓解肌肉痉挛有一定的疗效。

四、预防

1. 合理安排运动训练

（1）大运动量或大强度训练时应充分地做好准备活动，对肌肉进行拉伸，提高其柔韧性，运动强度应逐渐增加。

（2）运动前对容易痉挛的肌肉进行按摩，训练后进行整理活动使肌肉充分放松，以消除疲劳，减少肌肉痉挛的发生。

（3）提高训练水平，改善身体的肌肉控制力，并提高身体耐寒力和耐久力。

（4）当身体处于疲劳、饥饿或局部有轻微伤病时，应当减少运动量，不进行剧烈运动。

2. 特殊环境下的预防措施

（1）夏季运动出汗过多，要注意补充水盐，运动前摄入足量的糖分，适当补充钙和维生素。

（2）冬季注意保暖，尤其是在室外锻炼时，加强热身锻炼，提高机体对寒冷环境的适应能力。

（3）游泳下水前，特别是冬泳下水前，应当用冷水淋湿全身来适应冷水刺激；水温低时，水中游泳时间不宜太长，更不能在水中停止运动和停留太长时间。

3. 一般预防措施

（1）当心理紧张时，应及时调整心态，消除紧张情绪，平时适当提高训练水平，以适应高强度的比赛。

（2）运动中合理补充水分和电解质，必要时补充维生素，适当补钙，有利于肌肉兴奋性维持在合理水平。平时可以多吃含乳酸和氨基酸的奶制品、瘦肉、虾皮、豆制品等食品。

第七节 运动性血尿

运动性血尿（exercise - induced hematuria）是指运动员或健康人在运动后出现的一过性血尿，尿常规检查中出现隐血，为镜下血尿，少数呈肉眼血尿，一般在 3 天内消失，除有运动后疲劳外无其他异常症状，临床检查、辅助检查及特殊检查未找到其他原因。多见于运动负荷大和强度高的项目，如长跑、三级跳、竞走、足球、篮球和拳击等。

一、发病原因和机理

（一）肾损伤

肾损伤可发生在剧烈运动时，是由肾脏血管收缩，肾小球基底膜细胞间隙加大，通透性增强，血液中的红细胞过滤到肾小球囊腔内而引起。冲撞性运动使肾脏受到挤压、牵扯或撞击，导致肾组织和毛细血管的轻微损伤，进而引起血尿。

（二）肾脏缺血、缺氧

剧烈运动时，全身血液重新分配，血液优先供应心肺系统和骨骼肌肉系统，使肾脏血流减少，肾小球供血相对不足，引起肾小球毛细血管壁通透性增加，使红细胞漏出。同时，由于肾上腺素和去甲肾上腺素分泌的增加，使肾血管收缩，肾脏缺血、缺氧，乳酸等酸性物质的产生增加使肾小球通透性增加，红细胞外溢，进而形成运动性血尿。

（三）肾静脉压增高

在直立位下，运动员进行长时间的蹬地动作，因运动员肾周围脂肪较少，引起肾脏下移，肾静脉与下腔静脉之间角度变锐，在两静脉交叉处血管扭曲，引起肾静脉压增高，红细胞外溢，出现血尿。

（四）泌尿系统器质性疾病

泌尿系统器质性疾病，如肾炎、泌尿系结石或感染等，剧烈运动时，对这些器质性疾病刺激增加，易使其损伤或加剧其改变而导致血尿。

（五）运动不当

男子长跑运动中，膀胱尿液充盈不足时，双脚蹬地产生震动，导致膀胱后壁和底部反复撞击，引起膀胱壁黏膜出血，出现血尿，这类血尿多在尿的后三分之一段出现。

（六）其他原因

如肾脏小血管瘤、肾血管扩张通透性增加及微结石等异常，可因运动诱发血尿。

二、诊断

（一）病史

询问运动员运动史，了解近一段时间训练和比赛情况，并询问运动员尿液的外观。

（二）临床表现

多数表现为镜下血尿，少数呈肉眼血尿，小便颜色为樱桃红色、或红葡萄酒色、或褐色、或浓茶色等。同时伴有以下几个特点：

1. 多见于男运动员，运动后骤然出现血尿，血尿的严重程度与运动员身体适应能力、运动项目、运动量和运动强度等关系密切。

2. 不伴全身和局部特异性症状和体征，半数以上运动性血尿运动员无伴随症状，少数运动员伴全身乏力、头疼、头晕、肢体沉重感、尿道烧灼感、腰部不适等非特异性症状。体格检查无异常发现。

3. 停止运动则血尿迅速消失，绝大多数在运动后 24 小时内停止，少数在 3 天内消失。

4. 长期观察发现，虽然部分运动员多年内反复出现血尿，但对身体健康无明显的不良影响。

5. 尿液检查隐血阳性。除血尿外，血液化验、肾功能检查、腹部 X 线检查、B 超检查及肾盂造影等均正常。

三、处理

（一）早期处理

运动量大者，适当调整运动量（如减小运动量）和运动强度仍不消失者，应停止训练并进行必要的治疗，并加强医务监督，定期验尿。对肉眼血尿，暂时停止剧烈运动，做相关检查，如有器质性病变，当及时治疗。

（二）中晚期处理

1. 西医药物处理 严重出血者，可试用一般止血药。注射可使用安络血、口服可用维生素 C、维生素 K。

2. 中医药物处理 下焦瘀热，症见尿血、小便频数、赤涩热痛，舌红苔黄，脉数者，方用小蓟饮子凉血止血、利水通淋；血热证，症见尿血、血色鲜红，发热，舌红苔黄，脉数者，方用荷叶丸清热凉血、散瘀止血。

3. 康复治疗 对肾脏损伤出现炎症者，可使用超短波、音频电等理疗方法缓解深部炎症，以减轻血尿症状。

四、预防

1. 遵守科学运动训练原则 运动负荷和训练强度应循序渐进，逐渐增加，运动量、运动强度和动作难度必须与身体状态相适应。合理安排训练计划，注意运动器官负荷量和伤后体育锻炼。

2. 加强医务监督工作 定期进行常规尿检查，如每周做 1 次尿常规检查，也可赛前体检，特别是行尿常规检查，以便及早发现问题，及时处理和治疗。经常参加体育活动与专项运动的人应定期进行体格检查。

3. 加强局部保护措施 提高运动鞋质量，使用弹性鞋垫、护腰、弹性腿套或弹性护踝套等缓冲地面对足底的应力，减少红细胞破坏，以预防运动性血尿的发生。自行车运动员应注意车座高度和形状，避免过窄或前部过高。

4. 适度补充水分 在剧烈训练和比赛时，适当补充水分，避免脱水，并合理安排运动前、运动中和运动后的补水量，适当补充运动饮料。

第八节　女运动员三联征

女运动员三联征（female athlete triad）是发生于运动女性的常见疾病，主要包括饮食紊乱、月经紊乱和骨质疏松三种症候，以及营养缺乏、运动、节食所引起的能量失衡症状，最严重者可导致死亡。女运动员三联征始于饮食紊乱，随之以月经紊乱和骨质疏松，其中饮食紊乱是核心问题，月经紊乱和闭经则是其突出表现。三种症候相互独立又紧密联系：饮食紊乱可改变代谢和性激素水平而影响月经，导致月经紊乱和闭经；骨质疏松因受雌激素水平低和饮食失调的双重影响，而引起骨钙沉积不良、骨质丢失加快和骨密度低下。女运动员三联征只要其中一种疾病出现，则其他疾病也往往同时存在。

本病与运动项目高度相关，多发于从事美学和生理学上依赖低体脂或低体重取得成功的项目，其中越野赛跑、体操、游泳是发病率最高的项目，好发于强调低体重耐力久的项目，如长跑、自行车、越野滑雪等；主观打分及要求展现艺术表现力的项目，如舞蹈、跳水、花样滑冰等；按体重分级别的项目，如举重、柔道和赛艇等。女性运动员三联征不仅发生在女运动员中，也发生在爱运动的女性中。

一、发病原因和机理

（一）饮食紊乱

饮食紊乱是女运动员三联征中的核心问题，其他两个症状也主要由饮食紊乱所引起。饮食紊乱的起因是多源性的，涵盖心理学、生物学和社会学等因素，并与运动项目特点及运动员心理状况密切相关。女运动员发生饮食紊乱的概率是普通女性的 3 倍以上，在食欲、审美的冲突中，以及运动对体形、体重及低脂的要求中，女运动员神经内分泌和心理层次的失衡诱导了饮食紊乱的发生。

（二）月经紊乱

月经紊乱是女运动员三联征的关键环节，而闭经是其最常见的形式，月经紊乱的发生对运动员身心健康和运动成绩都有较为严重的影响。女运动员发生闭经的概率是非运动员的 20 倍以上。月经是下丘脑－垂体－卵巢轴相互协调，生殖器官对性激素进行反应的结果，女运动员受运动、环境、营养、心理等因素影响，下丘脑－垂体－卵巢轴功能失衡，最终导致月经紊乱。运动性月经紊乱多因下丘脑促性腺激素释放激素分泌抑制，导致垂体促性腺激素黄体生成素和卵泡刺激素的释放减少，引起女性卵巢雌激素生成减少，进而导致月经紊乱甚至闭经的发生。其中运动员能量摄入不足，造成可利用能量较低，是导致下丘脑促性腺激素释放激素分泌受抑制的首要原因。

（三）骨质疏松

骨质疏松是以骨量减少、骨组织微细结构改变、骨质脆性和骨折频度增加，以及骨的微观结构退化为特征的全身代谢性疾病。饮食紊乱、营养状况不佳可引起能量负平衡，使激素水平降低，进而诱发骨质疏松，同时饮食紊乱引起钙摄入不足，可加剧骨骼损害导致骨质疏松。月经紊乱时，体内雌激素水平下降，使骨质丢失加速、骨钙沉积不完全、引起骨密度降低，甚则出现骨质疏松，发生应力性骨折。

二、诊断

（一）病史

即长期参加训练、比赛或参加各种运动史，有饮食和体重控制史，有经期紊乱史，以及可能存在的精神压力等。

（二）临床表现

女运动员三联征的主要临床表现是饮食紊乱、月经紊乱和骨质疏松。

1. 饮食紊乱 包括严重的饮食障碍和不典型的饮食紊乱两种，其中严重的饮食障碍主要

NOTE

指神经性厌食、神经性暴饮暴食和神经性贪食；不典型的饮食紊乱指有长期饮食混乱行为，但症状未达到以上三种病征的诊断标准。饮食紊乱可引起一系列危害，主要包括：循环系统出现心动过缓、血压过低、心电图异常等；内分泌系统出现低血糖、性激素水平下降、月经紊乱及闭经、骨质疏松等；消化系统出现便秘、胃胀等；心理出现自信心降低、焦虑、抑郁、甚至自杀等；也可引起体温调节困难及一些皮肤病症状。

2. 月经紊乱 月经紊乱可以出现经期的提前或延后、经量的减少，闭经是其最常见的形式，包括原发性闭经和继发性闭经。原发性闭经指女孩 16 岁尚无月经来潮，无论其是否有青春期第二性征发育；或 14 岁无月经初潮，且青春期第二性征不发育。继发性闭经指女孩已有月经初潮，月经停止 6 个月以上，或至少停经 3 个自身生理月经周期。月经紊乱也可引起一系列危害，主要包括：多种激素出现异常，如雌激素和黄体酮下降、皮质醇升高、甲状腺素下降、催乳素升高，软组织损害且不能完全修复、骨形成抑制、骨吸收加强，免疫系统和甲状腺功能受抑制，心、肾功能不良。

3. 骨质疏松 主要表现为慢性腰背部疼痛、骨骼微小变形，以及易出现应力性骨折等。

（三）理化检查

1. 体重 体重持续下降是诊断女运动员三联征的重要依据之一。

2. 血压 可引起血容量灌注不足，使血压低于 90/140mmHg。

3. 心电图变化 可引起心动过缓，亦可出现房室传导阻滞。

4. 血液检查 血糖检查可见低血糖；性激素检查可出现雌激素和黄体酮下降、皮质醇升高、甲状腺素下降、催乳素升高；电解质检测检查可见低钙血症。

（四）影像学检查

月经紊乱可辅以排卵前卵泡直径超声波检查来判断月经是否正常。

骨质疏松可通过骨密度测定判断，而骨密度测量技术包括双能 X 线骨密度测量（DXA）、四肢 DXA（pDXA）和定量 CT（QCT）等。

（五）其他检查

月经紊乱可辅以子宫内膜活检来判断月经是否正常。

饮食紊乱可辅以问卷调查，并结合能量摄入和能量消耗检测做出相应诊断。

三、处理

（一）一般处理

增加能量的摄入，饮食结构合理化，做到高蛋白质、高维生素及低脂饮食，养成良好的饮食习惯。骨质疏松者可摄入富含钙和维生素 D 的食物，适当增加富含植物激素食物。合理安排运动量和运动时间，高强度、大运动量运动员出现上述症状应降低运动强度和运动量，直至月经周期恢复正常。

（二）治疗

1. 西医药物治疗 饮食紊乱出现神经性贪食可使用抗抑郁药物进行干预；对无法减少运动量的闭经运动员，可选用口服雌激素进行替代治疗；对于骨质疏松患者可口服抗骨质疏松药或使用雌激素替代疗法。

2. 中医传统疗法 选择针灸、中药等中医传统疗法治疗闭经，如针刺关元、三阴交、合谷、肾俞等腧穴，或服用大补元煎、左归丸、膈下逐瘀汤、温经汤等方剂。

3. 康复治疗 各种康复训练方法及治疗手段在女性运动员三联征中的合理应用疗效明显。对饮食紊乱的患者，可进行康复心理干预，通过行为和认知矫正训练，改善饮食结构和饮食习惯；对闭经的患者，可使用直流电疗法、超音频电疗法、阴道或直肠腔内疗法、蒸汽疗法、中药灌肠治疗配合微波疗法等，均可取得显著的效果；对骨质疏松的患者，可采用低频脉冲磁场、短波、超短波及温热疗法等，改善骨代谢和骨重建，也可通过运动疗法如快走、登台阶等，刺激骨形成并抑制骨吸收，从而促进骨重建。

四、预防

1. 制定健康食谱 依据运动项目及个人情况制定严格的健康食谱，对女性运动员的饮食情况严密监控，发现问题后及时做出调整和解决。

2. 定期筛查 对女性运动员应定时进行三联征筛查，主要涉及月经史、饮食营养记录、身体形象等，一旦发现问题应及时纠正。

3. 心理疏导 做好心理疏导工作，避免出现运动精神紧张。

4. 健康教育 树立正确的健康观和审美理念，不盲目追求低体重。

第九节 运动性猝死

世界卫生组织将运动性猝死（exercise athletic sudden death）定义为在运动过程中或运动后24小时内发生的非创伤性意外死亡，国内外大多数学者倾向于将猝死的时间限定在发病1小时内。运动性猝死具有发病急、病程短、病情重、难救治等特点，多见于中长跑、短跑、足球、篮球、排球、网球和自行车等运动项目。

一、发病原因和机理

（一）心脏器质性病变或心血管结构异常

遗传性心血管疾病，如马方综合征，病变累及全身结缔组织，主动脉因结缔组织缺乏而表现为主动脉扩张、二尖瓣脱垂、主动脉夹层、主动脉瘤形成；先天性心血管疾病，如房间隔缺损、室间隔缺损、冠状动脉畸形等；缺血性心脏病，如冠状动脉粥样硬化、肥厚性心肌病、病毒性心肌炎等；获得性心脏瓣膜疾病，如主动脉瓣狭窄、主动脉反流等。激烈运动时，由于心脏器质性病变或心血管结构异常，导致心肌急性供血不足，或冠状动脉急性梗死，或心电传导系统紊乱，进而诱发运动性猝死。

（二）心律失常

严重的心律失常可导致心率异常，或房室传导阻滞，引起心脏泵血功能丧失，或心跳停搏而导致猝死发生。如先天性长 Q-T 间期综合征，Q-T 间期大于 0.4~0.5 秒，可引起心脏活动骤停，在运动过程中猝死风险很高；预激综合征常出现室上性心动过速，当附加通路的不应期过短（小于 0.2 秒）时，患者将出现心率过快和猝死的风险。

（三）运动超负荷

在进行高强度过量运动时，儿茶酚胺骤然增加，引起交感、副交感神经平衡失常及心肌细胞钙离子、钾离子、钠离子变化，出现心肌代谢性坏死，并引起冠状动脉痉挛，心肌缺血缺氧，诱发心律失常或心肌梗死，进而出现心脏停搏，导致运动性猝死的发生。运动猝死的危险性随运动强度的提高和运动时间的增加而上升。

（四）心理应激

比赛、测试时，容易出现情绪应激，如过度紧张、冲动、恐惧等，引起儿茶酚胺类水平升高，使恶性心律失常或心肌梗死出现，从而诱发运动性猝死。同时在激烈的比赛过程中，强烈的战胜欲和表现欲掩盖了超负荷下的疲劳感和疼痛感，使机体在不知不觉中出现超负荷运动，进而诱发运动性猝死。

（五）药物滥用

运动员为提高运动成绩，违规使用刺激剂，这类药物抑制机体自然警报系统，减轻剧烈运动引起的痛苦，增强自信心，提升运动耐力和力量，但这些药物可在异常兴奋运动神经的同时，使机体的疲劳感消失，导致心脏负荷增加，冠状动脉血管痉挛，机体耗竭，进而诱发运动性猝死。这类药物可使机体由极度兴奋转为深度抑制，诱发呼吸和循环衰竭，引起心脏衰竭使运动性猝死发生。

（六）其他因素

性别、年龄、气候、时间等因素对运动性猝死均具有一定的影响。如男性不足 30 岁的人群发病率较高，夏季易出现中暑而循环衰竭，早晨清醒后 2~3 小时或上午 9~11 时运动性猝死发生较多，伤病后、过度劳累、睡眠不足参加运动时更易发生运动性猝死等。

二、诊断

（一）临床表现

1. 发病特点　多为突然发病，迅速死亡。男性多于女性；好发年龄较小，多在 30 岁以前；与运动项目有关，马拉松、公路自行车发病率最高，其次是球类，再次是举重等；在耐力项目中，终点后死亡发生率较高；非运动员多死于心肌梗死，而运动员多死于潜在性心脏病；竞赛时猝死发生率高于训练时。

2. 临床表现　运动性猝死的先兆主要有明显的疲乏感、短暂眼黑、眩晕、心慌、面色灰白、心悸、呼吸困难、大汗淋漓、血压下降、神志异常等，随后突然昏迷、意识不清、呼吸停止、心搏骤停、脉搏消失、紫绀、痉挛、瞳孔散大。如不及时抢救，则可迅速死亡。

（二）辅助检查

猝死时心电图常以一直线表示。

三、处理

（一）现场急救

1. 一般处理　立即吸氧，就地仰卧，松开衣领和腰带，保持呼吸道通畅，放低头部，抬高下肢并做向心性按摩。

2. 观察生命体征　密切观察体温、脉搏、呼吸、血压等生命体征的变化。

3. 心肺复苏 立即施行心肺复苏术。

（二）中医处理

1. 中药治疗 元气大亏，症见面色苍白、呼吸微弱、脉微细欲绝者，用独参汤益气固脱；阳气欲脱证，症见手足逆冷、冷汗暴脱、呼吸微弱、脉微者，用参附汤回阳固脱。

2. 针刺治疗 针刺或掐水沟、合谷、中冲、十宣、涌泉等穴，用强刺激。

四、预防

完全杜绝运动中猝死发生是不可能的，因为有些患者潜在的心血管疾病直至死亡时才表现出来。但积极的预防措施有其重要的意义。

1. 认真做好体育训练和比赛的医务监督。在学生中开展体育活动要根据青少年的生理特点合理安排运动量和运动强度。

2. 在竞赛前对于没有运动经历和运动习惯的人应进行必要的体格检查，特别是心血管系统的检查，注意询问病史、运动史和家族史。

3. 运动中曾有过心前区不适、上腹部疼痛、呼吸困难、面色苍白、大汗淋漓等症状者，要予以特别注意。

4. 运动中或后曾有过晕厥、意识丧失的人，应注意是否与心脏病有关，需请专科医生会诊，在问题尚未查清之前，应禁止从事剧烈运动。

5. 长距离赛跑及剧烈比赛时要有医务人员在场并准备必要的急救设备。长距离跑结束后，不要迅速停止活动或就地卧倒，避免由于重力性休克引起回心血量不足，或突然卧倒后回心血量突然增加而引起心脏扩张，进而影响心肌的供血供氧。

6. 定期进行体格检查。体检异常者，应包括心电图、24 小时心电图、运动负荷心电图及超声心动图的监测检查。有心脏疾患者应在医生指导下进行合理锻炼，一般应禁止参加剧烈活动或比赛。

7. 在伤后、病后、发热或急性感染期间及恢复期，应避免剧烈运动。运动量和运动强度要逐渐增加，禁止带伤、带病参加剧烈运动。

8. 自觉抵制药物滥用。

【复习思考题】

1. 如何预防过度训练综合征？

2. 过度紧张综合征的分型有哪些？

3. 简述晕厥的发病原因？

4. 如何根据疼痛性质对运动性腹痛部位进行判断？

5. 运动性贫血外周血象检查的诊断标准是什么？

6. 肌肉痉挛的典型临床表现有哪些？

7. 什么是女运动员三联征？

8. 运动性猝死如何进行现场急救？

NOTE

第五章 运动损伤

第一节 运动损伤的病理基础

运动损伤是指人们在体育运动中发生的各种损伤，包括软组织损伤、骨折和关节脱位等，其中尤以肌肉、肌腱、韧带、关节囊等软组织及关节软骨的损伤为常见。为了能够及时、正确地做出处理，最大程度恢复伤者原有运动功能，使其早日重返训练及比赛场，我们必须对运动损伤的病理及修复过程有所了解。绝大多数运动损伤是由于机械力所致。当一定强度（或长期低强度）的机械力直接或间接作用于人体时，可引起组织细胞损伤，发生局部的或全身的一系列病理变化，其中以局部反应为主。下面分别介绍软组织损伤、骨折及软骨损伤的病理变化及修复过程。

一、软组织损伤的病理变化与修复

（一）急性损伤

人体组织受到较大强度的作用力会立即损伤，伤部组织发生破损、撕裂或断裂，小血管破裂出血，出现淤血或血肿。出血停止后，坏死组织被蛋白酶分解，其产物使局部小血管扩张、充血、血管壁通透性增高，血液中的液体、蛋白及白细胞渗出血管，形成渗出液。同时，由于伤后淋巴管发生损伤性阻塞，渗出液无法由淋巴管运走，发生局部水肿。肿胀对神经产生压迫和牵扯性刺激可使疼痛进一步加剧。组织损伤和局部疼痛可引起保护性反射，使局部出现功能障碍。上述病理变化在外表现为红、肿、痛、热等局部炎性反应和功能障碍。

坏死组织被分解成为很小的碎片或完全液化，液化的坏死组织由淋巴管或小血管吸收，小碎片则被白细胞吞噬消化。如果坏死组织未被完全吸收，或者出血较多，血肿与渗出液形成凝块，伤处周围长出的肉芽组织（主要为新生的毛细血管和成纤维细胞所组成）可伸入其中，将其吸收和取代。随着坏死组织被清除，邻近健康细胞发生分裂，产生新的细胞和组织来补充、代替那些缺损的细胞和组织，使受到破坏的组织得以修复，这种修复过程称为再生。

损伤的愈合是通过组织再生来实现的。如果再生的组织在结构和功能上与原来的组织完全相同，称为完全再生；如果缺损的组织不能完全由结构和功能相同的组织来修补，而是由肉芽组织来代替，最后形成瘢痕，则称为不完全再生。损伤后组织能否完全再生，这与组织的再生能力和损伤程度有关。组织再生能力强而且损伤小，可以完全再生；反之则为不完全再生（瘢痕修复）。人体各组织具有不同的再生能力，其中上皮组织、结缔组织、小血管和骨的再生能力较强，肌肉、软骨的再生能力较弱，中枢神经的神经细胞缺乏再生能力（神经纤维可以再生，但必须神经细胞完整）。组织的再生修复受全身和局部因素的影响。从全身来看，年龄小、营养足、身体功能状态好，组织再生修复较好；反之较差。从局部来看，伤部血液供应好、无感染，再生修复较好；否则较差。

（二）慢性损伤

当组织受到压迫、牵拉或摩擦时可以引起微细损伤，使小部分细胞遭到破坏，并产生反应性炎症与组织再生。由于这种微细损伤临床征象不明显，运动员往往继续正常训练。这时运动负荷对正常组织来说是生理性的，而对受到微细损伤而未修复的组织却是超负荷的，如此下去，微细损伤不断积累而加重，形成劳损。

劳损的病理变化主要分为退行性改变与增生性改变。受伤组织发生类脂变性（细胞浆内出现脂肪滴）、玻璃变性（细胞内或间质中出现均匀的玻璃样蛋白物质）、颗粒变性（细胞内出现许多蛋白性细颗粒，同时细胞肿胀）或肌浆溶解等各种变性，可出现细胞增殖与纤维组织增生、小血管壁增厚、管腔变窄。此外，有的受伤组织还可发生病理性钙化、骨化生或软骨化生，在外表现为组织弹性差，有硬结，局部发硬、变厚。伤员自感伤部酸胀、疼痛，充分活动后疼痛减轻或消失，训练后疼痛再次出现。若小血管损害严重，影响血液循环，造成局部缺血，则组织温度下降。若产生血栓，阻断血流，则可引起组织坏死，这时伤员除疼痛加重外，局部肤温下降。

二、骨折的病理变化与再生

骨折是较为严重的一种运动损伤。它主要是在暴力的直接或间接作用下，骨或骨小梁的完整性或连续性被破坏。骨的再生能力很强，故骨折后需要及时且良好地对位与固定，并通过骨的再生完全修复。骨折的病理变化与再生过程如下：

1. 血肿形成 骨折时，骨组织破坏的同时还伴有周围软组织的损伤与断裂。骨组织和骨髓及附近软组织中都富含血管。骨折时两断端的骨组织、骨髓及其附近软组织中的小血管断裂出血，血液填充断端的间隙及其周围组织，形成血肿。骨折1~2天，断端附近的骨细胞和骨髓造血细胞等因受伤和缺血而坏死。在血肿和坏死发生的同时，局部可出现无菌性炎性反应。

2. 纤维性骨痂形成 骨折后2~3天，邻近断端的骨内膜和骨外膜出现增生的成纤维细胞和新生的毛细血管，它们逐渐弥合，沿着血肿外围向骨折线推进，随着血肿的机化，逐渐填充并桥接骨折的断端，继而发生纤维化形成纤维性骨痂。这一过程需要2~3周。

3. 骨性骨痂形成 随着骨再生的进一步发展，骨母细胞生成的新生骨质（称类骨组织）不断发生钙盐沉着，逐渐形成编织骨，称骨性骨痂。纤维性骨痂内的软骨组织也发生钙盐沉着而引变成为骨组织，参与骨性骨痂的形成。骨性骨痂由于其细胞的来源有骨外膜和骨内膜及骨髓之不同，骨痂形成的部位也有内外之别，可分为外骨痂（骨外膜骨痂）和内骨痂两种。当内外骨痂和桥梁骨痂完全融合并完全骨化时，骨折便顺利达到临床愈合。这一过程需要4~8周。但这种编织骨的结构不够致密，骨小梁排列比较紊乱，功能也不够完善。

4. 骨痂改建和再塑 随着肢体的运动和负重，为适应力学需要，骨痂中的骨小梁重新排列，不需要的骨痂通过破骨细胞的作用而消失，骨痂不足的部位通过膜内骨化而补足。最后骨折的痕迹完全消失。排列不规则的编织骨进一步改建成为板层骨，在破骨细胞的骨质吸收和成骨细胞新骨质形成的协调作用下，皮质骨和髓腔的正常关系可重新恢复。

三、软骨损伤的病理变化与修复

软骨由软骨组织及其周围的软骨膜组成，主要包括透明软骨（如关节面软骨）、纤维软骨（如半月板、椎间盘、腕三角纤维软骨盘）和弹性软骨（如耳郭）三种类型，运动中皆可损伤。软骨尤其是远离软骨膜及软骨下骨的部位一般无血液供应，主要靠吸收关节液获取营养。关节面软骨负载时，尤其是较长时间的静力负荷有利于将软骨内代谢废物排出，而卸载时则吸收营养，因此负载和卸载循环对维持关节面正常代谢十分重要。然而由于关节软骨较弱，常承受不住单次或反复的较大冲击性应力，这是运动员日后骨关节损伤发病率高的重要原因，如关节扭挫伤、脱位等常可伤及软骨。通常关节面损伤后并不会引起出血或启动炎症反应，损伤邻近部位的软骨细胞虽可增生，但由于被包裹并不能迁移入缺损部位，因此无血供的软骨缺损部位几乎不能修复，且损伤后最终可发展为骨关节炎。当关节面软骨损伤波及软骨下骨时，则在伤后 6~8 周可通过成纤维细胞迁移修复缺损区，但纤维性修复不能像正常关节面那样具有耐磨损与缓冲应力功能，也易引发骨性关节炎。

第二节　运动损伤的急救与处理

一、运动损伤的急救

运动损伤的急救是在运动现场对伤员采取紧急的、临时性的处理。运动损伤的急救是为了保护伤者生命安全、减轻痛苦、避免再次损伤及预防并发症，为伤者的转运及进一步充分治疗创造有利条件。若急救处理不当，往往会延误病情，加重损伤，影响伤者的转运和治疗，甚者还会致残、致死。常见的运动损伤急重症有休克、心跳呼吸停止、出血、闭合性软组织损伤、骨折和关节脱位等。

（一）休克的急救与现场处理

休克是机体受到各种有害因素的侵袭而导致有效循环血量锐减，主要器官组织血液灌流不足所引起的严重全身性综合征。

1. 休克的原因　休克的产生原因很多，运动损伤中并发的休克主要是创伤性休克，多为严重创伤（多发性骨折和脊髓损伤）引发的剧烈疼痛，其机理是神经反射使周围血管扩张，血液分布范围增大造成相对的血容量不足。其次为出血性休克，由于损伤引起体内外出血，导致有效循环血量减少而引起。

2. 休克的临床表现　休克初期患者伤者表现为轻度烦躁不安、脉搏快、体温和血压正常或稍高、脉压及尿量减少等，此时若积极抢救，可转危为安。随后伤者精神由烦躁不安转为精神委靡、表情淡漠、反应迟钝，甚至意识模糊或昏迷，皮肤苍白湿冷，口唇指端发绀，脉搏细速，血压下降，严重者血压测不出，少尿或无尿。若皮肤、黏膜出现瘀斑或消化道出血，则提示病情已发展至弥散性血管内凝血阶段。若伤者呼吸困难并发绀者，则可能发展成呼吸窘迫综合征。

3. 休克的现场处理　应迅速使伤员平卧安静休息。采取头和躯干抬高 20°～30°、下肢抬高 15°～20°体位，以增加回心血量。松解衣物，保持呼吸道通畅，清除伤者口中分泌物或异物，对患者要保暖，但不能过热，以免皮肤血管扩张，导致血管床容量增加，使回心血量减少，影响重要器官的血流灌注和增加氧耗。在炎热环境下要注意防暑降温，同时尽量不要搬动伤员。若伤员清醒，可喂其淡盐水。若患者昏迷，可将其头部侧偏，必要时进行给氧和人工呼吸，并针刺或指掐水沟、百会、合谷、内关、足三里和涌泉等穴位。与此同时，应积极去除病因，如大出血引起的休克应立即采取有效方法止血；因外伤或骨折等剧烈疼痛引起的休克应给予镇痛剂和镇静剂，以减少伤员痛苦，防止休克加重。骨折脱位者应对伤部进行适当固定。以上是一般的抗休克措施。由于休克是一种严重的会危及伤员生命的病理状态，因此，在急救的同时应迅速转运至医院行进一步处理。

（二）心肺复苏术

人体受到意外的严重损伤（如外伤或溺水）可导致呼吸和心跳骤然停止，如不及时抢救，伤员会有生命危险，此时现场急救的最重要措施就是心肺复苏术。心肺复苏术按照 CABD 的顺序进行，即胸外心脏按压（compression）、开放气道（airway）、人工呼吸（breathing）、心脏除颤（defibrillator）。首先进行 30 次心脏按压，随即气道开放，并进行 2 次人工呼吸，然后成人按 30∶2（儿童为 15∶2）循环进行心脏按压和人工呼吸，每 5 个循环（约 2 分钟）检查颈动脉搏动一次（少于 10 秒），直至呼吸、心跳恢复。如有除颤器则尽早使用。

1. 人工呼吸　人工呼吸方法中最简单便捷的就是口对口吹气法，它可维持机体的气体交换，改善缺氧状态，并排出二氧化碳，为恢复自主呼吸创造条件。

（1）**方法**　伤员取仰卧位，松解其领口、衣服和裤带，头部尽量后仰，使口张开，尽快清除口腔内的分泌物或异物，如有义齿应取出，若舌后坠则需将其拉出；施救者一手虎口托起伤员下颌，另一手将伤员鼻孔捏住，以防漏气，然后深吸一口气，紧贴伤员口部吹入，使其胸部上抬。吹毕立刻松开伤员鼻孔，使其胸廓和肺部自然回缩而将气排出，如此反复进行，每分钟吹气 10～12 次。

（2）**注意事项**　①人工呼吸开始时每次吸气应尽量多吸气，吹气时必须用力，10～20 次后可逐渐减少吹气量；此法操作者易疲劳，故两人或多人轮流进行较好。②抢救一旦开始就要连续进行，不能间断，直到伤员恢复呼吸或确认死亡为止。

（3）**有效指征**　吹气时胸廓扩张上抬，吹气过程中可听到肺泡呼吸音。

2. 胸外心脏按压　一般只要伤员意识丧失，颈动脉或股动脉搏动消失，以及心前区心音消失，即可诊断为心脏骤停。急救的首选方法是胸外心脏按压。此法可通过按压胸骨下端而间接压迫心脏，使血液流入大动脉，建立有效的血循环，为心脏自主节律的恢复创造条件。

（1）**方法**　使伤员处于去枕仰卧位，胸下垫胸外按压板，操作者立于（或跪于）伤员一侧，或骑跪于伤员髋部，一手掌根部置于按压部位（胸骨中下 1/3 交界处），另一手平行重叠于该手手背上，手指交叉并拢，肘关节伸直并借助体重将胸骨中下段向脊柱按，压后迅速将手放松使胸骨自行弹回原位，如此反复操作，按压时间与放松时间大致相同，频率应达到至少 100 次/分。

（2）**注意事项**　压迫部位必须在胸骨中下段，不可压迫剑突；用力方向应对准脊柱，不可偏斜；按压力量以能扪及大动脉搏动为度，不宜过轻或过猛，以免造成无效按压或发生肋骨骨折、气胸及内脏损伤等并发症。

（3）有效指征 按压时在颈动脉应摸到搏动；面色、口唇、指甲床及皮肤色泽转红；扩大的瞳孔逐渐缩小；呼吸改善或出现自主呼吸。

（三）出血的处理

正常情况下，血液只存在于心脏、血管内，如果血液从血管或心腔流出到组织间隙、体腔或体表，称为出血。

1. 出血的分类

（1）根据损伤血管的种类分 ①动脉出血：血色鲜红，血液像喷泉样流出不止，短时间内可大量出血，易引起休克，危险性大。②静脉出血：血色暗红，出血方式为流水般不断流出，危险性小于动脉出血，但大静脉出血也会引起致命的后果。③毛细血管出血：血色红，多为渗出性出血，危险性小。临床上所见的出血，多为混合性出血。

（2）根据受伤出血的流向分 ①外出血：体表有伤口，血液从伤口流到身体外面，这种出血容易发现。②内出血：体表没有伤口，血液不是流到体外，而是流向组织间隙（皮下肌肉组织），形成淤血或血肿；流向体腔（腹腔、胸腔、关节腔等）和管腔（胃肠道、呼吸道）形成积血。由于内出血不易发现，容易发展成大出血，故危险性很大。运动损伤出血以外出血多见。

2. 常用止血法 正常健康成人的血液总量为自身体重的 7% ~ 8%。骤然失血达总血量的20%，就会出现头晕、口渴、面色苍白、全身乏力等一系列急性贫血的症状。若出血量超过全身血量的 30% 就会导致失血性休克而危及生命。因此，及时有效地止血非常重要。常用的外出血临时止血法有以下几种。

（1）冷敷止血法 用于急性闭合性软组织损伤早期，将冰袋敷于损伤部位，具有止血、止痛、消肿作用，常与加压包扎和抬高伤肢配合应用。

（2）加压包扎法 用于小动脉和静脉损伤出血。先将无菌敷料覆盖伤处，外加纱布垫压，再用绷带包扎。包扎压力应均匀，以能止血但不影响肢体远端血运为度。包扎后应抬高伤肢，以利于静脉回流。

（3）抬高伤肢法 用于四肢小静脉和毛细血管出血。方法是将患肢抬高，使出血部位高于心脏，降低出血部位血压，达到止血效果。此法在动脉或较大静脉出血时，仅作为一种辅助方法。

（4）指压止血法 此法适用于头部和四肢某些部位的动脉大出血。方法为在出血动脉上方，用拇指或其余四指将出血动脉压迫在相应骨面上，以阻断血流。这是最简便有效的出血急救方法，但只能作为止血的临时应急措施。

（5）止血带止血法 此法适用于四肢动脉大出血。先在要用止血带的部位（伤处近心端）用毛巾垫好，将止血带的一端留出一部分，并用一手的示指、中指夹住靠在毛巾垫上，另一手将止血带适当拉紧拉长，绕肢体 2~3 圈（压在留出的那一部分止血带上）后，将残留端夹在示指、中指间拉出即可。使用注意事项：①止血带不能直接缠绕在皮肤上，应以毛巾作为衬垫隔开。②止血带缠绕压力要合适，一般以不能摸到动脉搏动或出血停止为度。③每隔 1 小时放松 2~3 分钟（图 5 –1）。

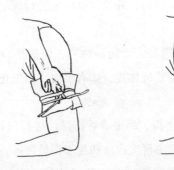

图 5-1 止血带止血法

(四）急性闭合性软组织损伤的现场处理

根据伤口是否与外界相通，软组织损伤可分为闭合性损伤和开放性损伤。体育运动中的损伤多属于闭合性损伤，约占运动损伤的 70%。急性闭合性软组织损伤主要是由于瞬间遭受高强度钝力作用，肌肉猛烈收缩，关节活动超越正常范围引起。常见的闭合性损伤有挫伤、拉伤和扭伤。

1. 临床表现 主要有伤部肿胀、疼痛、皮肤瘀斑及肢体功能障碍等，部分患者可有局部红、肿、热、痛等症状体征。挫伤多发于大腿、小腿及头部等部位，多见于篮球、足球、体操和武术等项目运动员。拉伤多发于大腿后肌群、腰背肌、小腿腓肠肌和上臂肌等，多见于短跑、跨栏、跳远和体操等项目。扭伤多发于踝关节和膝关节等部位，多见于球类和田径项目。

2. 急救处理 在闭合性软组织损伤发生后，需要立即进行紧急处理，可以防止二次伤害，并能有效缩短伤口愈合时间。急救处理应遵循 PRICE 原则，即：保护（protection）、休息（rest）、冰敷（ice）、压迫（compression）、抬高（elevation）。按照 PRICE 的顺序正确处理伤处可以减少伤害，起到消肿止痛的作用。具体方法如下：

（1）保护 运动伤害发生时，应立即停止活动、保护受伤的部位，避免受伤部位二次受伤或负重。同时将伤员转移到运动场地外的安全地带。

（2）休息 在受伤后进行充分的休息能够保护肌肉、韧带、肌腱和其他软组织，防止伤势恶化。

（3）冰敷 冰敷可以在短时间内起到止血、消肿、止痛及缓解肌肉痉挛等作用。冰敷时常用冰袋冷敷或冰按摩法。切勿将冰块直接放置在皮肤表面（冰按摩等非静止冰敷除外），单次冰敷不得超过 20 分钟，冰敷时间过长可能损伤皮肤或导致冻伤。最佳冰敷方法是每敷 15 分钟后将冰袋拿开，让皮肤充分回暖后再进行下次冰敷。冰敷的范围需视伤势的严重性而定，若患部持续肿胀，冰敷可较长时间应用。

（4）压迫 受伤后可以通过多种压迫方法止血消肿，最简单有效的方法是缠绕弹性绷带。压迫可与冰敷同时进行，即将冰袋用绷带包裹固定在伤处。

（5）抬高 将伤肢抬高，高于心脏平面，以促进血液回流，减轻肿胀和疼痛。上肢可借助软垫或吊腕带实现抬高，下肢应尽量使受伤区域高于臀部。此法应在受伤后的第一个 48 小时内开始应用，持续时间越长效果越佳。

（五）骨折的急救

骨折是指骨的完整性和连续性遭到破坏。骨折在运动训练或比赛中经常发生，以闭合性骨折多见。运动损伤后，应判断是否发生骨折，并及时准确地进行现场急救处理，为后续康复治疗创造有利条件。

1. 急救原则　骨折患者的急救原则是主要防治休克，保护伤口，固定骨折。即在发生骨折时密切观察。如有休克存在，则首先是抗休克；如有出血，应先止血，然后包扎好伤口，再固定骨折。

2. 骨折的临时固定　骨折时，用夹板、绷带将骨折部位进行包扎固定，使伤部不再活动，称为临时固定。其目的是减轻疼痛，避免再次损伤和便于伤员转运。

临时固定时应注意以下事项：①骨折固定时不要无故移动伤肢。为暴露伤口，可剪开衣裤、鞋袜，对大小腿和脊柱骨折，应就地固定，以免因不必要的搬运而增加伤员的痛苦和伤情。②固定时不要试图整复，如果畸形很厉害，可顺伤肢长轴方向稍加牵引。开放性骨折断端外露时，一般不宜还纳，以免引起深部污染。③固定用夹板或托板的长度、宽度应与骨折的肢体相称，其长度必须超过骨折部的上、下两个关节，如没有夹板和托板，可就地取材（如树枝、木棍、球棒等），或将伤肢固定在伤员的躯干或健肢上。夹板与皮肤之间应垫上棉垫、纱布等软物。④固定的松紧要合适、牢靠，过松则失去固定的作用，过紧会压迫神经和血管。四肢固定时，应露出指（趾）端，以便观察肢体血运情况。如发现异常（如肢端苍白、麻木、疼痛、变紫等）应立即松开重新固定。

（六）关节脱位的急救

关节脱位是指组成关节的骨端关节面脱离正常的位置，发生关节功能障碍。关节脱位在体育运动中以肩关节前脱位和肘关节后脱位最为常见。大多是由于间接外力所致，如摔倒后用手撑地，引起肘关节或肩关节脱位，这在田径、球类、体操等项目中时有发生。也有少数为直接暴力引起。

1. 临床表现　受伤关节疼痛和压痛、局部肿胀、关节功能丧失、关节畸形等，X线检查可了解脱位的方向和程度，以及有无并发骨折。

2. 急救　关节脱位的急救原则是抗休克、复位和固定。在关节脱位或合并其他损伤时，伤员可能因为剧烈疼痛或大量失血而出现休克，因此，急救时要注意预防休克的发生。在保证生命安全的前提下，要尽快对脱位关节进行复位，如果复位不及时，关节内血肿会机化而发生关节粘连，使复位难度增加。脱位后尽早进行整复不但容易成功，而且有利于关节功能的恢复。若不能及时复位，则应立即用夹板和绷带在关节脱位所形成的姿势下进行临时固定，并尽快送医院处理。肩关节脱位的临时固定方法：可用大悬臂带悬挂伤肢前臂于屈肘位。肘关节脱位的临时固定方法：最好用铁丝夹板弯成合适的角度，置于肘后，用绷带固定后再用大悬臂带悬挂起前臂。如无铁丝夹板，可直接用大悬臂带固定伤肢。若现场无三角巾、绷带、夹板等，可就地取材，用头巾、衣物、薄板、竹板、大本书籍等作为替代物。

二、运动损伤的常用处理方法

运动中一旦发生损伤，应立即根据伤情迅速采取必要的处理措施。运动创伤的处理是否及时、正确，不仅关系到损伤组织的修复程度，还直接影响伤员日后运动能力的恢复。

（一）物理因子治疗

物理因子治疗是利用电、光、声、磁、冷、热、水等物理因子作用于机体，通过神经、体液、免疫等调节机制，达到预防、保健、治疗和康复的作用。随着理疗技术及设备的迅速发展及在临床的广泛应用，物理因子治疗已成为运动损伤康复的重要手段。在运动损伤的康复治疗中，物理因子可以起到抗感染、消肿、镇痛、促进组织愈合、松解粘连及延缓肌肉萎缩等重要作用。

1. 电疗法

（1）低中频电疗法 较为常用的有经皮电刺激神经疗法、调制中频电疗法和干扰疗法。低中频电疗法具有显著的改善血液循环、缓解疼痛的作用，可用于治疗各种韧带关节扭伤、肌肉拉伤、腰痛和骨关节痛等，其中调制中频电疗法和干扰电疗法还可用于增强肌力、改善肌肉营养。

（2）高频电疗法 高频电具有热效应和非热效应。无热量的超短波对于急性损伤后及术后早期具有抗感染、消肿止痛及促进组织愈合等作用，微热量的短波、厘米波及分米波疗法可广泛使用于各种损伤后的中后期治疗。

2. 冷疗法 冷疗法主要通过降低组织温度使周围血管收缩，减少局部血流量及伤部充血现象，减慢周围神经传导速度，因而具有止血、退热、消肿和镇痛等作用。常用方法有冷敷、冷吹风、冷气雾喷射及冰按摩法。冷疗法在运动损伤中主要用于急性闭合性组织损伤的早期，而冰按摩法也可用于损伤的中后期和慢性损伤。冷疗期间应严格控制时间，并注意局部组织情况，如发现皮肤麻木应停止使用，防止组织冻伤。

3. 温热疗法 温热疗法可使局部血管扩张，改善血液和淋巴循环，提高组织新陈代谢。缓解肌肉痉挛，促进淤血和渗出液的吸收，加速坏死组织的消除。因而有消肿、镇痛、解痉、松解粘连和促进损伤愈合的作用。适用于急性闭合性软组织损伤的中后期及慢性损伤。最简便易行的温热疗法是热敷法，可采用温水、石蜡、沙砾、中草药等作为热介质，其次也可采用中药熏洗法。应用温热疗法时要注意避免发生烫伤，如有皮肤过敏者应停止治疗。

4. 超声波疗法 临床常用的超声波频率为 $800 \sim 3000kHz$。超声波具有机械作用、温热作用和理化作用，作用于机体时具有以下生理作用和治疗作用：①升高组织温度，改善局部血循环和营养，提高局部 pH 值，促进水肿吸收和炎症消散。②增强组织代谢及再生能力，促进组织修复。③软化瘢痕、松解粘连。④抑制感觉神经兴奋性，降低神经传导速度，缓解疼痛。适用于各种亚急性和慢性运动损伤的康复治疗。

5. 光疗法 可用于运动损伤的光疗法主要有红外线疗法、激光疗法和紫外线疗法。红外线的热作用具有较好的促进血液循环、消肿止痛、缓解肌肉痉挛等治疗作用，适用于陈旧性损伤和慢性劳损。低强度激光具有显著的生物刺激作用，有止痛、促进组织生长修复及加速伤口愈合等作用，特别适用于肌肉、肌腱、韧带疾病和损伤的治疗。紫外线具有较好的杀菌、抗感染及促进上皮组织生长修复的治疗作用，可用于伤口感染及伤口愈合迟缓。

6. 磁场疗法 磁场可通过调节机体生物磁场、产生感应微电流、刺激经络穴位及神经体液调节等机制起到消肿、抗感染、镇静、镇痛、软化瘢痕及促进骨折愈合等多种治疗作用。常用的磁疗法有贴敷疗法、旋磁治疗、电磁疗法及震动磁疗法等。常用于软组织损伤、骨折及术后疼痛等的康复治疗。

（二）药物治疗

1. 中药治疗 中医学认为，伤后气血凝滞，欲治其痛，先行其瘀；欲消其肿，必活其血。

NOTE

同时又指出"不通则痛""通则不痛"。因此，行气活血法则贯穿于运动损伤中医治疗中的各个环节和阶段。中医整体观认为，人是一个有机的统一体。局部损伤会影响整体功能状态，而全身状况又会影响局部损伤的愈合与功能恢复。因此，要根据伤情、体质、年龄及性别确定治疗方案，一般遵循局部治疗与整体治疗相结合、外治与内治相结合的原则。内治法有丸、散、汤、丹、酒等各种方剂；外治法有外敷、外搽、外贴及熏洗等。

损伤初期伤处因组织断裂、伤部出血及体液渗出致使皮下淤血、肿胀而引起疼痛，治宜活血化瘀、行气止痛，可内服复原活血汤，配合活血化瘀、行气止痛类药物局部外敷。损伤中期伤处出血已停止，局部肿胀和炎性反应依然存在，肿胀、疼痛有所减轻，治宜和营止痛、舒筋活络。损伤后期伤处肉芽组织形成，最后形成瘢痕，或发生瘢痕收缩，引起关节功能障碍，治宜补益肝肾气血、温经活血通络，可内服金匮肾气丸，配合中药局部熏洗。

2. 西药治疗

（1）内服药　主要应用非甾体消炎药，此类药物由于具有抑制前列腺素合成酶的作用，故具有较好的镇痛效果。常用的药物有布洛芬和双氯芬酸钠缓释片。

（2）外用药　外用药包括外用皮肤消毒剂和外用消炎镇痛剂。常用皮肤消毒剂有75%酒精、碘酒、碘伏消毒液、生理盐水等。外用消炎镇痛剂主要成分为非甾体消炎药，采用一定的渗透技术，使其达到较深的治疗部位。代表药物有扶他林乳胶剂和芬必得摩擦膏等。

（3）注射剂　主要有肾上腺皮质激素类及麻醉类药物。肾上腺皮质激素类药物具有抗感染、抗过敏和免疫抑制作用，运动损伤治疗主要利用其抗感染作用。目前临床常用强的松、地塞米松和曲安奈德等。一般与1%~2%的普鲁卡因混合行痛点注射。常用于治疗创伤性滑囊炎、腱鞘炎、肌肉筋膜炎、肌肉拉伤、脂肪垫损伤等。由于此类药物有增加组织脆性的副作用，因而不宜直接将其注射于肌腱或韧带内，同一部位也不宜连续使用2次以上。此类药还能使关节软骨退变加剧，故患髌骨软骨病、足球踝、投掷肘的患者需慎用。麻醉类药物主要有1%利多卡因和1%~2%普鲁卡因。此类药物具有麻醉止痛、扩大药物弥散范围的作用，可用于运动损伤的检查和治疗。单纯使用上述药物常用于比赛前的临时止痛或损伤的鉴别诊断检查。与肾上腺皮质激素类、维生素B_{12}等药物混合使用，除镇痛外，还具有扩大药物作用范围的功效。因普鲁卡因存在过敏反应，使用前应注意进行皮试。

（三）传统康复治疗

中国传统康复疗法是以阴阳五行、藏象、经络、气血津液等为理论基础，以整体观和辨证论治为指导思想，采用中医方法对患者进行的康复治疗。经过数千年的实践和总结，已形成完整的治疗体系，在运动损伤康复治疗中常用的方法有推拿、针灸、拔罐等治疗方法。

1. 推拿治疗　推拿古称按摩、按跷，是指用手或肢体的其他部分（肘、膝、足等）以特定技巧或规范化动作在体表进行操作，通过功力作用于经络穴位或特定部位，以达到防治疾病、强身健体目的的治疗方法。推拿是运动性损伤的重要治疗手段，具有以下四方面治疗作用：①疏通经络、行气活血。②理筋散结，整复错位，润滑关节。③疏通狭窄，松解粘连。④加速功能恢复，缩短康复时间。推拿手法的种类很多，常用的有摆动类、摩擦类、振动类、挤压类、叩击类和运动关节类等。

2. 针灸治疗　针刺是利用不同的针具，通过一定的手法，刺激人体穴位；灸则是采用艾绒等药物以烧灼、熏熨体表的一定部位，借灸火的热力给人体以温热性刺激。

针刺作用于人体的经络系统，以运行气血而营润周身、调和阴阳、扶正祛邪、疏通经络。针刺操作时，常需左右手的相互配合，在临床上应根据脏腑所在部位的解剖特点选用不同的方法，如单手进针法、双手进针法或管针进针法。可通过提插和捻转等基本行针手法得气，也可通过循、弹、刮、摇和震颤等方法增强针感。

灸法种类很多，以艾灸为主，艾灸又包括艾柱灸、艾卷灸、温针灸和温灸器灸等方法。现代研究发现，针灸除具有显著的镇痛作用，还可调整机体各系统功能（双向良性调节）及免疫防御作用。目前，针灸疗法已广泛应用于各种运动损伤的康复治疗中。在损伤早期，针刺对损伤引起的疼痛、肿胀具有一定的消肿止痛作用；在损伤恢复期，针刺及艾灸可祛风除湿、促进局部血液循环、纠正伤者全身的虚损状态。

3. 拔罐治疗　拔罐疗法是以罐为工具，借热力排除罐内空气造成负压，使罐吸附在皮肤上产生温热刺激，并引起局部毛细血管扩张和皮下淤血以治疗伤病的一种方法。该方法简便易行，是我国传统疗法之一。拔罐疗法适用于陈旧性损伤、慢性劳损和肌肉痉挛等。拔罐时，一般选取伤部阿是穴及附近的穴位。根据拔罐部位，选择大小合适的罐。拔罐方法包括闪火法、投火法。留罐时间一般为 10 ~ 15 分钟。罐大、吸力强，时间可缩短；反之，时间可延长。取罐时，以一手压住罐边肌肤，使气漏入，罐子即可松脱，不可硬拉或旋转，以免损伤皮肤。

操作过程中要注意：①伤员体位应舒适、适当，拔罐部位一般以肌肉多、皮下组织丰富、毛发较少的部位为宜。②火罐罐口不能烧烫，以免烫伤皮肤，若拔罐时伤员感到局部紧而痛，或有烧灼感，应取下罐子检查是否有烫伤或罐吸附太紧致皮肤损伤，如是则应另换部位或停止操作。

（四）包扎法

包扎法是利用绷带、三角巾或石膏绷带等材料在受伤早期暂时固定骨折或受伤的关节、支持或悬吊肢体的一种方法，是受伤现场应急处理的重要措施之一。及时正确的包扎可以起到固定敷料和夹板、保护伤口、压迫止血和支持伤肢的作用。

1. 包扎方法

（1）环形绷带包扎法　适用于包扎粗细均匀的部位，如额部、手腕和小腿下部，以及其他包扎的开始与结束。包扎时张开卷带，将带头斜放在伤肢上，用拇指压住，包扎一圈后，将带头斜放的小角反折过来，然后继续绕圈包扎，后一圈覆盖前一圈，最后将带头固定（图 5 - 2）。

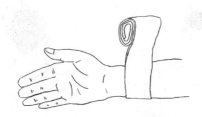

图 5 - 2　环形绷带包扎法

（2）螺旋形绷带包扎法　用于包扎肢体粗细差不多但范围较大的部位，如上臂、大腿下段等处。包扎时以环形包扎开始，然后将卷带斜行向上缠绕，后一圈盖住前一圈 1/3 ~ 1/2 即可（图 5 - 3）。

（3）螺旋反折式绷带包扎法　适用于包扎粗细差别较大的部位，如小腿、前臂等。包扎以环形包扎开始，然后用一手拇指压住卷带将其上缘反折约45°，并压住前一圈的1/3～1/2，转折线应避开伤处并互相平行（图5-4）。

（4）"8"字形绷带包扎法 用于关节部位。①从关节中心开始：先以环形包扎在关节中央开始，后一圈在关节上方，另一圈在关节下方做"8"字形缠绕，两圈在关节凹面交叉，逐渐远离关节，每圈仍然压住前一圈的1/3～1/2。②从关节下方开始：以环形包扎在关节远端开始，然后由下而上，再由上而下来回做"8"字形缠绕，逐渐靠拢关节，最后以环形包扎结束（图5-5）。

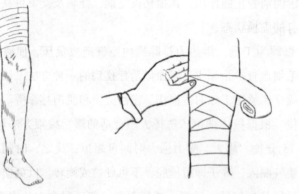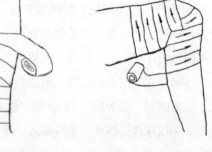

图5-3 螺旋形绷带包扎法　　图5-4 螺旋反折式绷带包扎法　　图5-5 "8"字形绷带包扎法

（5）头部三角巾包扎法 用于头部和上额部。先将三角巾基底折叠置于前额，两底角经两耳上方分别拉到脑后，压住顶角再绕至前额打结，最后将顶角拉平塞入绊结内（图5-6）。

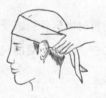

图5-6 头部三角巾包扎法

（6）胸部三角巾包扎法 用于胸部。若右胸受伤，将三角巾顶角置于左侧肩上，将底边扯到背后在左侧打结，然后再将右角拉到肩部与顶角打结（图5-7）。

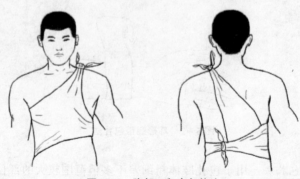

图5-7 胸部三角巾包扎法

（7）背部三角巾包扎法 用于背部。方法同胸部包扎法，只是打结位置在胸部。

（8）手足三角巾包扎法 用于手足受伤。将手或足置于三角巾上，顶角在前拉至手或足的背侧，然后将底边缠绕打结固定。

（9）**手臂三角巾悬吊法** 用于除锁骨与肱骨骨折外的各种上肢损伤。方法：肘关节屈曲90°放在三角巾中央，顶角向外，一底角在健侧肩上，一底角在肘下，然后将下底角上折包住伤肢前臂，在颈后与上底角打结，最后将肘后顶角向前折，用别针或粘布固定（图5-8、图5-9）。

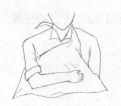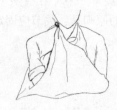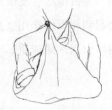

图5-8 大悬臂吊带

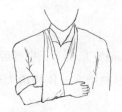

图5-9 小悬臂吊带

2. 注意事项

（1）包扎动作应熟练柔和，尽可能不要改变伤肢位置，以免增加伤员痛苦。

（2）根据不同肢体选用宽度适宜的绷带，包扎时从肢体远端向近端包扎，绷带末端用胶布或撕开的带尾打结固定。固定结应在肢体的外侧面，不可在伤口、骨突或易受压的部位。

（3）包扎松紧度要合适，过紧会影响血液循环，过松将失去包扎的作用。一般在包扎四肢时，应露出手指或足趾，以便观察其包扎的松紧度。

（4）包扎时肢端若无伤口应外露，以便观察血运情况。

（五）支具和支持带

1. 支具 支具又称矫形器，是装配于人体四肢、躯干等部位，通过力的作用以预防或矫正畸形、补偿功能和辅助治疗骨关节及神经肌肉疾患的体外装置的总称。支具是近年来快速发展的一项康复工程技术，已成为运动损伤康复的重要工具。支具不仅可以保护受伤部位，维持关节活动度，还可以使伤员早期进行活动和康复训练，缩短康复时间，预防并发症。其主要功能包括：稳定与支持功能、固定功能、保护功能、助动（行）功能、预防矫正畸形、承重功能。与传统的石膏、夹板固定相比较，其具有以下优点：①可起到良好的固定效果，避免或减轻关节僵直、肌肉萎缩等并发症。②外形美观、轻便、舒适，并容易观察肢体情况。③是运动损伤关节康复的重要工具，在不影响损伤组织的情况下，调控关节的活动度、肌力训练和负荷程度。④运动员意外损伤时，可保护及固定受伤肢体，减轻疼痛，使其能继续训练及比赛，并防止再次损伤。根据人体使用部位，支具可分为上肢支具、下肢支具和脊柱支具，其中以肩、膝、肘、踝等支具应用最为广泛；根据使用目的，支具可分为固定性支具、保护性支具、矫正

NOTE

性支具、免荷性支具、步行性支具和牵引性支具等。在佩戴支具期间，应注意观察佩戴支具肢体相关情况，如出现肢体疼痛、肿胀或压疮，应给予及时处理。

2. 支持带　在损伤治疗和伤后训练中，正确使用保护支持带对促进损伤愈合，避免再次损伤有较大的实用价值。它能增加关节的稳定性，限制关节、肌肉发生超常范围的活动，使伤部的组织得到适当休息，有利于损伤愈合和训练。常用的保护支持带有各种护具（如护膝、护踝、护肘、护腕、宽带围腰、皮围腰等）、粘膏、弹力绷带、纱布绷带等。保护支持带的使用要正确，否则会起到相反的作用。总的原则是，关节应固定于相对适宜的位置，受伤组织不再受牵扯，活动时不引起疼痛加重。

第三节　常见运动损伤

一、腕管综合征

腕管综合征（carpal tunnel syndrome）是由于正中神经在腕管内受到压迫与刺激而产生的相应的临床症状。任何能使腕管内容物增多、体积增大或使腕管容积缩小的因素均可导致本病。

（一）解剖概要

腕管系掌侧腕横韧带与腕骨所构成的骨性纤维管。其有前、后、尺、桡侧四个壁。前壁为腕横韧带，后壁为一层覆盖桡腕关节及腕骨间关节的光滑筋膜组织，桡侧壁为舟骨结节和大多角骨结节，尺侧壁为豌豆骨、钩骨钩突及其韧带。在该管内有9条屈肌腱（拇长屈肌腱1条，以及指浅屈肌腱、指深屈肌腱各4条）及正中神经通过，正中神经在腕管中位置表浅，容易受腕横韧带的压迫造成损伤。

（二）病因及损伤机制

任何原因引起的腕管内的压力增高均可造成本病。其具体的致病原因目前尚不十分清楚，可能与腕管容积减小、用腕过度等慢性损伤有关，手及腕劳动强度大时容易发病。某些引起神经变性的因素，如糖尿病、酒精中毒、感染、痛风等，也可造成腕管综合征。

（三）诊断要点

1. 病史　多有腕关节劳损或外伤史。

2. 症状及体征

（1）**疼痛麻木**　患者拇指、示指及中指疼痛、麻木，以中指出现的症状显著，常自诉疼痛、麻木向肘、肩部放射，易被错认为颈椎病等。疼痛在夜间或清晨出现者多。

（2）**手活动功能障碍**　有时可产生运动障碍的症状，如拇指无力、动作不灵便等。

（3）**专科检查**　可发现正中神经分布区的皮肤感觉迟钝，但感觉完全丧失者少见。外展拇短肌力弱、萎缩，甚至完全麻痹。①Tinel征阳性：在腕韧带近侧缘处用手指叩击正中神经部位，拇指、示指、中有放射痛者为阳性。②屈腕试验阳性：双肘支撑桌上，前臂与桌面垂直，两腕自然掌屈，此时正中神经被压在腕横韧带近侧缘，腕管综合征者此时很快出现疼痛。

3. 辅助检查

（1）肌电图检查　大鱼际肌肌电图及腕指正中神经传导速度测定可提示神经损害征，对诊断有一定意义。

（2）X线、MRI和CT检查　可以了解腕骨部位有无骨、关节病理改变等，有助于了解腕管内情况，但MRI和CT检查不作为常规检查。

（3）关节镜检查　关节镜检查是近年来开展的一种新的检查方法，在关节镜下可以了解腕管内的病理改变情况，可以进一步明确诊断，也可以在镜下做腕管松解术。

（四）鉴别诊断

主要应与末梢神经炎和神经根型颈椎病相鉴别，还需要排除风湿性关节炎、类风湿关节炎、痛风等疾病。

（五）治疗及处理

1. 非手术治疗

（1）固定　对患病早期症状较轻者，可用小夹板固定腕关节于中立位1~2周，此法对多数患者有效果。

（2）手法　理筋手法按压揉摩外关、阳溪、鱼际、合谷、劳宫等穴及痛点；然后将患手在轻度拔伸下缓缓旋转，屈伸桡腕关节；再用左手握腕，右手拇指、示指捏住患手拇指远节，向远端迅速拔伸，以发出弹响为佳；依次拔伸示指、中指、无名指。每日1次，1~2周后可缓解。

（3）药物治疗　①内服药：口服非甾体消炎药如布洛芬、双氯芬酸钠缓释片等。②封闭治疗：如腕管内皮质类固醇封闭治疗。通常用曲安奈德40mg加2%利多卡因1mL局部封闭，每周1次，连用3~4周。③外用药：如外贴消炎止痛膏或宝珍膏等。

（4）康复训练　除练习各指屈伸活动外，逐步练习腕屈伸及前臂旋转活动，防止废用性肌萎缩和粘连。

2. 手术治疗　手术经保守治疗无效者，可行手术切除腕横韧带或关节镜腕管切开减压术等以减轻腕管内压力。

（六）预防

1. 手及腕运动强度大时，应注意运动间期休息，防止腕部正中神经持续性受压；尽量避免长时间手腕运动强度较大的活动。

2. 因外伤所致骨折的脱位患者如有手指麻木、疼痛应及时就医，并注意鉴别，避免误诊。

二、桡骨茎突狭窄性腱鞘炎

桡骨茎突狭窄性腱鞘炎（stenosing tendovaginitis of radial styloid）是拇长展肌、拇短伸肌通过部位的狭窄性桡骨茎突腱鞘炎。由于拇指或腕部活动频繁，使拇短伸肌肌腱和拇长展肌肌腱在桡骨茎突部腱鞘内长期相互反复摩擦，导致该处肌腱与腱鞘产生无菌性炎症反应，局部出现渗出、水肿和纤维化，鞘管壁变厚，肌腱局部变粗，造成肌腱在腱鞘内的滑动受阻而引起临床症状。

（一）解剖概要

桡骨茎突部有一窄而浅的骨沟，底面凹凸不平，沟面覆以腕背横韧带，形成一个骨纤维性鞘管，构成腕背第1腱鞘间隔，拇长展肌肌腱和拇短伸肌肌腱通过此鞘管后折成一定的角度，分别止于第1掌骨和拇指近节指骨，肌腱滑动时产生较大的摩擦力，从而更增加了肌腱与鞘管壁的摩擦，久之可发生腱鞘炎产生症状。

（二）病因及损伤机制

日常生活和运动训练过中，由于频繁活动拇指或腕部，引起拇长展肌肌腱和拇长伸肌肌腱与腱鞘间摩擦过度，加之肌腱走行方向发生改变所形成的角度也加大了肌腱和腱鞘之间的机械摩擦力，反复刺激或迁延日久，则发生慢性纤维结缔组织增生、肥厚、粘连等变化，可使管腔变窄，肌腱在管内滑动困难，进而产生相应的临床症状。表现为受累部位压痛、活动受限，当肌腱通过狭窄的腱鞘时可发生如扳机样的交锁、弹响或弹跳。

（三）诊断要点

1. 病史 多有拇指或腕部活动频繁等慢性劳损史。

2. 症状及体征

（1）疼痛 桡骨茎突处隆起、疼痛，可向前臂及拇指放射，腕部用力或提物时疼痛加重。

（2）局部压痛 桡骨茎突处明显压痛，有时可触及硬结节。腕和拇指活动稍受限。

（3）专科检查 拇指紧握在其他四指内，向腕的尺侧做屈腕活动时，桡骨茎突处出现剧烈疼痛，此种现象即为握拳尺偏试验（Finkelstein 征）阳性（图5-10）。

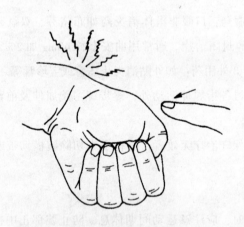

图5-10 握拳尺偏试验

3. 辅助检查 该病证无需相关实验室检查做佐证，X 线检查无异常表现，检查的目的在于排除其他诊断。

（四）鉴别诊断

该病证的诊断较容易，但应通过体格检查、实验室检查等与风湿性关节炎、痛风等病证相鉴别。

（五）治疗及处理

1. 非手术治疗

（1）固定 对患病早期症状较轻者，可用小夹板等辅具固定拇指伸展、腕关节桡倾位1~2周，多数患者有效。

（2）**手法** 可采用理筋手法推按阳溪穴（以右手为例），医者左手拇指置于患者阳溪穴部，右手示指及中指挟持患肢拇指，余指握住患者其他四指，并向下牵引，同时向尺侧极度屈曲；然后，医者用左拇指捏紧桡骨茎突部，用力向掌侧推压挤按，同时右手用力将患者腕部掌曲；最后伸展，反复3～4次，每日1次，1～2周后可缓解。

（3）**药物治疗** ①内服药：口服非甾体消炎药如布洛芬、双氯芬酸钠缓释片等。②封闭治疗：如腕管内皮质类固醇封闭治疗，药物应准确注入鞘管内，疗效多满意。通常用曲安奈德0.5g加2%利多卡因1mL局部封闭，每周1次，连用3～4周。③外用药：如外贴消炎止痛膏或宝珍膏等。

2. 手术治疗 经保守治疗无效且反复发作者，可行手术探查松解治疗。

（六）预防

1. 手拇指及腕运动强度大时应注意运动间期休息，以防外伤劳损诱发该病。

2. 治疗期间局部制动，尽量避免手部活动，如洗衣、拧毛巾等。

三、肩袖损伤

肩袖损伤（rotator cuff injury）是指肩袖肌腱的创伤性炎症或撕裂损伤，该伤常发生在需要肩关节极度外展的反复运动中（如棒球，自由泳、仰泳及蝶泳，举重，排球等运动）。肩袖又称肩胛旋转袖，由冈上肌、冈下肌、小圆肌及肩胛下肌的肌腱组成，附着于肱骨大结节和解剖颈的边缘。分别司外展、内旋、外旋上臂功能。在负重转肩时（如投掷、扣球等）容易受伤，同时与肩峰紧贴而易磨损。因此，肩袖是肩关节活动的解剖弱点。

（一）解剖概要

肩关节肌群可分为两层，外层为肥厚坚强的三角肌，内层是肩袖肌群，两层肌肉之间有肩峰下滑囊。肩袖是由冈上肌、冈下肌、小圆肌和肩胛下肌的肌腱组成，像袖套样跨越盂肱关节，附着于肱骨上端的大结节和小结节，其腱性部分在止点处相互交织，形成腱帽样结构（图5-11）。

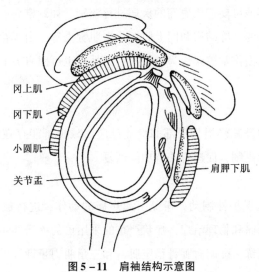

冈上肌
冈下肌
小圆肌
关节盂
肩胛下肌

图5-11 肩袖结构示意图

（二）病因及损伤机制

1. 创伤 多为急性损伤，由上臂突然外展受阻、冈上肌突然受到牵拉断裂造成。

2. 血供不足 引起肩袖组织退行性变。当肱骨内旋或外旋中立位时，肩袖的此危险区最易受到肱骨头的压迫，挤压血管而使该区相对缺血、肌腱发生退行性变、肩喙韧带间隙变窄。

3. 肩部慢性撞击损伤 肩关节的长期反复旋转或超常范围的活动使肩袖肌腱和肩峰下滑囊受到肱骨头与肩峰或喙突的不断挤压、摩擦和牵扯，慢性刺激可以引起肩峰下滑囊炎、无菌性炎症和肌腱侵袭损伤。

（三）诊断要点

1. 病史 多有肩部外伤史。

2. 症状及体征

（1）肩部疼痛或弹响 疼痛常位于肩关节前外侧和三角肌区域，特别是夜间疼痛和过顶位（患肢高举超过自己头顶）活动疼痛，可伴有向颈部和上肢的放射性疼痛。夜间痛严重影响睡眠。

（2）肩关节活动障碍 外展、上举、后伸、内旋等多个方向均有活动受限，由于疼痛和无力，肩关节主动活动受限，但被动活动范围通常无明显下降。

（3）肩关节无力 根据肩袖损伤的部位不同，分别表现为外展、外旋或内旋的肌力下降。严重者可见肌肉萎缩（常见冈上肌、冈下肌等）。

（4）特殊的体征 肩袖损伤患者可见外展疼痛弧，且 Neer 征、Hawkins 征阳性。由于肩袖损伤和肩峰下撞击综合征常互为因果，因而撞击诱发试验在肩袖损伤的诊断及治疗方案的选择上具有重要意义。常用的撞击试验包括 Neer 征和 Hawkins 撞击征。①Neer 征：检查者在固定肩胛骨的同时，使患肢在肩胛骨平面上举，肱骨大结节撞击肩峰引起疼痛；在肩峰下间隙注射局麻药后重复上述动作，疼痛消失者为 Ncer 撞击试验阳性。②Hawkins 征：肩前屈 90°并被动内旋，冈上肌腱与喙肩韧带撞击，引起疼痛即为阳性，可见于肩峰下撞击症患者。

3. 辅助检查 肩袖损伤的辅助检查主要依靠高频彩色超声波或 MRI 检查，关节镜检查亦有助于诊断。

（四）鉴别诊断

肩袖损伤应注意和其他可能造成肩痛的疾病进行鉴别，如颈椎病、肩胛上神经损伤、胸廓出口综合征、肩锁关节退变、冻结肩和冈上肌钙化性肌腱炎等。由于存在肩部疼痛，甚至伴有患肢的放射性疼痛，肩袖损伤常被误诊为颈椎病；另外，也可因肩关节主动活动受限而被误诊为肩周炎。

（五）治疗及处理

肩袖损伤的治疗目的是减轻损伤局部的炎症反应、减少可能存在的撞击因素，以消除疼痛；重建肩袖的力偶平衡机制，促进肩关节功能恢复。

1. 非手术治疗

（1）一般治疗 强调保护性制动，避免引起疼痛的动作，进行被动或助力关节活动度训练。应用非甾体消炎药镇痛和物理治疗，症状严重的采用可的松局部注射。疼痛减轻后，开始进行渐进性的肌力增强训练，强调肩胛骨稳定肌群和三角肌力量训练，直到肩关节完全无痛为止。大约50%的病人通过上述康复程序可以在缓解疼痛和增加关节活动度方面获得满意疗效，但是受损肌肉的肌力多无明显改善。保守治疗的效果与治疗前的病程长短、损伤程度密切相关。

（2）康复训练　肩袖损伤后，无论采取手术治疗或非手术治疗，都应进行系统的康复训练。患者术后需佩戴肩吊带或外展垫4~6周，只做支具或枕垫上方的被动活动度（前屈、外旋）练习，亦可做肩胛稳定性（肩胛回收）练习，以及耸肩、握拳、绷紧上臂肌肉练习；6周后可以做助力活动度（内旋、内收、外展）练习；3个月后开始主动活动；半年后逐渐加大活动力度。

2. 手术治疗　手术在肩袖损伤的治疗中占有重要地位。手术的目的包括修补撕裂的肩袖、重建力偶平衡、清除不稳定的撕裂缘、扩大间隙、去除撞击因素等。术后经过1年的正规康复，优良率可达80%~90%。随着关节镜设备和技术的进步，越来越多的医生选择在关节镜下治疗肩袖损伤。

（六）预防

训练时，所有活动均需在疼痛耐受范围内进行，避免过顶位的过度练习或扭转，避免背负物体过重过久，适度加强关节营养。

四、网球肘

网球肘（tennis elbow）是前臂伸肌群在肱骨外上髁肌腱止点处的炎性病变，又称肱骨外上髁炎，因好发于网球运动员而得名。此病多见于包括网球在内的握拍击球项目，如羽毛球、壁球、乒乓球等。

（一）解剖概要

肱骨外上髁是位于肱骨下端外侧的骨性隆突。前臂伸肌群的肌腱附着于此，该肌群浅层肌肉从外至内依次有桡侧腕长伸肌、桡侧腕短伸肌、指伸肌、小指伸肌和尺侧腕伸肌，止于掌骨或指骨，具有伸指、伸腕的作用，并协同肱三头肌伸直肘关节。深层为旋后肌，具有使前臂旋后的作用。肘关节外侧副韧带的近侧端亦起始于肱骨外上髁，然后分为前后两束，呈放射状围绕桡骨小头，附着于环状韧带。肘桡侧副韧带与关节囊的纤维相交织可加强肘外侧的稳定性，防止肘关节过度内翻。

（二）病因及损伤机制

本病是因位于肱骨外上髁的伸指伸腕肌肌腱受到反复的猛力牵拉而引起的局部过度使用或被动牵扯该肌致伤的病变。另外伸腕肌群与屈腕肌群肌力不平衡也是其重要诱因。运动中任何令前臂旋后，腕关节突然背伸又同时伸肘的动作，如网球运动员的"反拍"击球、乒乓球运动员的"反拍""下旋"回击或反手拉弧圈球、击剑运动员前臂旋后刺杀等都会使前臂伸肌腱在肱骨外上髁附着处受到反复牵拉，其肌腱止点可因损伤出现纤维断裂或肌腱的钙化、骨化。此外也可伴有肱桡关节处的局限性滑膜炎和环状韧带变性等慢性病变。

（三）诊断要点

1. 病史　多有肘关节劳损或外伤史。

2. 症状及体征

（1）疼痛　肘外侧疼痛，可向上臂放射或沿前臂外侧向下放射。疼痛在举重物或握持重物时加重。早期，仅在训练后局部酸痛，休息后缓解，随病情发展，肘外侧疼痛加重，且可变为持续性疼痛，旋转前臂时疼痛加剧。

（2）专科检查　肱骨外上髁上方压痛，屈曲示指和中指然后抗阻伸展时肘外侧剧痛；伸腕抗阻试验和 Mill 试验为阳性。

3. 辅助检查

（1）X 线检查　一般无特异性表现，但需通过检查排除其他疾病。

（2）MRI 检查　可以显示腱端损伤的情况。

（四）鉴别诊断

需排除颈椎病、桡管综合征、肘部扭挫伤、肘关节滑膜炎、痛风、肿瘤等病变。

（五）治疗及处理

1. 非手术治疗

（1）休息　避免引起肘部疼痛的活动，急性期应充分休息，疼痛消失前不要运动。

（2）护具　前臂使用加压抗力护具，以限制前臂肌肉产生的力量。

（3）理筋手法　用点按、推拿、牵拉等手法疏通经络，养血荣筋，活血止痛。

（4）理疗　可用超声波、中频电刺激、冲击波等治疗。

（5）药物　可口服非甾体消炎药（如布洛芬等）或用可的松类药物局部注射。

（6）康复训练　术后恢复锻炼应尽早开始。康复练习着重前臂伸腕肌群离心力量训练和牵伸练习，活动时可配合使用护具或保护支持带防护（如 Mulligan 贴扎法）。

2. 手术治疗　凡保守治疗 6～12 个月无效，或反复发作伴肘关节功能不全者，均可行手术治疗。

（六）预防

应充分做好准备活动，合理安排运动量，避免过度练习或扭转伸腕肌群，以防止局部过度使用而致疲劳积累受伤。带伤者应合理使用护具，防止再伤。

五、膝关节交叉韧带损伤

膝关节交叉韧带损伤（injury of cruciate ligament of knee joint）是常见的膝关节损伤之一。膝关节交叉韧带位于膝关节中、右，每侧共 2 条，交叉如"十"字，故又称十字韧带，是维持膝关节稳定的重要结构。前交叉韧带的损伤比后交叉韧带损伤多见，其比例约为 2∶1。伤后早期由于膝关节肿胀、疼痛、肌肉痉挛，临床诊断较困难，前交叉韧带损伤的急性创伤性膝关节血肿患者易被误诊，并逐渐延误致慢性膝关节前交叉韧带损伤，出现膝关节不稳，还可继发半月板损伤或关节软骨损伤。

（一）解剖概要

膝交叉韧带为膝关节重要的稳定结构，呈铰链式连于股骨髁间窝及胫骨的髁间隆起之间，可防止胫骨沿股骨向前后移位。膝交叉韧带分为前后 2 条：前交叉韧带起自股骨外侧髁的内侧面，斜向前下方，止于胫骨髁间隆起的前部和内、外侧半月板的前角；后交叉韧带起自股骨内侧髁的外侧面，斜向后下方，止于胫骨髁间隆起的后部和外侧半月板的后角。当膝关节活动时，两条韧带各有一部分纤维处于紧张状态。因此，除前交叉韧带能防止胫骨向前移位、后交叉韧带能防止胫骨向后移位外，还可限制膝关节的过伸、过屈及旋转活动，交叉韧带损伤常与胫侧副韧带或半月板损伤同时发生（图 5-12）。

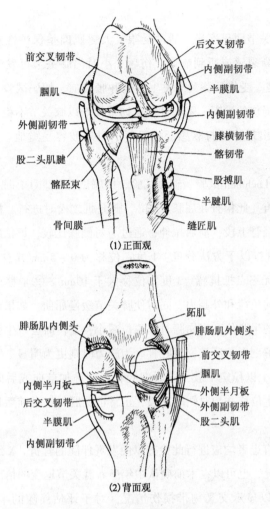

图 5－12　膝关节韧带解剖图

（二）病因及损伤机制

膝关节交叉韧带位置深在，非严重的暴力不易引起交叉韧带的损伤或断裂。一般单纯性损伤少见，常伴有骨折、脱位、半月板损伤等。

1. 前交叉韧带损伤　膝关节伸直位下内翻损伤和膝关节屈曲位下外翻损伤都可以使前交叉韧带断裂，表现为足固定但身体转动，如球类运动员控球急转身。如果，此时膝关节处于伸直或过伸位，则可致后外侧束于股骨内髁附着撕裂；膝关节伸直位内翻损伤和膝关节屈曲位下外翻损伤可引起前交叉韧带断裂。一般前交叉韧带很少会单独损伤，往往合并有内、外侧韧带与半月板损伤。前交叉韧带损伤多见于竞技运动。

2. 后交叉韧带损伤　膝关节呈过伸或屈膝位，胫骨近端受到由前向后暴力撞击可致后交叉韧带损伤。大部分运动损伤是由膝关节处于屈曲、内翻或外翻位时突然遭遇小腿向后的力量而致，如篮球运动的急停、足球运动的铲球等。后交叉韧带损伤少见，通常与前交叉韧带同时损伤。

（三）诊断要点

1. 病史　多有膝关节外伤史。根据受伤时间不同可将交叉韧带损伤分为急性损伤和陈旧性损伤。

2. 症状及体征

（1）急性损伤后膝关节明显疼痛、活动受限，大腿肌肉呈保护性痉挛，有时患者可以感受到受伤时膝关节内有撕裂感或听到响声。伤后 2 小时内膝关节可发生明显肿胀，在伤后 2 周~1 个月之间逐渐消退。受伤后膝关节发生明显肿胀之前，抽屉试验、Lachman 试验检查阳性，即可明确交叉韧带损伤的诊断。陈旧性交叉韧带损伤以膝关节不稳为主要症状，如患者上下楼梯和大步行走时可出现膝部打软感、跳起落下时患肢容易跪地、大腿肌肉（股四头肌）萎缩等。

（2）专科检查包括 Lachman 试验、轴移试验、抽屉试验等。①Lachman 试验：是评估前交叉韧带损伤的标志性检查。此检查在屈膝 30°位、腘绳肌放松时进行。检查者一手握持患者股骨下段，一手握持患者胫骨上段，前后拉伸，通过与对侧膝比较，评估胫骨前移的量及有无终点抵抗。Lachman 试验可按以下方法分度：1 度：位移为 0~5mm 并有较强的终点抵抗感。2 度：位移为 5~10mm，无终点抵抗感。3 度：位移大于 10mm。②轴移试验：患膝伸直，检查者一只手向小腿施加轴向负荷和外翻力，同时使膝关节缓慢屈曲。如果前交叉韧带受损，膝伸直位时胫骨可出现前向的半脱位，当屈膝时半脱位减小，复位时会产生弹响或撞击，这种现象被认为是由股骨外髁的解剖形状所致，对胫骨人为施力时则更为明显。③抽屉试验：患者屈膝 90°，检查者坐在患者足上以稳定下肢，同时向胫骨近端施加前向或后向作用力，使胫骨相对于股骨的前向或后向发生位移并与对侧腿比较，正常情况胫骨平台前后移动在 0.5cm 以内。

3. 辅助检查

（1）X 线检查　所有患者均应进行此检查以便发现伴随的骨折。X 线平片能够评估青少年生长板和撕脱骨折的情况，也可以在术前确认中年患者膝关节退变的情况。

（2）MRI 检查　可以显示交叉韧带损伤情况，对于评估伴随的半月板病变也是非常有效的。

（3）KT 关节动度计　KT 关节动度计是客观测量胫骨前移量的非常有效的工具，术前、术中和术后均可进行测量。双侧差大于 3mm 有病理意义；大于 5mm 提示为完全撕裂。

（四）鉴别诊断

膝关节前交叉韧带损伤需要与半月板损伤、骨性关节炎、滑膜炎、后交叉韧带损伤等相鉴别。

（五）治疗及处理

治疗包括抗感染、护具固定，拄拐和早期肌力及关节活动范围练习。无论采取手术还是非手术治疗方法，肌力和关节活动范围都应恢复，另外，还需避免急停急转动作。

1. 非手术治疗

（1）一般治疗　保守治疗强调的是早期运动和积极的康复训练。急性损伤的患者，在受伤后的第 1 周，表现为疼痛、关节肿胀和活动受限，可应用冷敷、膝关节包扎及制动等来减少关节内的出血。膝关节血肿者可先抽尽积血，然后用长腿石膏管型屈膝 30°固定 6 周，当疼痛和肿胀消退后，就开始关节活动及下肢肌肉力量的训练，尤其是恢复股四头肌的肌力。

（2）康复训练　患者的康复主要分为三个阶段：第一期，控制疼痛和肿胀；第二期，恢复膝关节的关节活动度和股四头肌肌群的肌力；第三期，力争恢复正常生活和体育活动。

康复训练应从术前开始，患者应对手术过程与术后康复有全面的了解。最理想的情况是患者在术前没有关节积液，具备全范围的关节活动和较好的肌肉力量，受伤的膝关节外观应与正常膝关节无大差别。

术后需要扶拐和伸膝支具固定，配合关节功能训练机（CPM）练习和冰敷。术后2周的主要目标是消除肿胀、促进伤口愈合、逐渐开始肌力和活动度的练习，可通过被动练习与等长练习实现。术后2~12周的主要目标是获得更大的关节活动度、加强闭链的肌力练习。3个月后，如果患者具有全范围的关节活动度，关节无肿胀、Lachman试验阴性、肌力超过对侧的90%，则可以开始轻微体育锻炼。术后6个月，当患者具有全范围的关节活动度、关节无肿胀、关节稳定、肌力超过对侧的90%时，可恢复剧烈的扭转活动。

2. 手术治疗 前交叉韧带重建手术的指征包括患者在急停急转运动时有不稳的症状、在日常生活中感到关节不稳、可能存在半月板撕裂等损伤。后交叉韧带重建手术包括静力重建和动力重建，急性损伤中多采用静力重建。对于年轻患者，重建手术是必要的，它可以防止膝关节的继发损伤和减少其退行性变；对于老年患者，为了满足个体的不同需求，治疗应更加个性化。

（六）预防

在橄榄球、滑雪、篮球和足球等高危运动中佩戴护具，及时采取保护性动作可以避免或减少交叉韧带损伤；另外，平时还应加强膝关节肌群的练习。

六、急性踝关节韧带扭伤

急性踝关节韧带扭伤（acute sprain of ankle joint）是运动中最常见的损伤之一，多见于要求身体在运动中腾空或变向移动的运动项目，如篮球、排球、滑雪、足球、体操、田径等。

（一）解剖概要

踝关节又称距上关节，由胫腓骨下端及距骨构成滑车关节，允许执行一定幅度的屈伸和内外旋。其周围主要有外侧副韧带、内侧副韧带和下胫腓韧带。其中，外侧副韧带由距腓前韧带、距腓后韧带和跟腓韧带组成，内侧副韧带又称三角韧带，包括浅层的跟胫韧带和深层的距胫前、距胫后和舟胫韧带，共4条韧带，内侧韧带纤维致密坚韧且面积大，下胫腓韧带包括胫腓骨间韧带和下胫腓韧带。踝关节韧带的特点是内侧副韧带相对较强，外侧副韧带相对较弱；踝关节较容易造成内翻损伤；外侧副韧带较内侧副韧带易扭伤（图5-13）。

（二）病因及损伤机制

当运动中身体失去平衡时，如踝关节处于跖屈内翻位状态时，在落地的瞬间，因身体向一侧倾斜、重心不稳，使足外侧着地，令踝关节过度内翻，导致外侧副韧带损伤，尤其足距腓前韧带易受到过分的猛烈牵扯而致伤；暴力作用大时，还可同时伤及跟腓韧带，甚至骨折。踝的内侧副韧带损伤比较少见，但如果足的内侧遭受较大的侧向暴力作用，迫使过度外翻也可致伤，且一旦损伤，多数较严重，往往合并踝部骨折等。

（三）诊断要点

1. 病史 多有明确的踝内翻旋后外伤史。

2. 症状及体征

（1）伤后踝关节疼痛、肿胀，有时可见淤斑。走路或活动时疼痛明显，疼痛程度与伤势密切相关。

（2）患者走路时因疼痛而跛行，严重者不敢持重，甚或不敢着地。

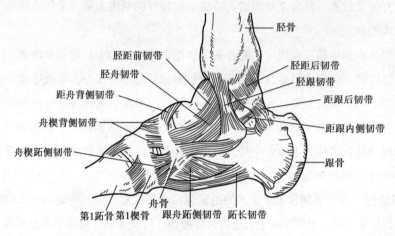

(1) 踝关节内侧韧带示意图

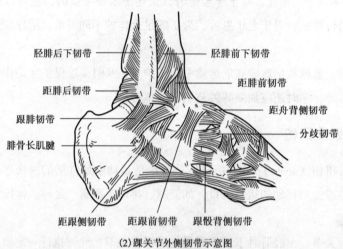

(2) 踝关节外侧韧带示意图

图 5 - 13   踝关节韧带示意图

（3）外侧副韧带损伤多在外踝前下方或外踝下后方有压痛，如果肿胀严重，则压痛点较广泛。踝关节强迫内/外翻试验或前抽屉试验呈阳性，但急性期常难以检查。

根据损伤的轻重程度，韧带损伤分为轻度、中度和重度损伤。①轻度（Ⅰ度）损伤：韧带仅部分纤维撕裂，局部疼痛，但能承重并继续跛行；检查局部轻度肿胀和压痛，没有明显的功能障碍，踝关节稳定。②中度（Ⅱ度）损伤：部分韧带断裂，踝部疼痛，能承重但往往难以继续行走；检查伤侧有皮下淤血和局限性肿胀，出现一定程度的功能障碍，轻、中度关节不稳。③重度（Ⅲ度）损伤：韧带完全断裂，踝部疼痛，不能承重；检查局部淤血明显，肿胀严重，有的甚至可引起全关节肿胀（关节内血肿），或合并骨折、明显关节不稳。

3. 辅助检查

（1）X 线检查   内翻应力位检查发现距骨倾斜度超过正常踝关节 8°～10°。

（2）超声检查   高频彩超可以较好地显示 3 条韧带全长的损伤情况。

（3）MRI 检查   冠状面的图像可以显示韧带的损伤情况。

（四）鉴别诊断

需与踝关节滑膜炎、骨性关节炎、跟腱断裂等相鉴别。

（五）治疗及处理

1. 非手术治疗

（1）**手法治疗**　适用于外侧副韧带轻度损伤并有关节紊乱者。采用踝部摇拨法、分筋理筋法及痛点点穴法等手法治疗。

（2）**外固定治疗**　主要包括石膏固定、支具保护、弹力绷带固定、黏胶带固定等，同时配合冷敷。外侧副韧带损伤者，将患肢固定于踝关节背伸90°外翻位；内侧副韧带损伤者，固定于踝关节背伸90°内翻位，一般固定3~4周。还可根据情况选用中药、消炎镇痛药物口服等对症治疗。

（3）**康复训练**

1）一般2天后在关节无痛的范围内可进行关节活动度练习及踝关节等长收缩练习，但不要进行任何内、外翻练习；在踝支具保护下尽早开始承重，同时，支具可防止内翻或外翻，以保证韧带愈合的正常进行。3~5天炎症消退后进入恢复期，包括进行踝关节在所有运动面的关节活动度练习、踝关节周围肌肉的力量练习尤其是踝背屈肌力练习。

2）术后予短腿非负重管型石膏固定3周，之后予行走管型石膏固定3周，并适度行等长肌力练习。患者接下来佩戴护具，开始做关节活动度的锻炼，一旦活动度恢复满意，即可进行渐进性抗阻力训练。训练中应特别注意加强腓侧的肌力练习，一旦腓侧肌力恢复满意，即可加入本体感觉训练。

2. 手术治疗　手术治疗适用于完全断裂、踝关节不稳、反复肿痛的患者。

（六）预防

对反复损伤韧带松弛者，宜长期穿高帮鞋或护具以保护踝关节。易伤项目的运动员和既往有踝扭伤史者，应佩戴护具或使用粘膏支持带进行运动。

七、急慢性腰扭伤

急性腰扭伤（acute lumbar muscle sprain）通常是指腰部肌肉、筋膜、韧带等软组织因外力作用突然受到过度牵拉或致椎间小关节错位而引起的急性损伤。多数在伤后即刻发生腰痛，俗称闪腰。慢性腰扭伤是腰部肌肉、筋膜、韧带等软组织的慢性损伤性炎症，其中由微细损伤累积而成的慢性腰扭伤又称腰肌劳损。急慢性腰扭伤是常见的运动损伤，多见于体操、跳水、划船、田径、球类等运动项目。

（一）解剖概要

腰部是脊柱运动中负重大、活动多的部位，为身体活动的枢纽，损伤的概率较高。其中以腰部的椎间关节及韧带、肌肉及腰背筋膜为常见损伤部位。

1. 腰椎　脊柱共有5个腰椎，每个腰椎由椎体、椎弓板、横突、棘突及上下关节突构成。连接各腰椎的韧带包括附着于棘突表面的棘上韧带和棘突间的棘间韧带、附着于椎体前后缘的前纵韧带和后纵韧带，以及椎板间的黄韧带（图5-14）。棘上韧带是连接于棘突后缘的细长韧带，主要是防止脊柱过度前屈；棘间韧带位于棘上韧带深部，其纤维成片状交织连接于相邻的两个棘突之间。此两韧带相对较弱，当脊柱过度前屈和/或过度背伸时，易发生损伤。

2. 肌肉和筋膜　竖脊肌位于躯干背面，从枕骨到骶骨，纵列于棘突的两侧，是强大的脊柱背伸肌。腰方肌位于腰椎外侧，在第12肋与髂嵴之间。腰大肌位于腰方肌的前面，C12和

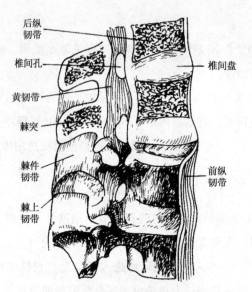

图 5 - 14　腰部韧带示意图

腰部椎体的两侧（图 5 - 15）。上述肌肉有使脊柱侧弯及屈曲的作用，体育运动、日常生活和劳动等各种活动均需其参与，故受伤的机会较多。筋膜是包裹于肌肉周围的纤维结缔组织，腰部突然伸曲、旋转，以及肌肉猛烈受伤常导致筋膜破裂造成损伤。

（二）病因及损伤机制

1. 急性腰扭伤的病因及损伤机制　①肌力不足是造成肌肉损伤的主要原因。局部负荷量超过腰部所能承受的能力，可引起该部位相关组织结构的牵拉扭转使肌肉发生痉挛性收缩，产生疼痛。如提举过重的杠铃时慢行发力或举起杠铃后支持不住重物时，由于腰腹肌绝对力量不足致身体重心不稳使腰部扭转，即可引起扭伤。②脊柱超过生理范围的屈伸、扭转造成滑膜交锁、嵌顿而产生疼痛。如跳水、体操运动员的前、后空翻及控制旋转动作，武术旋风腿身体扭转过猛，挺身式跳远或排球运动员跳起扣球时的过度伸腰等，均易造成脊柱超常范围活动而导致腰部扭伤。除可在肌肉、筋膜和韧带发生急性腰扭伤外，严重者还可导致椎间小关节错位。

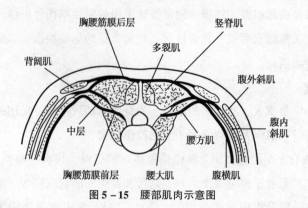

图 5 - 15　腰部肌肉示意图

2. 慢性腰扭伤的病因及损伤机制　①急性腰扭伤未愈迁延所致。②腰部长期过度负荷，如挥拍运动、举重、标枪、铁饼等，腰背肌反复收缩使肌肉附着点劳损。③长期腰部姿势不良，如自行车运动员持续弯腰、划艇运动员单腿跪姿侧身划桨，以及运动后出汗受风、寒、湿侵袭也是引发此病的重要诱因。④脊柱缺陷或畸形（如腰椎骶化、骶椎腰化、鞍背）可引起局部解剖结构的异常，使该部位肌肉、韧带的附着位置发生改变，导致骨杠杆及肌肉用力方向变化，引起腰背部肌力的平衡失调。长期的肌力失衡可使某一侧的韧带和肌肉处于长时间紧张收缩或被牵扯的状态，久之可发生局部组织变性而致腰肌劳损。

（三）诊断要点

1. 急性腰扭伤的诊断要点

（1）病史　多有明确的腰部外伤史。

（2）症状及体征　伤后出现腰部疼痛和功能障碍，严重者甚至不能站、坐、躺下或翻身。疼痛为持续性，活动时明显加重，休息后疼痛缓解不明显。咳嗽、大笑、大声说话等均可使疼痛加重，有时伤后次日疼痛明显。

检查时患者站立呈被动体位，腰部僵硬，以手撑腰，腰椎生理弯曲消失，腰肌紧张，腰部活动受限。若为小关节扭伤，疼痛位置则较深，关节因伤肿胀，各个方向均不能活动。小关节滑膜嵌顿或轻度绞锁者伸腰痛尤重。

（3）辅助检查　急性腰扭伤影像学检查常无特异性表现，但需通过辅助检查排除其他病变。

2. 慢性腰扭伤的诊断要点

（1）病史　患者常有长期的弯腰负重史，或既往有腰部急性扭伤史。

（2）症状及体征　主要表现为腰背部的自发性疼痛。本病起病缓慢，病程反复。初期仅感腰背部酸楚不适、有沉重感；而后疼痛逐渐明显，当身体固定某一姿势（如站、坐、卧）时疼痛加重，更换体位、适当活动或按摩后疼痛则减轻；阴雨天或天气转冷时，症状加重或复发。少数患者疼痛可放射至臀部和大腿。

检查时可见局部肌张力增高。弯腰时活动功能受限，可无明显压痛点；若有，多在肌肉、韧带、筋膜的附着处。

（3）辅助检查　慢性腰扭伤影像学检查常无特异性表现，但需通过辅助检查排除其他病变。

（四）鉴别诊断

急性腰扭伤需与急性胸腰椎压缩骨折、腰椎间盘突出症及外伤所致的腰椎滑脱等相鉴别。慢性腰扭伤需与强直性脊柱炎、骨质疏松症、第3腰椎横突综合征及腰椎棘上韧带损伤等相鉴别。

（五）治疗及处理

1. 一般治疗

（1）急性腰扭伤的一般治疗　应平卧于有垫的硬板床稍事休息；可用冰块敷于腰部患处，以减少扭伤引起的皮下出血，同时冰敷亦有止痛作用。患者平卧位时，腰部可垫一薄枕以放松腰肌。骨盆牵引可解除肌肉痉挛、缓解疼痛。中医手法治疗常可使椎间小关节错位和滑膜嵌顿者立即解除疼痛。物理因子治疗可采用神灯（TDP）、电脑中频治疗仪、红外线照射等方法缓解疼痛。必要时，可使用非甾体消炎药镇痛治疗。

（2）慢性腰扭伤的一般治疗　首先，应去除病因，包括纠正不正确的训练、工作习惯及体位，避免长期腰部前屈位活动。同时，祛除易使肌肉痉挛的因素，如处风寒、潮湿、阴冷环境等。按摩、针灸、物理治疗和口服中药治疗有一定的疗效。必要时，可使用非甾体消炎药镇痛治疗。

2. 康复训练

（1）急性腰扭伤的康复训练　急性期过后应逐步加强腰、腹肌力量的练习。早期训练应以徒手练习为主，抗阻负荷应缓慢加量，练习动作的幅度和速度应由小到大、循序渐进。练习结束后应特别注意放松腰部肌肉，如经常性的自我腰部按摩。

（2）慢性腰肌扭伤的康复训练　持之以恒的体疗康复训练对慢性腰肌扭伤有良好的疗效。康复训练方法主要包括：①核心稳定性练习可提高脊柱稳定性，如平板支撑练习。②加强腰腹肌力量可进一步提高脊柱动力稳定性，如俯卧"飞燕""拱桥"和负重仰卧举腿等。训练应以不出现疼痛、肌肉痉挛为原则，练习后应特别注意放松腰部肌肉。③腰部伸展性练习可松解腰部肌、筋膜粘连，如仰卧抱膝、膝胸卧展、直抬腿、旋腰蹬脚等。练习中，松解动作到位后应保持3~5秒，以增加松解牵拉的效果。动作的幅度、速度应由小到大、由慢到快逐渐增加，以防止局部出血或再度拉伤而影响疗效。

（六）预防

1. 运动前要做好充分的准备活动，提高腰腹肌肉力量和协调性。运动或体力劳动时应注意力集中，对将要进行的运动和需承受的负荷要有思想准备。

2. 采取正确的姿势搬运重物和提拉杠铃，以减轻腰部负担。

3. 正确掌握运动技术动作，合理安排运动量，避免在身体疲劳的情况下进行力量练习和高难度动作的练习，必要时可适当使用腰保护支持带进行训练。

4. 应积极治疗急性腰扭伤。在急性伤未完全康复的情况下，不宜过早恢复训练，以免再伤。

5. 运动后应避免受风、寒、湿的侵袭，并采用积极的放松手段，掌握腰背部自我放松的方法，以便及时消除局部疲劳。

6. 在全面训练的基础上加强腰、腹、背肌的训练，以保持脊柱的稳定性，避免腰伤。

八、梨状肌综合征

梨状肌综合征（musculi piriformis syndrome）是指由于梨状肌损伤而压迫坐骨神经所引起的一侧臀腿疼痛为主的病证，是临床上引起坐骨神经痛的常见病因之一。

（一）解剖概要

梨状肌是臀部的深部肌肉，从骶椎前面开始，穿出坐骨大孔，而将其分成梨状肌上孔与下孔，止于股骨大转子。梨状肌主要是协同其他肌肉完成髋关节外旋动作。坐骨神经走行恰好经梨状肌下孔穿出骨盆至臀部及下肢。梨状肌和坐骨神经的解剖关系非常密切，当梨状肌受损伤或梨状肌与坐骨神经解剖发生变异时，可致坐骨神经受挤压而产生不适症状。

（二）病因及损伤机制

1. 外伤扭闪　当闪、扭、跨越、站立、肩扛重物下蹲、负重行走及受凉等，特别是下肢外展、外旋或蹲位变直位时，梨状肌拉长、牵拉可致损伤。梨状肌损伤后，局部充血水肿、痉挛，或梨状肌反复损伤可导致梨状肌肥厚，压迫坐骨神经而出现梨状肌综合征。

2. 解剖变异　当梨状肌与坐骨神经的解剖关系发生变异时，容易受外力或环境影响，可导致梨状肌痉挛收缩、营养障碍、弥漫性水肿等，造成坐骨神经受压迫或刺激而产生梨状肌综合征。

3. 炎症　如盆腔卵巢或附件炎症及骶髂关节发生炎症时也有可能波及梨状肌，影响通过梨状肌下孔的坐骨神经而出现相应的症状。

（三）诊断要点

1. 病史 多有臀部外伤或慢性劳损史。

2. 症状及体征

（1）疼痛 以臀部为主，并向下肢放射，严重时不能行走或行走一段距离后疼痛剧烈，需休息片刻后才能继续行走。疼痛位置较深，疼痛时向同侧下肢的后面或后外侧放散，或伴有小腿外侧麻木、会阴部不适等。严重者可有臀部刀割样或灼烧样疼痛，双腿屈曲困难，双膝跪卧，夜间睡眠困难，大小便、咳嗽、打喷嚏等腹压增加时患侧肢体的窜痛感加重。

（2）压痛放射痛 患侧臀部压痛放射痛明显，尤以梨状肌部位为甚，可伴臀肌萎缩，触诊可触及弥漫性钝厚，成条索状或变硬梨状肌束等。

（3）活动受限 患侧下肢不能伸直，自觉下肢短缩，步履跛行，或呈鸭步移行。髋关节外展、外旋活动受限。

（4）专科检查 ①直腿抬高试验：患侧下肢直腿抬高60°以内疼痛明显；超过60°后，疼痛反而减轻。这是由于直腿抬高60°以内梨状肌被拉长至紧张状态，损伤的梨状肌对坐骨神经的压迫刺激加重，故疼痛明显，当超过60°以后，梨状肌不再拉长，疼痛反而减轻。②梨状肌紧张试验：患者仰卧位于检查床上，将患肢伸直，做内收内旋动作，如坐骨神经有放射性疼痛，再迅速将患肢外展外旋，疼痛随即缓解，即为阳性。

3. 辅助检查 X线检查无异常表现，但需通过辅助检查排除其他疾病。

（四）鉴别诊断

本病根据病史、症状及相关检查易明确诊断，但需与腰椎间盘突出症、臀上皮神经损伤、坐骨神经炎等相鉴别。

（五）治疗及处理

1. 非手术治疗

（1）手法治疗 可以用牵拉手法或按、揉、点、压、弹拨、擦、振等推拿手法及被动运动等按摩揉推、理筋整复，以使腰臀部肌肉放松，有利于梨状肌解痉止痛。

（2）理疗 可应用中低频电疗、超声波治疗、冲击波、红外线灯、超声药物透入等治疗。

（3）针刺治疗 可选环跳、大肠俞、秩边、居髎、承扶、三阴交等为主穴，选肝俞、血海、大椎、支沟、阳陵泉、阴陵泉、地机、华佗夹脊穴、腰阳关、委阳等为配穴针刺治疗。

（4）药物治疗

1）内服药 口服非甾体消炎药如布洛芬、双氯芬酸钠缓释片等。

2）外用药 ①药物封闭：梨状肌局部封闭对缓解疼痛有明显作用，常用2%普鲁卡因6mL、强的松龙25mL进行局部封闭，每周1次，3～5次为一疗程；也可应用曲安奈德40mg、2%利多卡因5mL、生理盐水20mL局部封闭，每周1次，3～4周为一疗程。②外涂药：外涂扶他林软膏、外贴消炎止痛膏等亦有助于本病的治疗。

2. 手术治疗 经保守治疗无效、反复发作者可行手术探查，松解并解除压迫治疗。

（六）预防

1. 做强度较大的运动时应注意运动前的准备活动；运动中应注意休息，以防外伤劳损诱发该病。

2. 治疗期间应局部制动，尽量避免做髋内收内旋等动作；注意保暖。

九、腰椎间盘突出症

腰椎间盘突出症（lumbar disc herniation）是临床上常见的腰部疾病之一。主因腰椎间盘各部分（髓核、纤维环及软骨板）尤其是髓核出现不同程度的退行性变，在外力因素的作用下，椎间盘的纤维环破裂，髓核组织从破裂之处突出（或脱出）于后方或椎管内，导致相邻脊神经根遭受刺激或压迫，从而产生腰部疼痛，以及一侧下肢或双下肢麻木、疼痛等一系列临床症状。本病多发于 20 ~ 40 岁人群，男性多于女性。

（一）解剖概要

脊柱由椎间盘、关节突关节、前后纵韧带、黄韧带、棘上韧带、棘间韧带、横突间韧带等将脊椎连接而成，骶棘肌、腰背肌和腹肌等可增强其稳定性。以上任何结构的损伤均可破坏脊柱的稳定性及平衡，而产生各种症状。椎间盘则是由上、下软骨终板，中心的髓核及四周的纤维环构成的。

（二）病因及损伤机制

腰椎间盘突出症是由于腰椎间盘纤维环破裂，髓核从破裂处突出而致相邻神经根等组织受刺激或压迫，导致出现腰腿疼痛、麻木、酸胀等临床症状。其发病的内因主要是腰椎退行性改变；外因则有外伤、劳损或过劳等。

1. 椎间盘的退行性改变　椎间盘缺乏血液供给，修复能力较弱，20 岁以后椎间盘即开始逐渐退变，髓核含水量逐渐减少，椎间盘的弹性和抗负荷能力也随之减退。日常生活中，椎间盘不断受到各方面的挤压、牵拉和扭转作用，致使椎间盘髓核、纤维环、软骨板逐渐老化，导致纤维环易于破裂，而致椎间盘突出。

2. 长期坐位和振动　汽车驾驶员在驾驶过程中，长期处于坐位及颠簸状态时，腰椎间盘承受的压力过大，易导致椎间盘退变和突出。

3. 过度负荷　当腰部负荷过重，长期从事弯腰工作，如煤矿工人或建筑工人需长期弯腰取重物者，易导致椎间盘纤维环破裂。

4. 外伤　腰椎排列呈生理性前凸，椎间盘前厚后薄，当患者腰部损伤、跌伤、闪腰时，椎间盘髓核向后移动易致椎间盘向后突出。

（三）诊断要点

1. 病史　与性别、年龄、职业特点、外伤史多有关联。

2. 症状及体征

（1）腰部疼痛　多数患者有数周或数月的腰痛史，或有反复腰痛发作史。严重者可影响翻身和坐立。一般休息后症状减轻，咳嗽、喷嚏或大便等腹压增加时可致疼痛加剧。

（2）下肢放射痛　一侧下肢坐骨神经区域放射痛。疼痛由腰部开始，逐渐放射至大腿后侧、小腿外侧，有的可发展到足底，影响站立和行走；如果突出部在中央，则有马尾神经症状；合并腰椎管狭窄者，常可出现间歇性跛行。

（3）腰部活动障碍　各种腰部活动均受影响，且前屈时受限明显。

（4）脊柱侧弯　多数患者有不同程度的腰椎侧凸，行走可呈歪臀跛行。

（5）下肢麻木感　下肢麻木多与疼痛伴发，少数患者可表现为麻木或自觉下肢发凉，多局限于小腿后外侧、足背等。

（6）特殊的体征 ①直腿抬高试验及加强试验：患者仰卧，伸膝，被动抬高患肢。在60°以内出现坐骨神经痛，即为阳性，说明有神经根受压或粘连。在直腿抬高试验阳性时，缓慢降低患肢高度，待放射痛消失，再被动背屈患肢踝关节以牵拉坐骨神经，又出现放射痛者为加强试验阳性。②感觉异常：L3～L4间盘突出（L4神经根受压）时，小腿内侧感觉减退；L4～L5间盘突出（L5神经根受压）时，小腿前外侧足背感觉减退，第2趾伸肌肌力减退；L5～S1间盘突出（S1神经根受压）时，小腿外后及足外侧感觉减退，第3、第4、第5趾肌力减退。③肌力下降：L5神经根受压时，踝及趾背伸力下降；S1神经根受压时，趾及足跖屈力减弱。神经压迫症状严重者患肢可出现肌肉萎缩。

3. 辅助检查

（1）X线检查 腰椎的正侧位片常可见脊柱侧弯，有时可见椎间隙变窄，椎体边缘唇状增生。X线检查虽不能作为确诊腰椎间盘突出症的依据，但可排除其他疾患，如腰椎结核、骨性关节炎、骨折、肿瘤和脊椎滑脱等。

（2）CT检查 可显示骨性椎管形态、黄韧带是否增厚及椎间盘突出的大小、方向等，有较高的诊断价值。

（3）MRI检查 可全面观察各腰椎间盘的病变，了解髓核突出的程度和位置，并鉴别是否存在椎管内其他占位性病变。

（四）鉴别诊断

需与腰椎后关节紊乱症、腰椎管狭窄症、腰椎结核、椎体转移瘤等疾病鉴别。

（五）治疗及处理

1. 非手术治疗 多数患者经非手术治疗可缓解或治愈。非手术治疗主要目的是减轻椎间盘突出部分和受刺激神经根的炎性水肿，减少或解除对神经根的压迫。

（1）卧床休息 症状初次发作时最好卧床休息。卧床2～3周后可佩戴腰托起床活动。

（2）消炎镇痛 非甾体消炎药如双氯芬酸、布洛芬等镇痛效果明显，但不能长期服用，尤其对于肝肾疾病、高血压、糖尿病的患者更要注意禁忌证。严重患者可使用类固醇类药物，辅以脱水剂，以消除神经根水肿。

（3）腰椎牵引 可使椎间隙略为增宽，减少间盘内压，扩大椎管容量，减轻对神经根的刺激或压迫。孕妇、高血压和心脏病患者禁用。

（4）局部药物封闭治疗 可行神经根封闭、椎管内封闭、骶管内封闭等治疗。

（5）外敷药 药膏、热敷、草药外敷、药物加红外线导入、药物加离子导入、药物熏蒸等方法可减轻腰椎间盘突出引起的神经疼痛。

（6）其他治疗 可采用按摩推拿、牵引、红外线照射、针灸、火罐、电针、中频电疗、磁疗等方法治疗，建议几种方法联合使用以助提高疗效。

（7）康复训练 矫正体态姿势是核心和根本，可以减轻突出物对神经和脊髓的压迫，使症状减轻或消失。在矫正姿势的前提下，加强腰背肌群的肌力锻炼可以采用仰卧位半桥、仰卧位全桥、俯卧位燕式等锻炼方法。

2. 手术治疗

（1）手术治疗适应证 ①非手术治疗无效或反复发作，症状较重影响工作和生活者。②

神经损伤症状明显，疑有椎间盘纤维环完全破裂髓核碎片突出至椎管者。③中央型腰椎间盘突出有二便功能障碍者。④合并明显的腰椎管狭窄症者。

（2）常用手术　开放或微创髓核摘除术等。

（六）预防

由于腰椎间盘突出症大多是在退行性变基础上受到慢性劳损所致，而慢性劳损又是加速退变的重要因素，所以避免慢性劳损非常重要。长期坐位工作者需注意桌、椅高度，经常变换姿势；经常弯腰工作的人群，应定时挺胸伸腰，适时佩戴腰托；治疗后的病人在一定时期内也应佩戴腰托，但应加强腰背肌锻炼，增强脊柱的稳定性。应注意，长期使用腰托而不进行腰背肌锻炼，反会因失用性肌萎缩而带来负面效果。避免弯腰取物，最好采用直腰、屈髋、屈膝下蹲的方式以降低对椎间盘后方的压力。

十、脑震荡

脑震荡（concussion of brain）是指头部遭受暴力作用后所引起影响意识和机能的一过性脑功能障碍。本病是急性颅脑损伤中最轻的一种闭合性损伤，多发生于拳击、摩托车、自行车、冰球和足球等项目的运动员中。

（一）解剖概要

颅骨内有脑、脑神经、脑被膜和脑血管等组织，脑由灰质、白质、基底核和脑室等组成。脑的被膜包括硬脑膜、蛛网膜和软膜，分别形成硬膜外间隙、硬膜下和蛛网膜下间隙，蛛网膜下间隙在某些部位形成脑池。颅骨、脑脊液、被膜具有缓冲和防震等保护作用。

（二）病因及损伤机制

脑震荡致伤机制目前尚不明确，多认为是直接暴力所致，如拳击或散打运动中头部受对方猛烈击打；体操运动员从高处落地时头部着地；摩托车运动员出现翻车事故头部撞地等。头部遭受钝性暴力直接作用，颅内脑组织因震荡而发生移动，使脑干受到轻度牵扯，致脑干网状结构功能出现暂时性失调而引起神经系统功能紊乱。个别情况下也可由间接暴力致伤，如身体从高处落下时臀部着地，地面反作用力沿脊柱传导至头部，或在赛车时由于急刹车，使头部出现猛烈的晃动等。一般认为，脑震荡为一过性脑功能障碍，并无脑组织解剖病理改变。

（三）诊断要点

1. 病史　多有头部外伤史。

2. 症状及体征

（1）*短暂性昏迷*　伤后即刻发生短暂性意识障碍，时间短则几秒钟，长则数分钟，一般不超 30 分钟。病人同时伴有面色苍白、汗出、腱反射减弱、脉搏细缓、呼吸浅慢、瞳孔正常或稍缩小。

（2）*逆行性近事遗忘症*　患者清醒后对受伤经过、甚至伤前某一段时间内所发生的事情不能回忆，这种现象称为逆行性近事遗忘症。清醒后伤者可出现头晕、头痛、眩晕、恶心、记忆力减退、视觉模糊等症状，还可出现注意力不集中、耳鸣、缺乏食欲、失眠等一系列自主神经功能紊乱的症状。多数患者经短期休养上述身体不适可消失，但个别患者也会较长时间留有后遗症状。

（3）*查体*　清醒后查体无神经系统损害的阳性体征，且呼吸、脉搏、血压、体温均正常。

3. 辅助检查 影像学检查无特异性表现，但需通过辅助检查排除其他病变。

（四）鉴别诊断

应与轻度脑挫伤、癫痫等疾病相鉴别。

（五）治疗及处理

1. 现场处理 头部外伤出现意识障碍者现场应立即使伤者平卧（注意头颈部固定，避免继发性损伤），注意保暖或防暑，保持呼吸道通畅，并立即掐水沟等急救穴位。有条件者可令其嗅氨水使之清醒，同时可检查脉搏、呼吸、循环、体温情况及瞳孔大小等。意识丧失期间严禁服用饮料。

2. 病情观察 伤者清醒后，伤员应24小时监护，以随时了解伤情，及时发现可能存在的严重颅脑损伤，以便及早救治。伤者应卧床静养1~2周。

3. 对症处理 静养期间，如果有自觉症状可对症处理。如头痛应嘱其卧床休息，减少外界刺激，可予颅痛定口服，烦躁失眠可予地西泮口服。劝慰伤者无需过于忧虑，专心静养，一般多能完全恢复。

如伤者伴有耳、口、鼻出血或有淡黄色液体流出，两瞳孔大小不等或变形，清醒后头痛剧烈、呕吐频繁或呈喷射状呕吐，颈项强直，出现两次昏迷现象（即昏迷－清醒－再昏迷），提示其合并严重的颅脑损伤，应立即送医院处理。

4. 康复训练 伤后不宜过早训练，休息观察期间禁止参加任何运动。症状基本消失，且经指鼻试验或闭目举臂单足站立平衡试验检查证实伤员的共济协调能力恢复，方可逐步恢复训练。可先恢复低强度有氧运动，如骑功率车、游泳，无不适后即可进行非身体对抗性练习；此后，在医生的指导下再逐渐进行身体对抗性练习。

（六）预防

1. 应重视场地器材管理，加强安全措施。

2. 加强运动中的保护与帮助，培养运动员的自我保护意识。

3. 合理运用护具进行必要的防护。

4. 掌握正确的动作要领，避免动作粗暴。

【复习思考题】

1. 简述软组织损伤后的病理生理过程。

2. 简述骨折后病理生理过程经历了那几个阶段。

3. 急性闭合性软组织损伤急救处理的 PRICE 原则是什么？

4. 运动损伤的常用处理方法有哪些？

5. 试述肩袖损伤的诊断、鉴别诊断和治疗。

6. 试述膝关节交叉韧带的治疗。

7. 简述急性腰扭伤的诊断要点。

8. 简述梨状肌综合征的诊断、鉴别诊断和治疗。

9. 简述脑震荡的诊断要点。

NOTE

第六章　体育卫生

体育卫生是指为达到增强体质、增进健康的目的，改善和创造合乎生理要求的体育锻炼条件和环境所应采取的卫生措施和要求。只有遵循正确的体育卫生原则和要求进行体育锻炼才能达到预期的训练效果，降低运动损伤发生的概率。相反，违反体育卫生原则和要求而盲目地进行体育锻炼，不但不能达到预期的锻炼效果，反而会增加各种运动伤病的发生率，带来不必要的健康损害。同时，不同人群由于训练预期目的不一致、生理基础不相同，在体育卫生方面也存在一定的差异。因此，制定训练计划时应结合个体差异进行评估，调整相应的训练计划。

第一节　体育卫生的基本要求

个人的体育卫生的基本要求主要从个人卫生、心理卫生和训练卫生方面进行规划。个人卫生是个体参加体育锻炼的基本保障，是体育卫生的核心部分，个人卫生的状况良好程度直接影响训练效果及发生运动损伤的概率，因此，需要特别注意。同时，个人卫生又与个体长期形成的生活习惯和行为特征关系密切，受到个体教育程度、认识水平、环境文化、体育制度等多方面因素影响，因此，在培养良好个人体育卫生习惯的过程中要注意多因素考虑，以及遵守循序渐进的原则，最终形成良好的个人卫生状态。

一、个体卫生

人的一切活动都是在大脑神经和认知功能的支配下完成的，相应的大脑也形成并固化了一套"规律性"的活动秩序。顺应已经形成的规律性活动时，机体容易出现神经兴奋性增高，肌肉活性增强，运动心理敏感等状态，表现为运动水平较高，运动成绩较理想。而要达到这样的良好状态需要科学合理的日常生活行为作为保证。

（一）充足而有效的睡眠

人每日应保证一定的睡眠时间，年龄越小，需要睡眠的时间也就越长。一般来说，成年人每日应有 6~8 小时的睡眠，中学生需 7~9 小时，小学生则需 9~10 小时。但需要注意的是，睡眠质量与睡眠时间有关，而与卧床休息时间无关，相反，长时间卧床（制动）反而会造成身体机能的下降。同时，当身体活动量较大时，应适当增加睡眠时间。另外，不同季节也有各自顺应的睡眠节律，例如春夏季可以有 1 小时左右的午睡时间，以保持较好的身体机能。

（二）卫生而均衡的膳食

干净卫生的膳食可减少发生消化系统疾病的风险，在运动训练和比赛期间尤其需要注意。而营养结构均衡的膳食能够为个体提供足量而丰富的微量元素，这是个体在日常生活中所必需的，尤其是在运动时，部分微量元素消耗较大，在运动前后及运动过程中都需要注意及时补充。

（三）合理而有效的锻炼

体育锻炼是以增强体质为目的的身体活动过程，通过体育锻炼能促进机体的新陈代谢，增进身体健康。尤其是对于在生长发育阶段的儿童、青少年人群，合理而充足的体育锻炼对促进其正常生长发育具有重要意义。而老年人由于机能出现不可逆的衰退也需要借助有针对性的体育锻炼，减缓衰老，延迟机能衰退，降低各种老年性疾病的发生率。

（四）清洁而适宜的环境

体育锻炼离不开相适宜的运动环境。除特殊的运动项目以外，过于极端的冷热温度都不适合一般人群的体育锻炼；清洁的空气质量也是进行户外活动的必要条件，雾霾天气不适合长时间大运动量的户外运动。高海拔地区对于一般人群也存在发生头痛、眩晕、恶心、无力等高原反应的风险，如有基础疾病甚至会危及生命。大风浪状态下的水上运动也会刺激本体感觉欠佳的个体发生眩晕、恶心、呕吐等不良反应。因此，个体在进行运动训练前需要结合个体情况与环境进行适配，在保证安全的情况下进行体育锻炼，否则会出现适得其反的训练效果。

（五）安全而充分的保护

运动过程中，需要对重要组织和脏器进行合理而充分的保护，以避免出现运动损伤。如高速运动的项目中应佩戴头盔对头部进行保护，以及肘关节和膝关节皮肤肌肉薄弱处进行护具保护，以避免摔倒时出现骨折等情况；在软组织较为丰富的关节处佩以护具可以尽可能避免运动损伤；佩戴护目镜可以提高运动视力水平。近年来，肌内贴布的应用越来越普及，这对个体的运动防护和运动损伤治疗有较好的促进作用。

除此之外，控制吸烟、吸毒，减少高酒精摄入，避免昼夜颠倒的不合理作息，避免出现长时间制动等不良生活行为都是对个人卫生的有效促进。除了加强科学宣教外，规范的制度和法律的约束也是有效的补充。

二、心理卫生

心理卫生也称精神卫生，它是关于保护与增强人的心理健康的心理学原则与方法。心理卫生包括一切旨在改进及保持心理健康的措施，不仅预防心理疾病的发生，而且培养人的性格，陶冶人的情操，促进人的心理健康。在"社会－心理－生物"模式下，心理卫生越来越受到各方的重视，而事实上，心理卫生在个人的体育卫生中发挥着不可替代的作用。

关于心理卫生，美国人本主义心理学家 Maslow 和 Mittelman 修订出 10 项标准：

1. 有充分的安全感。

2. 充分了解自己，并能对自己的能力做恰当的估计。

3. 生活目标、理想切合实际。

4. 与现实环境保持接触。

5. 能保持个性的完整和谐。

6. 具有从经验中学习的能力。

7. 能保持良好的人际关系。

8. 适度的情绪发泄与控制。

9. 在不违背集体意志的前提下有限度地发挥个性。

10. 在不违背社会道德规范的情况下能适当满足个人基本需要。

参考上述 10 项标准，可以发现其实很多人都不能满足全部条件，因此，我们应该经常提醒自己，避免出现严重的心理卫生危机。而体育锻炼可以释放压力、缓解焦虑、增进人群联系、促进个人与环境的和谐发展，在一定程度上有助于个体保持或恢复较好的心理卫生状态。

三、训练卫生

健康来自专业而正确的体育锻炼。运动损伤的风险多发生于缺乏科学指导的盲目训练。因此，训练卫生也是一般人群在体育训练时尤应注意的问题。根据运动科学的一般原则和规律，应掌握以下几方面的基本原则。

（一）循序渐进

运动技能形成的过程具有一定的生理学规律，是在大脑皮质建立的一种暂时性神经联系，复杂的运动往往需要大脑神经系统参与，尤其是在平衡性、协调性、耐力和爆发力等运动控制方面。学习运动技能应由简单动作到复杂动作，由单一关节运动到多关节联合运动，大脑认知难度也由单任务到多任务联合，逐步地学会和掌握某项运动技术。运动量也要由小到大，逐渐增加。运动前要进行一定程度的热身准备活动，如肌肉和肌腱的被动牵伸，关节活动范围的被动附属运动等。

（二）全面系统

全面锻炼包括个体在速度、力量、耐力和灵敏等方面的均衡发展。全面锻炼是取得良好预期训练效果的重要条件，任何运动对身体各方面素质都有一定的要求，只有在全面发展的前提下，有针对性地提升某项素质和技能并使之更为突出，才能获得较好的预期结果，对预防运动损伤也起重要作用。同时，运动训练必须经常系统进行。多次重复有助于个体全面掌握和巩固运动技能、巩固肌肉和内脏器官之间的协调联系。而已巩固建立起来的各种条件反射也需要通过系统性的强化来维持。

（三）个体差异

制定运动训练计划和目标时，必须对个体的健康状况、身体素质、技术水平、年龄、性别和心理状态等个性化内容有深入的了解，并根据这些基线指标来制定不同的训练计划。健康状况良好者可选择大运动量和技术含量高的运动；健康状况欠佳者则采用循序渐进的原则逐渐增加运动量；而患有基础疾病者则需要在专科医师的参与下共同制定相应的训练和康复计划。

（四）充分的准备与整理

运动前要做好准备活动，运动后要做整理活动。准备活动是指在体育锻炼或运动训练前所进行的一系列身体练习，其目的在于使身体各器官系统能迅速地进入工作状态。运动前的热身准备活动可刺激肌肉收缩、改善肌肉协调能力、增加肌肉耐力和爆发力；同时可预防或减少运动时对肌肉、肌腱、韧带的损伤；增加血红素和肌蛋白结合和释放氧的能力；加快体内新陈代谢，促进内外环境的物质交换并保持必要的稳定性；减小外周血管壁阻力，降低血压；提高神经传导速度，刺激并加强神经反射；准备活动期出现的体温升高，有助于全身血管扩张，增加全身血流量，为运动关键部分提供更多血氧供应；增加深呼吸频率和深度，使内外气体交换加快，增加肺部有效氧气量，使机体尽快适应锻炼或训练的需要。此外，准备运动也可以使运动员心理也提前进入紧张状态，将注意力集中在运动比赛上，使运动员产生心理暗示，从而提高运动成绩，增强运动员比赛信心，提高技术动作的准确率，避免发生运动伤害。

准备活动一般以微微出汗，身体各大肌肉、韧带和关节都得到适量的活动，感到灵活、舒适即可。运动结束后应进行放松练习，使人体更好地从紧张和兴奋的运动状态逐渐过渡到相对安静的状态。

训练和比赛前的准备活动必须充分而全面，准备获得的强度和持续时间需要建立在个人体能的基础上，同时必须结合运动比赛项目不同的目标而有所调整。一般来说，全身性的准备活动以身体微微出汗、全身关节活动尤其是附属运动正常、肌肉牵拉且无疼痛反应为宜，动作心率较静息状态增加 60~80 次/分可作为参考。全身性准备活动进行的时间大致在以不低于 10 分钟，但不超过 40 分钟为宜；具体计划可依据运动员年龄、性别、训练目标、技术特点、个体差异、季节及气温的不同，热身运动所需的时间也会不同。

整理活动是促进体力恢复的一种有效措施，可以改善肌肉的血液循环，有利于快速排出二氧化碳和清除代谢产物，以减轻肌肉的酸痛和消除疲劳。

（五）合理着装

运动服装能保护人体免受外界各种环境的不良影响，减少运动损伤的风险。可根据运动形式和活动程度，参考服装的保温、透气、吸湿、防静电、耐摩擦等特性，合理选择运动着装。运动后要勤洗勤换运动衣裤，尤其是内衣裤，以免汗渍水污等滋生细菌、产生异味，影响机体健康。运动鞋是很重要的装备，鞋号太大或太小都会造成运动不便，容易因此发生踝关节扭伤，影响足部正常功能。一定要选择适合的尺码，并在运动过程中检验是否合适。运动鞋应当轻便、富有弹性，具有良好的透气性，袜子应当透气、吸汗性强，可以选择分趾袜，并尽可能保持鞋袜干净、柔软、有弹性。

四、饮食卫生

（一）饮食节律

运动结束后不可马上进食，而应该在休息 1 小时后进食。如为了达到比赛前减重的目的，则可在运动后休息 1.5 小时再进食，并注意膳食结构合理。进食后不可立即开始运动训练和参加比赛，而应该选择休息 1~2 小时再进行，进食后过早开始运动则容易引起消化道血液供应不足，胃肠道蠕动减弱，消化液分泌不足，造成消化不良和腹痛。运动前不宜追求减重效果而空腹运动，这样容易引起运动过程中能量供应不足，进而造成运动坚持时间缩短、强度降低，而结束后又容易引发暴饮暴食，严重损害运动员身体健康。

（二）进食时间安排

合理安排进餐时间，使其与生理状态和运动训练相适应，有助于提高运动能力和比赛成绩。训练和比赛前摄入过度食物，会造成胃内容物无法及时排空，影响训练和比赛成绩。考虑到一般的混合食物在胃内会停留 3~4 小时，因此，建议两餐之间的间隔时间为 4~6 小时为宜。特别是在比赛前的一餐，需要在比赛开始的 3.5 小时以前完成，给食物保留足够的消化时间。在赛前的半小时内进餐，无论进食固体或液体，都会给胃部造成胀满感。如必须进食，可以选择液体食物，液体食物不仅在胃内停留时间较短，而且容易吸收，帮助增加营养和提供能量。

（三）运动强度与饮食

低运动强度时不需要额外补充食物。按照正常饮食习惯摄取一日三餐，选择水果或奶制品及燕麦粥等，特别是奶制品有利于为肌肉的生长提供足量的蛋白质。中运动量前不推荐大量进食，而是可在运动期间补充含糖的运动饮料或者高浓度果汁。为了不影响瘦身效果且保持充足体能，也可以选择进食 1~2 片粗粮饼干，以快速提供糖分。长时间及大强度运动前的饮食必须注意进食易消化的食物，应以糖类为主，搭配优质蛋白和新鲜蔬菜。运动期间必须间断性补充事先准备好的苏打饼干、粗粮饼干或新鲜水果，保证能量和营养的持续供应。

（四）运动期间的饮水

运动补水的总原则是"少量多次"。运动前 1 小时应补水 300~400mL，运动前半小时应补水 150~200mL。中低强度运动时，建议每 20~30 分钟补水 200mL，每小时饮水总量为 500~600mL。高温天气时，每小时补水量可达 1L 以补充出汗造成的体液流失；在低温环境下可选择饮用热水，以避免出现胃肠痉挛。运动强度较高时，建议选择低糖运动饮料或浓度适中的果汁。剧烈运动时及运动后不建议直接饮用纯净水、蒸馏水等，而是选择淡盐水或含盐饮料，以补充大量出汗而流失的钠，同时保持体内的电解质平衡。运动结束时，可先补水 150~200mL，采取小口多次饮水的原则，休息半小时后方可大量补水。

第二节　儿童及青少年体育卫生

儿童及青少年是人体快速发育的关键阶段，这一时期身体各组织器官系统形态逐渐生长、发育并完善，生理功能逐渐成熟并保持高水平的稳定性。此阶段的人群应保持系统性的体育活动以促进生长发育、增强体质、提高健康水平。根据儿童及青少年的身体发育特点，合理组织体育教学与训练，保障其必要充分的体育训练时间和场所，对促进其健康成长具有重要意义。

一、儿童及青少年生长发育特点

总体来看，在青春期以前女孩的各项发育指标均高于男孩；而在青春期，男孩各项指标超过女孩。在儿童期，人体的骨骼生长较快，其中软骨成分较多，骨组织内水分和有机物多，碳酸钙多，骨密度较差，这使得骨骼具有较好的弹性，但坚固性较差；儿童肌肉长度增长较快，肌纤维细长，肌内水分较多，蛋白质和无机盐减少，收缩功能弱，肌肉的力量和耐力较差；心脏收缩力弱、输出量少、心率快、收缩压低，胸廓体积狭小，肋间呼吸肌力较弱，呼吸表浅且频率快，肺活量小，肺通气量的绝对值较小；大脑皮质神经兴奋性占优势，易扩散，注意力不集中，易疲劳，但恢复快。青少年期，人体骨骼肌肉系统生长迅速，身高和体重明显增长并趋向稳定；肌纤维增粗，肌肉的体积增大，肌肉的力量增强；心肺功能日趋成熟，心肌纤维增粗，收缩力增强，心容积和心输出量都增加，呼吸肌的力量增强，呼吸深度加大，频率降低，肺活量增加；内分泌系统发育迅速，机体新陈代谢和生长发育加速；最为重要的是性功能成熟和出现第二性征；大脑发育趋于完善、趋近成年人，大脑皮质细胞活动的数量增加，记忆力、理解力、思维力、想象力等各种认知能力大幅度提高。

二、锻炼对儿童及青少年的生理作用

（一）体型姿态

人口学及流行病学研究数据显示，经常参加体育锻炼的儿童及青少年在身高、体重、胸围的增长幅度方面较不经常参加锻炼的儿童及青少年群体高，指标方面优于不经常参加运动的对照样本。尤其是身体成分方面，经常进行体育锻炼的儿童及青少年，其肌肉含量更高，脂肪成分比例较低，在同等体重情况下，肌肉耐力及爆发力较不经常运动的儿童及青少年更具有优势。

（二）骨骼肌肉系统

充分且合理的体育锻炼可以加速人体血液循环，改善肌肉的营养，使肌纤维变粗、肌纤维横断面积增大、弹性增强，表现为肌肉活性的增强。运动过程中的压力和阻力能够促进骨骼的生长和代谢，使管状骨变长、横径增粗、骨重量增加、骨皮质变厚、骨密度增大、骨质坚实。骨骼肌肉系统的强化直接影响儿童及青少年身高和体重指标，因此，在此阶段人群中应进行广泛宣教，强化体育锻炼意识。

（三）循环系统

一般情况下，体育锻炼会使心肌收缩力增强，心输出量及每搏输出量同比增加，尤其是剧烈运动时，心脏收缩力量更强，输出量显著增加。相应的心脏容量增大，全心脏重量和质量均增加。心脏面积增大，特别是血管弹性有效增强，可使心率减慢，静息状态下血压较不运动的人群偏低，运动时静脉血回流心脏加快，因此，长期锻炼可提高心脏储备能力。同样的，运动时胸廓上下活动幅度加大，胸腔容积增加。研究显示，即使是最简单的慢跑也可以为人体提供 8~10 倍的氧供应，而经常参加运动的儿童及青少年运动员比同龄段运动量偏少的儿童及青少年在肺活量方面高出 10%~15%。

（四）神经系统

儿童及青少年积极参加各种体育锻炼可以促进神经系统的改善和发展。在体育锻炼中，运动器官的每一个动作，都以刺激的形式作用于神经系统，使神经系统的兴奋与抑制过程得到增强，进而对肌肉骨骼的运动控制更加敏感和有效，使个体在运动过程中的神经活动表现，如平衡性、协调性与灵活性等均得到提高。同时，运动后人们会感到精神愉快、思维敏捷，可以提高儿童及青少年的学习和工作效率。此外，睡前适当的放松活动还可以降低神经兴奋性，保证有效的深度睡眠。

（五）免疫及内分泌系统

适量的体育锻炼可以促使下丘脑－垂体－性腺轴系统快速生长和发育，并发挥相应的刺激其他组织器官生长发育的作用。在激素的刺激作用下，儿童及青少年身高、体重、胸围各部位的发育得到保障，同时也加速性器官及肾上腺、甲状腺的发育与成熟，为进入青春期发育做好准备。同时，适量的运动可使免疫功能增强。如可使少年运动员的淋巴细胞转化率更高，白细胞数量适量增多，中性粒细胞吞噬能力增强，肝功能得到改善，辅助性 T 淋巴细胞的数量增加，机体免疫能力较一般学生更高。

总之，体育锻炼还可以使儿童及青少年全面增强体质，提高机体的适应能力和抵抗力。经常的户外体育锻炼，使此阶段的人群更主动地接触阳光、空气和水等，可提高他们对缺氧、寒冷及高温等环境的适应能力，提高对各种疾病的抵抗力，全面地增强他们的体质。

三、儿童及青少年体育卫生的基本要求

儿童及青少年在生长发育过程中，身体的形态结构、各器官系统的功能及心理状况尚处于生长发育阶段，虽然快速成长，但远未达到成年人的稳定状态。因此，在体育锻炼中应该掌握和了解此阶段人群的特点，并采取相应的措施，促进他们身体的生长发育、掌握体育运动技能和提高他们未来的运动能力。

（一）骨骼肌肉系统

1. 儿童及青少年骨骼承受压力和肌肉拉力的能力尚未达到最佳状态。在大力作用下，骨骼易发生弯曲和变形，严重时容易造成骨折和脱臼。因此，此阶段应预防脊柱、胸廓、骨盆及下肢的异常发育。除在日常学习和生活中要注意使儿童及青少年养成正确姿势外，在体育教学和训练中，也应注意培养他们养成站、立、跑、跳的正确姿势。当发现有身体姿势不正确或发育缺陷时，应及时予以纠正或采取针对性的措施。

2. 儿童及青少年正处于身体发育的成型阶段，非对称性运动（如单手持拍、单手投掷类）和长时间固定的姿势（如自行车、射击等）都有造成肢体发育不均衡和脊柱变形的风险，因此，在体育教学和运动训练中应注意身体各部位的全面锻炼，不能过于集中训练某部位肢体。

3. 长期在坚硬的地面上练习跑、跳，会对下肢骨骼的骨化点产生过大和频繁刺激，儿童及青少年的脊柱生理弯曲较成人小，缓冲作用较差，故不宜在坚硬的地面上反复进行跑跳练习，这样易引起过早骨化或软骨损伤，从而影响骨的正常生长发育。同时要避免过多地从高处向地面跳下的练习，以免造成骨盆发育的变形。

4. 由于儿童少年肌肉的生长发育不均衡，故应进行全面的身体训练和发展小肌肉群的力量、耐力的训练，但是不宜过早开展力量性练习。可采取动静结合的方法，无论是动力性练习或静力性练习，都需要合理安排训练组数，练习间隙应多安排休息，练习结束后注意做好肌肉牵伸等放松活动。特别对于儿童和青少年应该谨慎地开展负重练习，以免造成下肢异常发育，引起腿的变形、足弓塌陷（扁平足），甚至导致下肢骨化早期完成，妨碍身高的正常增长。

5. 儿童及青少年关节活动幅度大、柔韧性好，宜进行柔韧性练习，但需要配合核心力量的针对性训练，以避免单纯依靠关节力量支撑而致关节软骨损伤。另外，还要注意避免对儿童及青少年关节施以暴力或持久性的掰、压等动作，以防关节变形及韧带撕裂等不良后果。

6. 合理全面地补充各种维生素和矿物质，做到膳食均衡，以补充运动过程中的营养消耗，以及快速发育过程中的营养需求。

（二）循环系统

1. 与发育成熟的成年人相比，儿童及青少年的心肌纤维较细，心肌收缩力量较弱，心容量较小，神经系统对心血管活动的调节还不够完善。在运动量的安排方面，应注意根据个体情况选择适宜与合理的训练项目，设定合理可达到的训练目标。对运动强度稍大的项目，不应要求过高过急，训练强度可适当降低，训练间歇次数可适当增加，单次和总的练习时间均不宜过长。对长时间紧张的运动、负荷过大的力量性练习及消耗过大的耐力性练习则不宜过多采用。即使青春期以后，循环系统机能逐渐接近成人，可以承受较大运动量的训练时，也应注意采取循序渐进和个别对待的原则。需要注意的是，此阶段的儿童及青少年人群，较大程度上依赖心

脏频率的增加来加大心输出量。心搏频率过快，舒张期缩短，营养心脏本身的冠状循环受影响，容易造成心肌营养不良，有损于健康。

2. 运动中根据动作的结构、节奏反用力情况，逐步掌握适宜的呼吸方法，并教育他们注意呼吸卫生。根据基本的运动规律，肢体伸展的动作便于吸气，而肢体屈曲的动作便于呼气；胸廓肩带需要固定的动作便于腹式呼吸，腹肌用力和收腹的动作便于胸式呼吸。爆发用力和上下肢做大幅度活动的动作时又必须暂时屏息甚至憋气。周期性的运动项目，如跑、游泳、划船等，呼吸必须有一定的节奏，特别要注意避免做过多的屏气动作。屏气时，胸腹腔压力升高，使回心血量减少，从而也降低了心输出量，使心脏本身的血液供应受到影响。屏气后，胸腹腔压力骤减，致使大量血液回流心脏，使心脏一过性充盈，严重影响心脏健康。如在练习中确需从事这些练习时，应注意控制屏气时间，在练习后更应做些放松和整理活动，以便血液循环得以恢复正常。

3. 儿童及青少年循环系统功能较成人还有一定的差距。在大强度运动中，最大肺通气量、吸氧量、氧极限水平和最大氧债量均比成年人少，他们对强度较大且持续时间较长运动的适应能力较成人低。因此在运动训练中，一方面可有意识地增加深呼气动作的训练，养成合理呼吸的运动习惯，减轻"极点"的反应，推迟"极点"的出现；另一方面对儿童及青少年不能一味地强调训练强度，也不能过高过急地安排训练任务，应合理科学地制定训练目标。

（三）神经系统

1. 儿童及青少年体育活动的内容和形式应生动活泼和多样化。对于儿童的训练可以在感觉统合训练指导下穿插一些游戏和小型比赛等，强调颜色、图形、音乐、技巧等多方面的刺激。活动过程中，应多采用直观教学和示范教学手段，多运用简单、形象的语言进行讲解，多做模仿性练习，同时注意培养其思维能力，促进儿童大脑的第二信号系统发展。

2. 由于儿童及青少年大脑皮质神经细胞分化尚不完善，神经系统分析综合能力较成人差，小肌肉群发育较迟，因此，不宜要求他们做过于复杂和精细的技术动作。

3. 青春发育期女性由于内分泌活动的剧烈改变，神经系统的稳定性受到影响，运动控制能力有所下降。同时反映在心理特征上表现为对参加体育运动的积极性和兴趣不高，对于她们可适当降低在运动控制和运动表现方面的要求，多从心理方面予以帮助和鼓励。青春期男性的心理特征则表现为好胜心强，对自己的能力估计过高，故在教学和训练中，应使他们加强预防运动损伤的观念，通过组织纪律性的教育加强保护措施及自我保护能力的培养。

综上所述，儿童及青少年身体的各组织器官正处在生长发育之中，各项生理功能尚未成熟和稳定，也远未达到最佳状态。因此，从小对儿童少年进行科学合理的运动训练，不仅可以促进儿童少年的身体发育，而且还可使其身体在结构和机能上得到改善和提高。儿童少年的身体在结构上的改善与机能上的发展比青年人和成年人具有更大的可塑性和潜力，这是儿童及青少年阶段开展体育锻炼的最有利因素。但是不管何种体育运动项目，对儿童及青少年身体的影响都不是全面的。如果早期专项训练的练习内容较为单一和局限，不注意全面身体训练，不仅不能促进其全面发展，反而会导致其身体发育的不均衡，甚至产生缺陷和畸形。因此，有必要强调全面训练的重要性，年龄越小，全面身体训练所占比重应越大。全面身体训练是指通过各种练习手段，使身体各部位、各器官系统得到全面发展。建议采用全面身体训练的手段，使儿童少年掌握较多的技能。另外，全面发展力量、速度及耐力等各种身体素质，对促进身体的全面发展，增强其体质有良好的作用。

第三节　老年体育卫生

生命周期随时间进展而表现出功能不断衰退，直至死亡，这个过程称为衰老。衰老是人类生命历程中的自然规律，人类一直与衰老进行着艰苦的斗争。在长期的实践中发现，经常参加体育锻炼能改善和提高身体各系统器官的代谢活动和工作能力，减轻和延缓衰老过程，预防老年常见病，延长寿命。一般将 60 岁以上的人群称为老年人。随着老龄化社会进程的加快，2000 年，世界卫生组织公布了人口年龄划分标准：60～75 岁为早老年人；75～89 岁为老年人；90 及以上者为长老年人。目前，世界各国参加体育锻炼的老年人日益增多，政府也出台诸多政策引导老年人进行合理有效的运动。如何根据老年人的身体特点合理组织体育活动，已成为老年运动医学研究的重要课题。

一、老年人生理特点

（一）身体成分

随年龄增长，身体成分和身高有显著的变化。身高随年龄而降低是因为脊柱后凸、椎间盘压缩、椎骨退化造成的。人的体重通常在 25～50 岁处于上升阶段，其后开始逐步下降。体重增加常伴有体脂增加和去脂体重下降。男性和女性老年人的体脂平均值分别约为 26%（男青年为 15%）和 38%（女青年为 25%）。老年人身体活动能力随着年龄增长而逐渐下降，因而瘦体重减少、体脂增加，这种身体成分的改变不仅增加了老年人的发病率，还导致生理机能减退。有氧运动可有效地氧化体内脂肪而使体脂下降，而对去脂体重的影响较小。抗阻运动对减少体脂和增加瘦体重均有良好效果。

（二）神经系统

随着年龄的增长，老年人神经系统生理机能发生退化，包括感受器退化、中枢处理信息能力的降低、平衡能力和神经系统工作能力的下降。表现在视力、听力下降，记忆力减退、对刺激反应迟钝、容易疲劳、恢复速度减慢等。大量神经细胞萎缩和死亡使得神经肌肉活动能力受到影响，表现为单纯反应时和复杂反应时变慢、运动时延长。65 岁老年人的反应时比 20 岁年轻人延长了 50%。老年人由于脑干和小脑中细胞数量减少，中枢肾上腺素能系统发生退行性变化，神经系统内的去甲肾上腺素水平逐渐降低，加上外周本体感受器机能下降，限制了精确控制身体运动的能力，导致平衡能力和运动协调性减退，表现为容易跌倒。有规律地进行体育活动，在某种程度上能延缓神经肌肉功能的生物学衰老。研究表明，经常进行体育锻炼的老年人，其反应所需时间较不锻炼的老年人短。连续 20 年体育运动的老年男子的动作反应时与 20 岁无运动的青年男子相似或更快。

（三）骨骼肌肉系统

1. 肌肉　在衰老过程中，骨骼肌发生显著的退行性变化。其特征是肌纤维的体积和数量减少，尤其是下肢肌的快肌退化更明显，随着年龄的增长，衰老的趋势和程度也更加明显。伴随着肌肉体积的缩小，肌肉力量也下降。因而老年人的动作灵活性、协调性及动作速度均下降。研究表明，老年人肌肉力量下降的速度与肌肉活动情况有关。经常进行抗阻训练，能促进蛋白质的合成，保持肌肉体积及力量，降低其衰老的速度。

2. 骨骼　随着年龄增长，机体骨质疏松可引起骨密度和抗张强度下降，使骨折发病率升高。脊柱、髋部、腕部是骨折的易发部位，而髋部骨折在老年人尤为多见。老年人骨质疏松的原因尚未完全清楚，可能与性别、性激素分泌水平降低、消化功能低下导致钙吸收障碍、运动减少、吸烟、饮酒或咖啡及遗传等综合因素有关。这些因素可能引起负钙平衡，使骨中的矿物质含量减少。运动能有效地防止和治疗骨质疏松症。坚持负重运动不仅能阻止骨质的丢失，而且还能增加骨矿密度，预防骨质疏松症的发生。此外，还可以达到矫正变形、改善关节功能、增加柔韧性、增强肌力和耐力、保证肌肉和运动器官的协调性、防止摔跤的目的，从而降低骨质疏松症和骨折的发生率。但是，对于绝经期妇女骨质疏松症还需同时应用雌激素等治疗。

3. 关节　衰老过程中，关节的稳定性和活动性逐渐变差。衰老常伴有胶原纤维降解，关节软骨由厚变薄及钙化、弹性丧失，滑膜面纤维化，关节面退化。骨关节的变性会使关节僵硬、活动范围受限制。体育锻炼除了增加肌肉力量、防止肌肉萎缩的退行性变化外，还可以保持关节韧带的韧性和关节的灵活性，使老年人的动作保持灵活性和协调性。

（四）循环系统

随着年龄的增长，最大心率下降而静息时心率的变化很小。老年人最大心率下降的原因可能是交感神经活动减弱，传至窦房结的神经冲动减少所致。心脏容积仍保持不变，但静息时的每搏输出量减少。伴随衰老过程，老年人心肌细胞萎缩、冠状动脉出现粥样硬化、左室舒缩功能减弱、心肌灌血不足及收缩力下降。由于最大心率降低和每搏输出量减少，致心输出量也随年龄的增长而降低。大血管和心脏弹性随年龄增长而降低。血管硬化增加了血流的外周阻力，增大了心脏的后负荷，使心肌的摄氧量增加。冠状动脉粥样硬化会引起心肌缺氧。外周阻力较高也使安静时和最大运动时的收缩压升高，但舒张压变化甚小。由于老年人循环系统的生理功能明显减退，所以在剧烈运动时，老年人的心率和血压会急剧增加，成为心血管意外的重要诱因。

（五）呼吸系统

衰老伴随着呼吸系统的结构和机能产生不良的变化。这些变化表现为肺泡壁变薄、肺泡增大、肺毛细血管数目减少、肺组织的弹性下降、呼吸肌无力等，从而导致肺泡扩散的有效面积减小、肺残气量增加和肺活量的下降。因此，在剧烈运动时，只能通过增加呼吸频率来提高肺通气量，而不是依靠呼吸深度的增加。静态和动态的肺功能指标随着年龄的增长而衰退。肺活量、最大通气量、时间肺活量等机能指标呈现进行性下降。有氧训练可使老年人的肺功能提高，使最大通气量增加，其增长速度与心输出量的增长相适应。坚持体育锻炼能抑制与衰老相关的肺功能下降。

（六）血液系统

老年人血液多出现浓、黏、聚、凝的状态，临床上称之为高黏滞血症。高黏滞血症可使微循环的血管形态、血液流变发生异常，直接影响组织、器官的生理功能。老年人的纤维蛋白原增加，而纤溶能力下降，使血浆黏度增加。另外，机体造血机能下降会使血液中年轻的红细胞数量减少，衰老的红细胞数量增加，过氧化脂质在体内不断积聚及血管的硬化等因素都引起血液黏度升高。红细胞变形能力是影响血黏度和血流阻力的重要因素。随着衰老过程的发展，红细胞膜弹性下降、血沉增加，导致变形能力下降。血液黏度的升高和红细胞的变形能力下降，使血液的流变性降低，循环阻力增加，心脏负担加重。因此，心输出量、有氧能力及清除代谢产物等机能都将减弱，成为诱发心血管疾病的主要因素。长期运动锻炼可使纤溶能力增强，对于增强血液的流动性，降低血液黏度有重要作用。

（七）免疫系统

随着年龄的增长，免疫系统的功能显著降低。表现为免疫细胞数量的减少和活性的下降，以及 T 细胞增殖反应、白细胞介素 – 2（IL – 2）水平、受体表达、信号传送及细胞毒作用等下降。尤其是 T 细胞功能受到的影响更明显，功能性 T 细胞数量下降及 T 细胞亚群比值可发生改变。60 岁以上的老年人外周血中 T 淋巴细胞的数量可降至青年时期的 70% 左右。这是由于胸腺随着年龄的增长发生退化所引起的。白细胞介素 – 2（IL – 2）对辅助性 T 细胞和抑制性 T 细胞的增殖、分化有重要作用。衰老过程使白细胞介素 – 2（IL – 2）受体的数量、亲和力、表达等下降。白细胞介素 – 2（IL – 2）的减少对机体免疫反应有负面影响，使 T 细胞信号传送减少，钙调节障碍。免疫系统功能衰退，直接影响老年人的身体健康，而适当的运动可使机体免疫系统的功能增强。运动引起免疫系统机能变化趋势因运动强度、方式、个体健康和训练水平而有所差异。实验证明，剧烈运动可抑制免疫机能，辅助性 T 细胞与抑制性 T 细胞比值下降，自然杀伤（NK）细胞的百分比及活性升高，而进行适当的耐力运动后，机体的免疫系统功能可增强。

二、锻炼对老年人的生理作用

（一）对神经系统的作用

运动锻炼能够增强外界信息的输入，刺激神经系统兴奋性提高，反应的潜伏期缩短，使得中枢系统处理信息的能力显著提高，体现在老年人的神经系统表现中，可使其平衡功能和协调功能及动作姿势的准确性明显改善。

（二）对循环系统的作用

运动锻炼使得心肌兴奋性增高，心肌收缩力加强，冠状动脉扩张，血流改善，心肌利用氧的能力提高。老年人在运动时，身体耗氧量和需氧量都会增加，一定程度上加大了心脏的工作负荷，同时也增强了心脏对负荷的适应能力。运动还可以促进老年人血脂降低，减少脂肪沉着，延缓血管硬化，有利于控制和防止高血压和冠心病。

（三）对呼吸系统的作用

运动对老年人的呼吸系统有较大的帮助，可以保持肺组织的弹性、提高呼吸肌的收缩力、加强胸廓的活动幅度、改善肺脏的通气和换气能力、增加吸氧能力，从而提高全身各内脏器官的新陈代谢，有助于预防老年性气管炎和哮喘。

（四）对消化系统的作用

运动锻炼可以增强消化系统功能，使胃肠道蠕动加强、改善血液循环、增加消化液的分泌、加速营养物质的吸收、改善和提高肝胆胰腺的消化功能，对老年性便秘有改善作用。

（五）对骨骼肌肉系统的作用

合适的运动程度对老年人骨关节和肌肉都有良好的增强作用，可改善不良姿势和行走步态，尽可能保持脊柱正常外形，并加强脊柱的活动能力。运动锻炼尤其有助于减少老年性骨质疏松，但应在安全范围内进行；运动锻炼还可以增加下肢肌肉的肌力，提高步态稳定性，有助于预防和减少老年人跌倒。

（六）对免疫系统的作用

科学合理的体育锻炼可以促进免疫系统的生理功能，表现为增加免疫细胞数量，增强免疫系统活性，提高机体对抗感染刺激和炎症反应的能力，还可以对肿瘤细胞有明显的抑制作用，从而增强身体的抗病能力。但要注意，过度的运动有可能损害免疫功能。因此，在健康的生活方式基础上，经常参加适度的体育锻炼是提高人体防病能力最有效的手段。

三、老年人体育卫生特殊要求

针对老年人群特殊性的身体情况和个体化的健康状况，老年人在运动时也要注意某些特殊的体育卫生要求，以便更好地进行运动锻炼，预防和减少运动损伤，达到理想的锻炼效果。

1. 老年人体育锻炼前必须经过严格的体格检查，掌握基本健康状况，以便合理选择运动项目和确定运动处方，尤其要进行循环系统的功能检查。50 岁以上的中老年人建议每 3 ~ 6 个月进行 1 次体检，特别应关注安静时和运动训练后的心肺功能指标是否出现异常。

2. 加强医务监督工作（包括自我监督），防止意外损伤。运动过程中应时刻注意自我监控，对引起不适感的动作和技术应及时停止，并咨询专业人员。以常见的慢跑锻炼为例：老年人跑步不宜速度过快，以免踝关节扭伤及膝关节损伤；高血压患者容易出现心血管不良事件；注意跑步的环境卫生，跑鞋要轻软合脚，锻炼中要安排间歇，可走跑结合；如发现有胸痛、胸闷、头晕、恶心，甚至呼吸困难时，应立即停止活动。另外，冬季锻炼要注意身体保暖，防止感冒。

3. 锻炼期间要遵循正常的生活制度。如保证充足的睡眠，遵循正常的昼夜节律和四季节律，注意饮食有节和营养均衡；要控制热量、糖和盐的摄入量。

4. 锻炼期间严格禁烟，控制酒精摄入量。

5. 注意老年人心理卫生，出现老年抑郁、焦虑、自闭等心理问题时要及时干预。

第四节　女子体育卫生

一、女子的生理特点

（一）体格特点

青春期以前，男女形态指标差异不大。

女子青春发育期比男子早 2 年，11 ~ 12 岁女子的多数指标超过男子，13 岁后，男子又超过女子。

青春发育后的形态特点：逐渐形成四肢较短，大小腿较粗，躯干较长、肩窄、骨盆宽的体型。女子皮下脂肪丰满，主要分布在胸、肩、腹部及臀部。

这种体型使重心低、稳定性高，宜于进行艺术体操、高低杠、平衡木及自由体操等项目，但奔跑速度及负重能力均比较差。

（二）循环系统特点

1. 女子心脏重量、体积、容量都比男子小。

2. 安静状态下女子心脏收缩较快。男子平均脉搏频率为 75.2 次/分，女子为 77.5 次/分。

3. 女子血压比男子低，心脏每搏输出量和每分输出量也比男子少。所以运动时，女子主要靠增加心脏收缩次数来增大心脏的每分输出量。

4. 女子红细胞数量及血红蛋白含量均低于男子，所以女子更容易出现贫血。

（三）呼吸系统特点

女子的呼吸功能比男子低，从而制约了女子运动中机体氧气的供应量。有一些数据可以论证：

1. 女子胸廓较小，呼吸肌力量较弱，肺活量比男子小，只有男子的 70%；肺通气量、最大吸氧量也比男子小；多用胸式呼吸。

2. 安静时，女子呼吸频率较快，每分钟比男子快 4～6 次。

（四）运动器官特点

1. 女子的肌肉不如男子发达，女子肌肉重量只占身体总重量的 25%～35%，而男子占了 35%～45%，进行系统的体育锻炼有利于女子肌肉体积的增加。

但由于女子肌肉力量较差，有些运动器械宜轻，如投掷项目的标枪、铁饼、铅球等。

2. 女子关节韧带的弹性较好，椎间盘较厚，四肢、脊柱活动范围较大，故柔韧性较好，有利于完成劈叉等动作。

二、女子体育锻炼的卫生要求

1. 增加心肺的有氧运动　由于生理上的不同，女子心肺功能一般情况下较同级别男子差，因此，需要加强女性运动员心肺功能方面的专项锻炼。慢跑、步行、游泳、徒步登山等有氧运动项目不仅可以增强心肺功能，还可以消耗多余脂肪，达到减脂、减重的目的，有利于运动员能量储备和身体塑形。

2. 注意加强腹肌和盆底肌群的锻炼　位于腹腔周围的肌肉群及腹腔底部下口处的盆底肌群，共同维持着人体正常的腹压，保持着各脏器的正常位置和功能。从女性生理特点及功能解剖学观点来看，加强腹部肌群和盆底肌群锻炼对女运动员健康有重要意义，也有利于训练和比赛成绩的提高。建议采用专业认可的技术动作有针对性地开展女运动员腹部肌群和盆底肌群的核心训练。

3. 参加姿态体态的练习　瑜伽、啦啦操、健美操、韵律操、艺术体操、舞蹈等运动很适合女性对美的爱好和追求，有利于形体的健美，结合功能解剖学知识进行编排的专项训练更加有效。值得注意的是，在选择瑜伽等大众健身活动时，一定要注意选择有专业认证且教学经验丰富的机构和教练，训练过程中不能盲目追求动作难度和减脂减重目的，在没有基础训练的情况下一味追求高难度动作是十分危险的行为。

三、女子经期体育卫生

月经是女子进入青春期的正常生理现象。体育锻炼过程中，教练员和女运动员都必须根据具体情况认真对待。

1. 月经正常的女运动员在经期可以正常参加适当的体育活动，低强度的运动可以有效改善盆腔的血液循环，减轻盆腔的充血现象，有助于瘀血的排出，还可调节大脑皮质的兴奋和抑制过程，减轻全身不适反应。不建议在经期进行长跑、跳远、跳高、足球和篮球等剧烈的运动。一般在月经的第1~2天可以进行少量轻微运动；在第3~5天则可增加运动量；在月经结束后再按照正常运动量进行训练。

2. 由于经期女运动员体内大量失血，身体反应能力、肌肉力量、灵活性都较平时明显下降。经期的训练计划需要做出相应的调整，一般选择运动量小、强度不宜过大、时间不宜过长的训练活动。在经期进行高强度大运动量的剧烈活动容易导致卵巢功能失调或月经紊乱。腹内压明显升高的憋气和静力性动作也应少做，以免引起子宫移动或子宫受压造成经血过多。这些在经期不适宜开展的剧烈活动容易引起机体功能紊乱，造成运动寿命的缩短，因此需要特别注意。

3. 月经期不宜参加游泳、跳水、划艇等水上运动项目。经期子宫内膜脱落、流血、子宫内膜形成创面，一旦细菌进入了子宫则易引起感染造成炎症，同时冷水刺激还会造成经血和分泌物凝固不易排出，引起痛经等不良反应，损害运动员健康。应注意：经期勤换卫生巾，运动后更是要注意清洗，避免滥用妇科药物和洗剂，保持经期的生理卫生。

4. 经期女运动员会出现明显的身体不适感，如自觉乏力、腰酸背痛、全身不适、恶心、口渴、头痛、头晕、下腹痉挛性疼痛等不良反应，应停止锻炼并报告随队医生，做好身体监测。切勿为了追求训练和比赛成绩而刻意隐瞒健康问题。

【复习思考题】

1. 个体卫生包含哪些原则？

2. 儿童及青少年骨骼肌肉系统、循环系统及神经系统的体育卫生要求有哪些？

3. 老年慢性病患者的体育卫生注意事项有哪些？

4. 女性运动员在经期需要注意的体育卫生问题有哪些？

NOTE

第七章　运动训练医务监督

运动医务监督（sports medical supervision）是指用医学和生理学、生物化学方法对从事体育运动的人的身体进行全面检查和观察，评价其发育水平、训练水平和健康状况，为体育教师和教练员提供科学训练的依据，保证运动训练顺利进行并取得较好成绩的一种手段。简而言之，即在医学观察下合理科学地进行体育运动，以期达到保证健康、预防伤病、提高运动技术水平的目的。

随着全民健康需求的日益增长，在加强慢性病防治与体医结合的大形势下，医务监督不仅是合理安排训练保证运动员的健康、提高竞技能力的重要措施，也是安全开展全民健身的重要保障。

医务监督的基本任务包括以下列七个方面：

1. 研究体育活动中出现的生理和病理现象的界限　研究人体对运动的最大适应能力，掌握大运动量训练中的各种生理现象和可能产生的病理状态，以便充分发挥机体的最大潜力，防止出现伤病。

2. 评定运动员身体功能状态　通过综合的体格检查（包括各种机能试验）评定运动员对负荷的适应能力、训练水平和机能潜力，为合理安排训练提供科学依据。

3. 防治运动性疾病　运动性疾病的发生同运动量和运动强度有密切关系，治疗时必须对训练计划做适当的调整。较常见的运动性疾病包括过度训练、过度紧张、心律失常，以及运动性蛋白尿、血尿等。

4. 研究伤病后恢复训练等问题　如伤病后开始恢复训练的合理时间、训练内容、训练方法等。伤病后，伤员应根据机体恢复情况逐步增加运动量，避免过早参加大运动量训练或比赛，要根据伤病的特点提出符合生理原则的训练措施。

5. 研究运动卫生　包括运动训练、比赛的各项卫生措施及运动员个人卫生条例等，涉及个人卫生、环境卫生、营养卫生、运动场地卫生等。

6. 研究运动员的选材问题　为了避免在人力、财力和时间上造成浪费，防止对儿童施以错误的训练而损害健康，选材是一个非常重要的研究课题。从家族、身体发育、身体素质、体型、骨骼发育、肌纤维成分、最大吸氧量、血型等方面入手，将先天条件优越的儿童选拔出来进行长期、系统的训练，可取得良好的运动成绩。

7. 研究消除疲劳的问题　训练后在体力上、精神上感到疲乏是一种机体自我保护的生理现象。但疲劳的积累如果未能及时消除，则可造成机体功能紊乱和体力下降，轻者影响训练效果，严重者影响正常的生活和工作。消除疲劳的基本方法包括休息（主动休息和被动休息）、睡眠和补充营养。此外，还可采取各种物理措施如水疗、电疗、按摩等帮助缓解疲劳。

第一节　自我监督

自我监督是在训练和比赛期间采用自我观察和检查的方法，对健康状况、身体反应、身体功能状态及比赛成绩进行的记录和分析。它既是体格检查的重要补充，也是间接评定运动负荷强度、预防运动性伤病及早期发现过度训练的有效措施。因此，自我监督是调整训练计划的重要依据。它还能促使运动员遵循科学的训练规律、培养良好的运动卫生习惯。自我监督包括主观感觉和客观检查两个方面。

一、主观感觉

1. 精神状态　精神状态反映了整个机体的功能状态，尤其是中枢神经系统的状态。身体健康者，精神状态好、精力充沛、心情愉快、积极性高。患病或过度训练时，常会感到精神委靡不振、疲倦、乏力、头晕、容易激动等。在进行记录时，如果自觉精神饱满、心情愉快，可记为"良好"；如果有精神不振、疲倦等不良感觉时，记为"不好"；如果精神状态一般，但又未出现上述不良现象时，可记为"一般"。

2. 运动心情　身体健康、精神状态良好的人一般是乐于参加体育运动。如果出现对运动不感兴趣，表现为冷淡、厌倦，或特别厌烦与运动有关的场地、器材、人物和语言，可能是教学训练方法不当或疲劳的表现，也可能是过度训练的早期征象。根据个人的运动心情，可填写为渴望训练、愿意训练、不愿训练等。

3. 不良感觉　不良感觉指运动训练或比赛后的不良感觉，如肌肉酸痛、关节疼痛、四肢无力等。在剧烈运动或比赛后，由于机体疲劳，大部分人会产生一些不良的感觉，但这些现象经过适当休息就会消失，训练水平越高，这些现象消失得越快。但是，在运动中或运动后，除了出现上述现象外，还伴有心悸、头晕、头痛、气喘、恶心、呕吐、胸痛或其他部位的疼痛时，则表示运动负荷过大或健康状况不良，在自我监督记录时应写清具体感觉。

4. 睡眠　经常参加体育活动的人，睡眠应该是良好的，表现为入睡容易、睡得熟、少梦或无梦、醒后精神良好。如果长时间出现睡眠不佳，如失眠、易醒、睡眠不深、多梦、嗜睡或清晨醒后精神不佳等，一般表示健康状况不佳、对运动负荷不适应或为过度训练的早期表现。记录时可填写睡眠的时间、睡眠状况等，记录为"良好""一般""不好"（如失眠、多梦、易醒等）。

5. 食欲　健康人的食欲应当是旺盛的。在参加体育运动过程中，机体能量消耗较多，因此，更能刺激食欲。如果出现食欲减退，表明健康状况不良或有过度训练倾向，应行进一步检查并调整教学训练计划。记录时可填写"食欲良好""一般""不好""厌食"等。

6. 排汗量　排汗量的多少与气温、湿度、饮水量、衣着有关，也和训练水平、身体功能状态、神经系统紧张程度、运动负荷等有关。如果在适宜的外界条件和适宜的运动负荷下，出

NOTE

现大量出汗或安静时出汗，甚至夜间盗汗，表明身体功能状态不良、健康状况下降或近期运动负荷过大。训练良好的运动员在同样条件下大量出汗可能是过度训练或极度疲劳的征象。在高温环境中或大运动负荷下出汗减少可能是机体脱水的征象，会引起体温升高、中暑等。记录时可填写"出汗正常""减少""增多""夜间盗汗"等。

二、客观检查

1. 脉搏　在自我监督中，常用晨脉来评定训练水平和身体功能状态。晨脉是清晨起床前清醒状态下卧位的脉搏数，反映了基础代谢，又称为基础心率。运动员每日早晨醒来时，便测试记录晨脉，记录时须保持静卧状态，在记录晨脉时同时将个体主观疲劳感记录下来。

应用基础心率可以在训练前评估运动员对训练负荷的适应程度从而为及时调整训练强度和训练量提供科学依据。其特点是较为稳定，且随训练年限延长、训练水平提高而适当减慢。如果基础脉搏突然加快或减慢，常提示身体过度疲劳或患有疾病。

如果运动锻炼后第二天晨脉不变，说明身体状况良好或运动量合适；如果体育锻炼后，第二天的晨脉较以前增加 5 次/分以上，并持续 3 天以上，说明前一天的活动量偏大，应当适当调整运动量；如果升高 12 次/分以上，提示身体功能状态不良，如睡眠不佳、患病或过度疲劳尚未恢复；如果晨脉经常在较快水平，则可能与过度训练有关。

在测量脉搏时，除应注意频率外，还应注意脉搏的节律，如果发现节律不齐，表示可能有心肌损害，应进一步做心电图、超声心动检查。记录时应写明每分钟脉搏数及心律是否整齐。

2. 体重　正常成年人体重较为稳定。儿童少年随着生长发育体重逐渐增加。健康人在强负荷的运动后，由于体液丧失会出现一过性的体重下降，1~2 天后就能恢复正常。如果体重持续下降并伴有其他异常现象，可能是健康状况不佳或过度训练的表现。儿童少年体重长期不增加、增加缓慢甚至体重下降是营养不良或健康状况不佳的表现，应查明原因，采取措施，以防影响发育。在进行自我监督时，应每周测体重 1~2 次，并记录下具体数值。

3. 运动成绩　在合理的训练中，运动成绩应逐步提高。如果成绩没有提高甚至下降、动作的协调破坏则可能是身体功能状态不良的表现，也可能是过度训练的早期表现。自我监督时，可根据运动成绩稳步提高、运动成绩保持原有水平、运动成绩下降或动作协调破坏等情况，分别记录为"良好""一般"和"不良"。

在客观检查中，除上述指标外，还可根据设备条件和专项特点，定期测定背力、握力、肺活量、呼吸频率等生理指标，并加以记录。如有伤病情况应如实记录。

自我监督可以用专门的自我监督表记录，也可逐日将各项指标写在日记中。建议将自我监督作为训练日记的一部分。训练日记应当包指以下内容：训练内容、训练时间、运动强度、运动中的体会收获、存在的问题，同时记录机体对训练的反应。这样做的目的是将训练安排与身体反应有机地结合起来，以便教练员发现问题总结经验。

自我监督也可以记录单的形式进行记录，如表 7-1 所示。另外，女子还应填写月经卡。

表 7 - 1 自我监督表

姓名：　　　　　　　　　　　　　　　　　　　　　　填写日期：　　年　　月　　日

主观感觉	精神状态	良好	一般	不好	
	运动心情	渴望训练	愿意训练	不愿训练	
	不良感觉	肌肉酸痛	心悸头晕	头痛其他	
	睡眠	良好	一般	不好	
	食欲	良好	一般	不好	厌食
	排汗量	较多	一般	不多	盗汗
客观指标	脉搏	次/分 规律 不规律			
	体重	kg			
	运动成绩	增长 不变 下降			
	背力	kg			
	握力	kg			
	肺活量	mL			
	呼吸频率	次/分			

自我监督表的填：睡眠、食欲可记录前 1 天和当日清晨的情况；不良感觉、脉搏等必须每日填写；某些指标如体重可以 1 周或半月测一次。

第二节　运动医务监督的常用指标

在运动训练过程中应定期进行机能诊断，以及时了解训练计划是否与运动员生理身体功能状态相适应，以及运动员的潜在能力，为制定下一步切实可行的训练计划提供科学依据。

一、心率（脉搏）

心率（脉搏）数据是反映生理负荷量、判断疲劳的最简单、最重要的指标。心率变化反映出机体运动中的机能水平、能量代谢、训练负荷强度及身体机能恢复程度。不仅可利用心率监控对训练过程进行全程实时监控，同时还可利用心率对体能和伤病的恢复进行全面监控。通过心率变化可监控运动强度、促进运动伤病的恢复进程、保证训练效果及预防过度训练。

（一）安静时心率（脉搏）

常人安静时心率（脉率）平均为 70 次/分左右，正常范围为 60～100 次/分。经常参加体育活动的人心率较低，一些优秀的耐力运动员安静时心率小于 50 次/分。一般心率低于 60 次/分，称为窦性心动徐缓。运动员窦性心动徐缓的发生率较高，约达 55%，多见于从事耐力性项目的运动员，如马拉松和公路自行车运动员。国内资料显示，运动员窦性心动过缓达到的最慢心率为 33 次/分，国外有报告为 29 次/分。运动员的窦性心动过缓是长期体力训练引起交感神经张力降低和心脏对迷走神经冲动敏感性增高的表现，是心脏对长期体力训练产生的适应性反应，多数情况下标志着良好的训练状态。少数心脏病患者也会表现为心率缓慢，如冠心病、心肌炎等，但多伴有心悸、胸闷等不良症状，应注意与病态窦房结综合征的区别。

安静时心率超过 100 次/分，称为心动过速。常由心脏疾病、甲亢、发热等病理原因引起。

正常人运动训练期间安静时心动过速或心率比平时明显增快表示身体功能状态不良、过度疲劳或早期过度训练。此时，更应注意晨脉变化。必要时进行临床医学检查，以便查出原因，及时调整训练计划。

在测量安静心率当天或测量前，受试者应避免进行剧烈运动，测量前需令受试者静坐 10 分钟以上，每次测量的环境条件要一致，测量应记录至少 30 秒，以减少误差。

（二）运动中的心率

运动中的心率与运动训练量和强度息息相关。运动时心率可遥测监测，用于提示运动的强度。运动时心率分为极限负荷心率（180 次/分以上）、次极限负荷心率（170 次/分左右）和一般负荷心率（140 次/分左右）。运动时的最大心率可随年龄增长而逐渐下降。一般以 220 减去年龄来估算最大心率。最大心率与安静时心率之差为心率储备，反映人体运动时心率可能增加的潜在能力。根据心率储备可以评估运动员可挖掘的运动潜力从而适时科学地增加训练负荷，以达到提高训练成绩的目的。研究表明，运动时心率的快慢与运动强度有关。强度越大，心率越快，运动成绩越好。以同样的运动强度持续运动 2 ~ 10 分钟，心率就会保持在一定水平上，称为稳定状态。在达到稳定状态之前，心率与运动强度之间基本呈线性相关。故在训练过程中不能一味追求心率升高。在相同运动负荷时，运动员心率上升愈慢提示运动员身体功能状态愈好。进行同一强度的运动训练后，运动员的最大心率值降低则表明运动员的身体功能状态上升。可在训练课中记录运动心率：记录一组训练结束后的即刻脉搏和休息 2 分钟后的恢复脉搏，通过两次脉搏之间的差值来判断训练负荷是否适宜。

（三）运动后的心率

检查训练课后心率的恢复情况可了解运动负荷的大小。课后 5 ~ 10 分钟，心率已恢复到课前水平属小运动负荷；心率较课前快 2 ~ 5 次/分，属中等运动负荷；心率较课前快 6 ~ 9 次/分，属大运动负荷。

检查定量负荷运动后的心率有助于了解身体功能状态。如运动后即刻心率增加的幅度不变或下降，说明身体功能状态提高，训练中运动负荷安排得当；如运动后即刻心率增加的幅度明显上升，说明身体功能状态较差或训练安排不当，可能是过度训练。

在触摸脉搏频率的同时，应注意血管的紧张度、充盈度和节律是否正常。

二、血压

血压是大动脉血管内血液对血管壁产生的侧压，它是心室射血和外周阻力两者互相作用的结果，也是反映运动员身体功能状态及疲劳程度的常用指标。在训练期间应经常做血压检查。正常成人收缩压为 90 ~ 140mmHg，舒张压为 60 ~ 90mmHg，如果收缩压≥140mmHg 和/或舒张压≥90mmHg，则称为高血压。

（一）晨血压

身体功能状态良好时，晨血压较为稳定。若安静血压比平时升高 20% 左右且持续 2 天以上未恢复，则为身体功能状态下降或疲劳的表现。

（二）运动状态下的血压

一般情况下，收缩压随运动强度的加大而升高，舒张压则不变或有轻度的上升或下降。但出现以下情况说明运动员机能下降或疲劳，如运动时脉压差增加的程度比平时减小、出现梯型反应和无休止音、运动中出现无力型反应等。出现血压异常时，应调整训练计划，如伴有头晕、头痛等症状则应适当休息。

青少年因神经系统和心血管发育尚不完善，故可能出现青春期高血压。青春期高血压患者往往无自觉症状，常在体格检查中发现，20 岁以后，血压可逐渐降至正常。血压的这种暂时性增高是由于发育引起某些内分泌腺功能亢进、交感神经兴奋性增高所致，多见于体格发育较快、身高增长迅速、较易兴奋或激动的青少年。其特点是收缩压稍高，超过 140mmHg，但不超过 160mmHg，舒张压不增高。

对于患有青春期高血压的青少年，如果既往有体育运动基础，现仍参加一般运动，而运动后无不适反应，可照常参加运动，只是不宜参加举重和技巧性运动，并要定期复查，观察血压变化。对于患有青春期高血压的运动员，一般允许继续参加运动训练，但要加强医务监督，定期检查身体，暂不宜参加足球、篮球、举重和器械体操等运动。因为足球、篮球等运动能引起神经系统高度兴奋；举重、器械体操等鼓劲、闭气性质的运动会增加血液循环的阻力。

三、心功指数

根据安静时的心率和血压可计算出布兰奇心功指数，该指数能全面地反映心脏和血管的功能。

布兰奇心功指数 = 心率 × （收缩压 + 舒张压）/100。数值为 110~160 时提示心血管功能正常，平均值是 140；如果布兰奇心功指数超过 200，可能是过度训练或身体功能状态不良的表现，或有循环系统疾病，应行进一步临床检查。

四、尿蛋白

正常人尿中无蛋白或偶有微量蛋白，每日蛋白质总量在 150mg 以下，一般排出量为 40~80mg。因运动导致的一过性蛋白尿，称为运动性蛋白尿。正常情况下运动性蛋白尿于数小时至 24 小时可恢复正常。运动性蛋白尿几乎可出现于所有的运动项目中，以长距离跑、游泳及足球等运动后出现率较高，但也存在个体差异。

运动性蛋白尿出现率及恢复情况与运动训练的强度、运动负荷、训练水平和身体功能状态有关。如果运动后尿蛋白排泄率比以往高，说明训练时运动强度大或身体功能状态不良。训练后第二天尿蛋白排泄率仍很高，特别是训练期间晨尿中蛋白排泄率高，说明训练课运动负荷过重或身体功能状态不良，应及时调整训练计划，加强休息及补充营养，以防过度训练造成身体伤害。

运动性蛋白尿经休息、调整负荷后会逐渐减少至消失。如仍不消失，甚至不运动仍有蛋白尿则提示可能为病理性蛋白尿，如肾炎等，此时应停止训练，并行进一步检查。

五、血红蛋白

血红蛋白是红细胞中具有携氧功能的含铁蛋白质。根据我国标准，正常男子血红蛋白含量为 120~160g/L，女子为 105~150g/L。血红蛋白是评定运动员身体功能状态的一个重要的生理指标。在训练期间，血红蛋白正常，成绩提高，说明身体功能状态好；如果血红蛋白下降至男子低于 120g/L，女子低于 105g/L，称为运动性贫血，此时一般均有运动成绩下降，自我感觉不良，说明身体功能状态不良，提示为过度训练和过度疲劳，应当注意调整训练，并应注意在饮食中多补充铁和蛋白质，以弥补运动训练中的消耗。

根据国内外的研究发现，不常运动的人在开始训练阶段，由于血浆容量增加可引起相对性贫血，也称高血浆容量反应。一般认为，高血浆容量反应伴随血红蛋白、红细胞压积浓度的下降，不是真正的贫血，因为单位体积内血红蛋白、红细胞压积虽有下降，但总血量增加，血红蛋白总量仍然是增加的。机体通过增加心输出量来代偿血红蛋白、红细胞压积的相对下降，以保证组织的供血、供氧。同时血红蛋白、红细胞压积相对降低可刺激、动员红细胞生成素系统，加速红细胞生成，以维持其血液中血红蛋白、红细胞等成分的动态平衡。

运动员在大运动量训练的开始阶段也会出现血红蛋白水平下降，而这种下降是红细胞破坏增加所引起的，若继续坚持训练，多数运动员随着对大运动量的适应，血红蛋白回升，运动成绩可明显提高。但也有少数运动员的血红蛋白持续下降，这可能与运动量、运动强度增加过快有关，也可能与过度训练及其他疾病有关，故应及时查明原因。如无其他疾病存在，只要调整运动量、降低运动强度，适当注意营养，运动员的血红蛋白就会较快恢复。

同时，还应关注铁储备。机体自缺铁发展到缺铁性贫血是一个延续的过程，故机体出现缺铁性贫血之前已有不同程度的缺铁，但血红蛋白值可能是正常的，此时的缺铁具有隐蔽性。血清蛋白是诊断体内缺铁及铁负荷过多的一项最敏感、最特异的指标。铁储备开始下降表现为血清铁蛋白（SF）值低于 $12\mu g/L$，运铁蛋白饱和度（TS）、红细胞游离原卟啉（PEP）和血红蛋白水平正常。

因此，在评价运动员是否贫血时，要同时观察血红蛋白和血清铁蛋白的含量。

此外，运动员血红蛋白水平过高时也应考虑其不利的影响。

六、心电图

心电图反映了心肌的生物电变化，与心肌的自律性、兴奋性和传导性有关，能较敏感地反映心肌的电生理变化。心电图既是临床上检查心脏疾病的一种重要方法，又是观察运动员身体功能状态的重要指标。

长期运动训练后，运动员的心电图可显示出迷走神经张力增高的表现，如窦性心动过缓、房室传导阻滞等，表明心泵功能较好，是心脏对长期运动的适应性表现。但少数情况下，训练过度、运动负荷过大、心脏功能不良时也会出现上述变化，此时运动员可出现自我感觉不良，伴有胸闷、乏力等症状。

如果心电图出现多发性早搏、显著窦性心律不齐、ST 段及 T 波变化，则提示为过度训练、过度疲劳等引起的心肌损害、心功能下降。此时运动员往往会有更明显的不良感觉，应行进一步临床检查，调整训练计划，或暂停训练。

七、最大摄氧量

最大摄氧量是指在极限的肌肉活动情况下，呼吸循环功能达到最高水平时，单位时间所能摄取和利用的最大氧量。

最大摄氧量是反映人体在饭量运动负荷时心肺功能水平高低的一个主要指标，也是评估运动员身体工作能力的重要依据，在运动医学中运用广泛。最大吸氧测定方法可分为两类：第一类是直接法，直接测定法又可分为运动场上测定法和实验室测定法。第二类是间接法，间接法是利用自行车测功计、活动平板、台阶实验等进行亚极量负荷后，根据机体吸氧量、心率等数值推算最大吸氧量的方法。一般认为，训练有素的高水平运动员应尽量用直接测量法，青少年、老年人、心肺病患者或受其他条件限制的患者，则多采用间接测定法。目前，常用的最大吸氧量间接测定的方法包括 Astrand 推测法、PWC_{170} 法、12 分钟跑等。

研究表明，最大摄氧量值的高低主要取决于最大心输出量，即与心泵功能的强弱关系最大。经长期运动训练，特别是耐力训练，运动员的最大摄氧量可显著提高。我国青年男子普遍最大摄氧量约为 50mL/（kg·min），女子约为 45mL/（kg·min）；而有良好训练的男女运动员分别约为 70mL/（kg·min）、55mL/（kg·min）。

当运动员由于过度疲劳或过度训练引起心肺功能下降时，最大摄氧量会明显下降，运动成绩也下降。经过运动负荷调整和相应的休息后，其值会回升。

新参加运动训练的运动员，在训练期间最大摄氧量值稳步提高，说明训练计划得当，心肺功能提高明显，身体功能状态良好。

八、肺活量和最大通气量

肺活量和最大通气量是监测肺通气功能的重要指标，反映了运动员训练水平和有氧能力。在训练期间，其数值的变化还反映了训练负荷和身体功能状态。如果训练后所测得的值比训练前明显下降，或者在恢复期逐渐下降，说明训练课的运动负荷过大，运动可能造成过度疲劳。当运动员机能水平下降或过度训练时，肺活量和最大通气量也会下降。如果训练期间其数值稳步上升，说明训练计划和运动负荷适宜，身体功能状态良好。

九、血乳酸

乳酸是糖代谢（无氧糖酵解）的重要产物。肌肉活动时其生成率与运动项目、训练水平、运动强度、运动持续时间、糖原含量、环境温度及缺氧等因素有密切关系。目前，血乳酸指标主要用于有氧代谢能力的评定，负荷强度－血乳酸浓度曲线右移表示有氧代谢能力强，反之表示有氧代谢能力弱。

在绘制负荷强度－血乳酸浓度曲线时，通常采用连续或间断逐级递增负荷试验，起始强度可因运动员的运动项目、训练水平和性别不同而异。进行 5～6 级负荷试验，在自行车测功计上起始功率可选定 60W（女）和 90W（男），每递增一级是 30W 或 50W，在活动平板上起始速度可选 10km/h，每递增一级是 2km/h（坡度为 5%），每级负荷持续时间不少于 3 分钟，每级负荷后即刻取动脉耳血（或手指血）测定血乳酸值，从而描绘负荷强度血乳酸浓度曲线。一些学者将 4mmol/L 血乳酸对应的负荷强度视为有氧向无氧代谢的转换点，称无氧阈。

十、睾酮

睾酮是体内主要的促合成代谢激素之一，它除了维持男子性功能和副性特征外，还刺激组织摄取氨基酸，促进核酸与蛋白质的合成，促进肌纤维和骨骼生长，刺激促红细胞生成素分泌，增加肌糖原储备，维持雄性攻击意识。

1. 清晨安静状态下血总睾酮测定　为首选方法，其指标主要反映训练后下丘脑－垂体－性腺轴功能恢复情况。其特点是直接、简便、快速。在强化训练阶段做定期（如 1 个月）或不

NOTE

定期的检查是必要的。

血睾酮值个体差异较大，仅以某一次的测定值与正常人的参考范围作对比来判断血睾酮水平是不够全面的，注意积累资料进行自身的纵向比较则更为有意义。一般认为，在不受任何药物干扰的情况下，当运动员增加训练量后血睾酮低于这个训练周期开始时的 25% 持续不回升时，应进行调整。

2. 血中性激素结合球蛋白（SHBG）测定　首先通过 SHBG 的测定，结合血睾酮的测定值全面了解血中具有生物活性的睾酮量。另外，女性的雌激素分泌不具有 LH 与性腺之间的反馈调节，卵巢分泌的雄激素一定程度上是通过 SHBG 的合成量与激素代谢廓清率来调控的。因此，女性测定 SHBG 还能反映出机体对睾酮的调控情况。

3. 清晨安静状态下血黄体生成素（LH）和卵泡刺激素（FSH）测定　当血睾酮水平较低时，如果伴有 LH 和/或 FSH 无明显变化或降低，表明垂体功能有所下降；如果 LH 与 FSH 升高提示无垂体功能的下降。

除以上运动医学医务监督的常用指标外，可用于运动医务监督的医学指标还有很多，选用时一定要根据训练的需要、运动项目的特点、时间、地点、检测条件进行选择。必要时可增加机能评价方面的检测，并将生理、生化指标与机能评价结果一并进行分析，以便更准确地了解和判断运动员的身体功能状态，更科学合理地安排训练。

第三节　比赛期间的医务监督

在比赛期间神经系统处于高度紧张状态，骨骼肌肉系统、循环系统、呼吸系统及内分泌系统功能都处于较高活动水平，能量消耗很大。某些运动项目体力消耗极大，还有些运动具有激烈的对抗性和身体冲撞，容易引起一些运动性病证和运动性损伤。所以，掌握比赛特点，做好赛前、赛中和赛后的医务监督，对保护运动员的身心健康、保证比赛的顺利进行有着十分重要的意义。

一、赛前医务监督

1. 赛前体格检查　运动会前应对参赛学生进行体格检查，了解运动员的健康状况和身体功能状态。检查的重点应该是循环系统和骨骼肌肉系统，如测安静脉搏、血压、心脏听诊、X线胸透、关节检查和询问近期的伤病情况，必要时还应做功能试验。如果发现有慢性病和身体其他异常情况时，应做进一步特殊检查，如血常规、肝功能、血液生化、尿常规，以及心电图、X线检查等。如果一切正常，健康状况良好，一般均可参加田径运动会的各项比赛；如果有感冒、发热、过度疲劳、体格检查和特殊检查结果异常、外伤未愈等，一般不允许参加田径运动会比赛。

在体检中发现心脏杂音时，应注意区分生理性杂音和病理性杂音。如果是生理性杂音，平时在运动或训练时无不适感觉，心血管功能正常，应允许参加比赛。对那些有心血管疾病史，或心血管检查及心电图检查有异常的心脏杂音者，特别是出现舒张期杂音者，一般不允许参加比赛，以免发生意外或加重循环系统损害。

2. 赛前组织管理　医务人员应协助竞赛组织者做好比赛程序的组织编排工作。制定比赛计划和日程时，应考虑气候因素特点，在炎热的环境中不宜安排长时间激烈的竞赛项目。竞赛分组要按性别、年龄阶段划分。每位运动员每日比赛项目不能过多。各项比赛之间要有充分的休息时间。

3. 做好赛前准备活动 准备活动是调整赛前身体功能状态和缩短进入工作状态时间的重要措施，也是防止运动性伤病的主要手段。因此，要督促运动员做好准备活动，包括一般准备活动和专项准备活动，其强度和时间应根据不同项目的特点、运动员的赛前状态和气候等因素来确定。

赛前还应对比赛场地、器材和运动服装进行认真的安全检查，做好伙食管理工作，配备好医务人员，准备好急救用品及药物以保证参赛者的健康、保障比赛的顺利进行。

二、赛中医务监督

应建立赛期临场医疗急救站，对比赛中出现的常见伤病，如腹痛、晕厥、肌肉痉挛、挫伤、撕裂伤、擦伤、韧带损伤等要随时注意观察，及时发现和处理。对一些严重伤病，应做现场紧急处理后送医院急救。

在比赛中应做好饮料供应，加强饮食、饮水的卫生管理，特别是在炎热的气候条件下，饮水及补充盐分是防止中暑和电解质紊乱的重要手段。

三、赛后医务监督

1. 赛后体格检查 根据运动项目的特点，在赛后有针对性和选择性地进行体检，测定某些生理、生化指标，如脉率、血压、体重、蛋白尿、血红蛋白、心电图、功能试验，询问运动员自我感觉，观察机体的恢复状况。如发现异常，应分析原因并及时处理。

2. 消除赛后疲劳 比赛引起的疲劳常不能在 1~2 天内恢复，因此采用多种方法帮助消除疲劳是必要的，除保证充足的睡眠时间外，还可采取温水浴、局部按摩、热敷和局部负压等手段消除疲劳。赛后散步、听音乐、参加各种娱乐活动等积极性休息方式对于精神疲劳和体力疲劳的消除都有良好的作用。此外，赛后应注意补充营养，以促进能量物质和机体功能恢复，但切忌赛后暴饮暴食。

第四节 运动性疲劳的医务监督

一、运动性疲劳的概念

国际田径联合会将运动性疲劳定义为机体不能维持原有的运动强度。其有两个基本特点：一是疲劳是由运动引起的，而不是其他原因（如疾病、营养、环境等）；二是疲劳是一种暂时的现象，经过休息、进食，疲劳是可以消除的。因此，运动性疲劳是一种生理现象，是一种保护性抑制，疲劳可以防止机体进一步衰竭。

根据超量恢复理论、应激理论和运动训练理论，运动水平的提高就是一个"疲劳-恢复-再疲劳-再恢复"的超量恢复的良性过程。故而一般的运动性疲劳是一种正常生理现象。如果运动性疲劳没有得到及时的恢复而使疲劳累积导致疲劳过度，或者发生运动性疲劳时没有及时

NOTE

进行调整，继续保持原有的运动，使疲劳程度加深导致力竭，都会使运动性疲劳变成一种病理现象，从而对健康造成不良影响。所以，应根据疲劳的产生机理分析疲劳的原因并采用一定的客观判断方法测试疲劳，进而采取某些消除运动性疲劳的方法，使机体快速有效地进行超量恢复，以便更好地投入训练、工作和学习，进而进行更高水平的恢复，以提高身体功能状态，形成更高水平的运动能力贮备，保持并增进人体健康。

二、产生机理

不同的运动强度、不同的运动时间、不同的运动方式所产生的疲劳机制是不同的。因此，疲劳的产生机制有不同的几种学说：

1. 衰竭学说　认为疲劳的产生主要是运动过程中体内能源物质大量消耗而得不到及时补充引起的。

2. 堵塞学说　认为疲劳的产生主要是由于某些代谢产物在体内大量堆积而又不能及时消除，从而影响体内的正常代谢，造成运动能力下降引起。

3. 内环境稳定性失调学说　认为人体在运动时，由于 pH 值下降，水盐代谢紊乱和血浆渗透压改变引起内环境稳定性发生失调而致疲劳。

4. 保护性抑制学说　即运动性疲劳，是大脑皮质产生的保护性抑制，运动时大量的冲动传至大脑皮质相应的神经细胞，使其长时间的兴奋导致消耗增多，为避免进一步的消耗，当消耗到一定程度时便产生了抑制过程，这对大脑皮质具有保护性作用。

5. 突变理论　认为肌肉疲劳是能量的耗竭。疲劳是力量和兴奋性下降等多方面因素使三维空间关系突然发生改变而引起的，即疲劳是存在不同途径所致的逐渐衰退突变的过程，形如一条链的断裂。

6. 自由基学说　认为运动时，运动性疲劳是氧自由基 – 脂质的氧化、内分泌调节功能的下降、保护性抑制等方面因素综合作用的结果。

上述几种运动性疲劳产生机制的假说是从不同角度提出的。运动性疲劳是体内的一系列复杂的变化，必须综合分析和认识以消除运动性疲劳，同时也必须根据运动方式、运动强度、运动时间、运动者个体差异等因素来采取有针对性的恢复措施。

三、不同运动练习时疲劳的原因

不同形式的运动练习中所致疲劳的机制不完全相同，一般包括以下几种情况：

（一）无氧练习

在进行无氧强度练习时，需要高位神经中枢更多地激活支配工作肌的脊髓运动神经元，并保持高频率的神经冲动，这种紧张的神经活动仅能维持数秒。另外，磷酸原的消耗特别迅速，CP 含量在极量无氧强度练习结束时下降 80% ~ 90%。因此，中枢神经和神经肌肉装置功能的下降及磷酸原的耗竭是该练习疲劳的原因。

1. 近极量无氧强度产生疲劳的原因除与极量无氧强度练习相同外，肌肉和血液中乳酸的堆积、pH 值下降也是原因之一。

2. 极量无氧强度练习时肌糖原无氧酵解供能占较大比例，因此，肌肉和血液中乳酸堆积、pH 值下降是产生疲劳的主要原因。另外，氧运输系统的功能限制可造成供氧不足，也是疲劳的因素。

（二）有氧练习

1. 在极量和近极量有氧练习时，产生疲劳的主要原因是氧运输系统工作能力的限制，致使工作肌供氧不足。另外，乳酸的堆积、pH 值下降也是引起疲劳的因素。

2. 在亚极量有氧强度练习时，引起疲劳的主要原因是肌糖原和肝糖原的消耗。

3. 在中等强度有氧练习时肌糖原和肝糖原的大量消耗致使血糖降低，导致以血糖为唯一能源的中枢神经系统活动受到影响。另外，该练习会导致体温增高，为加速散热，皮肤的血流量增加，工作肌的血流量减少，以致工作肌供氧减少引起肌肉疲劳。

4. 小强度有氧练习引起疲劳的原因与中等强度有氧练习相似，但小强度有氧练习时疲劳过程发展较慢，且多半消耗脂肪。没有完全氧化的脂肪分解产物进入血液可能也为疲劳的重要原因之一。

（三）其他练习

在球类运动中，技术动作的不断变化是加重疲劳的重要因素。进行习惯的、自动化程度高的、节奏性强的动作不易疲劳；而精力高度集中的、动作多变的运动较易产生疲劳。另外，缺氧也是引起疲劳的因素。

在静止用力时，来自骨骼肌的神经冲动对大脑皮质细胞进行不断的冲击，以及为维持肌肉的紧张状态神经细胞不断地向肌肉发送大量冲动，其结果可使神经细胞处于持续兴奋状态，促使疲劳加重。此外，肌肉静止用力时血液供应减少，而憋气过多亦可使循环系统功能下降。

四、疲劳判断的简易方法

科学地判断疲劳的出现及其程度对人体的保健有很实际的意义。然而疲劳的表现形式多种多样，引起疲劳的原因和部位也不尽相同，所以，疲劳的判断主要依靠自我感觉、简易客观的指标及运动者的经验等进行大致评价。

（一）主观感觉

运动时的主观感觉与工作负荷、心功能、耗氧量、代谢产物堆积等多种因素密切相关，故运动时的自我感觉对判断运动性疲劳有一定的指导意义（表 7 - 2）。

表 7 - 2　运动性疲劳的主观感觉判断标准

项目	轻度疲劳	中度疲劳	极度疲劳
自我感觉	无任何不舒服	疲劳、腿痛、心悸	除疲乏、腿痛、心悸外，尚有头痛、胸痛、恶心甚至呕吐等征象，且这些征象可持续相当长的一段时间
排汗量	不多	较多	非常多，尤其是整个躯干部
呼吸	中度加快	显著加快	显著加快，呼吸表浅，有时会出现节律紊乱
动作	步态轻稳	步态摇摆不稳	步态摇摆显著，出现不协调动作
注意力	较好，能正确执行口令	执行口令不准确，会出现错误的技术动作	执行口令缓慢、技术动作出现变形

（二）客观指标

1. 骨骼肌的指标

（1）肌肉力量　运动引起的肌肉疲劳最明显的特征是肌肉力量下降，一般常以绝对肌力为依据，运动后肌肉力量明显下降，不能及时恢复，可视为疲劳。测试时可根据不同的运动形式有针对性地测试运动肌肉力量。

（2）肌肉硬度　肌肉疲劳时收缩功能下降，而且放松能力也下降，表现为肌肉疲劳时，肌肉不能充分放松，肌肉硬度增加。

（3）肌电图　肌电图是肌肉兴奋时所产生的电位的变化，也可反映肌肉兴奋收缩程度，运动过程中的肌电图变化可确定神经系统和骨骼肌的功能状态，通过肌电图可反映出肌肉是否疲劳。

2. 循环系统指标

（1）心率　心率是评定运动性疲劳最简易、最直接的指标，一般常用基础心率、运动中心率和运动后心率恢复进行判断。

1）基础心率　可反映机体最基本的功能状态。身体功能状态正常时，基础心率相对稳定；而进行大负荷运动训练时期，如基础心率较平时增加 10 次/分以上，则认为有疲劳现象；如连续几天持续增长，则表明疲劳累积，应调整运动负荷。

2）运动中心率　一般用运动后即刻心率来代替。按照训练－适应理论，随着训练水平的提高，完成同样运动负荷心率应有逐渐下降的趋势，如增加则表示身体功能状态不佳。

3）运动后心率恢复　如运动后心率恢复到以前的状态的时间延长则可视为疲劳。

（2）心电图　运动中心脏疲劳可使心电图出现异常变化，T 波下降或倒置、S－T 段下移，可用以判断心脏疲劳。

（3）其他

1）皮肤空间阈　疲劳时触觉功能下降，辨皮肤两点之间最小距离的能力下降。

2）闪光频度融合　疲劳时视觉功能下降，可根据闪光融合频率的阈值诊断疲劳。

3）唾液 pH 值　剧烈运动后乳酸生成增多，唾液 pH 值下降，因此可通过测定唾液 pH 值来判断运动性疲劳。

五、运动性疲劳恢复的理论依据

1. 超量恢复学说　运动时和运动后供能物质的变化是消耗和恢复过程保持平衡的结果。运动时以消耗为主，恢复过程赶不上消耗过程则表现为能源物质数量下降；运动后，恢复过程为主消耗过程下降，因此，能源物质逐渐恢复，达到或超过原来的水平。这主要是从运动是能源物质的消耗、结构蛋白的变化和恢复过程的规律说明运动能力提高的机理。所以，超量恢复学说是运动性疲劳恢复的重要依据，可为大运动量训练、训练的节奏性、系统性等提供理论基础。

2. 应激学说　运动训练最主要的目的之一是提高运动能力。因为运动成绩与完成专项比赛有关的各系统的协调性、合理性及获得最大功率的表现力密切相关，应激和运动训练所引起的身体变化、恢复和适应过程的规律有一致性，故为应激学说。应激学说在运动训练中的应用主要是针对不同专项、不同性质的激烈超负荷运动时机体产生的应激反应，并以垂体－肾上腺皮质激素调节为核心，从机体的能源储备和动员能力、代谢和机体调节能力、身体防御能力三个主要方面研究运动训练对身体的生理、心理适应和提高过程的规律，同时为超负荷的大运动量训练、训练期适应和运动能力提高提供理论指导。所以，应激学说也是运动性疲劳恢复的重要依据。

六、消除运动性疲劳的方法

（一）改善代谢法

改善代谢法是指用各种方法使肌肉放松、改善肌肉血液循环、加速代谢产物的排出。常用方法包括以下几种：

1. 整理活动　是一种简单易行的、效果良好的消除疲劳方法，一般是在运动训练结束后即刻进行。主要内容包括两部分：①慢跑和呼吸体操：有助于改善血液循环、加速下肢血液回流、促进代谢产物的消除。②肌肉、韧带拉伸练习：此法对减轻肌肉酸痛和僵硬、促进肌肉中乳酸的清除有良好的作用。拉伸以活动肌肉和韧带为主，常采用静力性拉伸方式。

2. 按摩　可放松肌肉、改善局部血液循环、增加关节活动度、促进代谢产物的排出。

3. 温水浴　水温以 40° 左右为宜，温度不宜过高，时间为 10 分钟左右，勿超过 20 分钟，以免加重疲劳；也可在训练结束半小时后进行冷、热水浴，冷水温度为 15°、热水温度为 40°，冷浴 1 分钟、热浴 2 分钟，交替 3 次。

4. 桑拿浴　高温干燥的环境有助于加速血液循环，使人体大量排汗，体内的代谢产物从而及时排出体外。桑拿浴一般不宜在运动结束后即刻进行，以免造成脱水和加重疲劳。

（二）调节神经系统法

通过调节中枢神经系统可降低交感神经的兴奋性、增加迷走神经的兴奋性，加强机体的合成代谢能力，使机体尽快恢复。常用方法包括以下几种：

1. 睡眠　良好充足的睡眠是消除疲劳最直接、最有效且经济的方法。睡眠时，人大脑皮质的兴奋性最低，机体的合成代谢最旺盛，有利于体内能量的蓄积。

2. 放松练习　通过诱导性的语言使运动员有意念调动肢体，通过对高级中枢的暗示使肌肉放松、改善呼吸和循环系统，使机体的疲劳尽快消除。

3. 音乐疗法　通过舒缓优美的音乐来放松神经系统，使练习者心情舒畅，身心放松。作为一种辅助方法，音乐疗法配合其他消除疲劳的方法可提高疲劳恢复的效果。

（三）营养补充法

补充机体在运动中大量失去的物质可促进疲劳的消除。

1. 营养物质补充法　营养物质补充法是营养补充法的基础，应从人体所需的供能物质和对调节生理功能的维生素及微量元素入手补充糖类、脂肪和其他所需物质。

糖类的补充不仅在运动后，而应当贯穿整个运动过程，这既可推迟疲劳的出现，也利于消除疲劳。运动前补糖最好安排在赛前数日和赛前 1.5 ~ 2 小时；运动中补糖（以运动饮料形式）以 15 ~ 30 分钟或 0.5 ~ 1 小时补充一次为宜；运动后补糖时间愈早愈好，最好不要晚于运动后 6 小时。对蛋白质的补充最好选以易消化的优质蛋白质为主。脂肪对消除疲劳没有明显的作用，因此，不必专门补充，但可适当补充一些磷脂。

2. 中医药的调理　运用中医药对抗运动性疲劳主要以服用健脾益肾、抗疲劳专用方剂和药物型运动饮料为主。中医药调理法不但对提高运动人员的体质和运动能力、尽快消除疲劳很重要，也对营养物质的补充起到了促进作用。

消除运动疲劳的方法很多，单独使用某一种方法是很局限的，必须综合应用才能有较好的

NOTE

效果。这是因为疲劳发生的原因诸多，且又存在个体运动能力等方面的差异，所以，必须对疲劳进行整体综合评价。选择消除疲劳的方法也因人而异，故应具有针对性地开展。

第五节　体重控制

某些运动项目（如举重、摔跤和柔道等）是按不同的体重级别进行比赛的，一些运动员为了能参加较低级别的比赛以取得好的成绩和名次，往往采用人工的方法在赛前快速减轻自身的体重；还有些运动项目如体操、跳水和长跑等的运动员，为适应比赛要求或保持最佳体型，也需要减轻体重或将体重控制在理想的水平。无论是减轻体重，还是控制体重，若采用的措施和方法不当，常会损害运动员的健康和影响运动能力。

一、减体重措施

人工控制和减轻体重经常采用的措施包括：①控制饮食量、限制水分摄入并加大运动负荷以增加体内的能量消耗。②加大排汗量，或者内服利尿剂促使大量排尿。③还有人选择服用泻药、食欲抑制剂，以及自我催吐等措施。

二、快速减体重对机体的影响

快速减体重会使体内水分丧失，减体重速度越快，体内水分丧失量越多。脱水可使血容量减少，运动员因此出现口唇干裂、皮肤弹性下降、易激惹。加速减体重会加重运动员循环系统的负荷，导致心输出量、每搏输出量和最大摄氧量下降。机体脱水可致肾血流量减少、体内蛋白质与无机盐丢失、体温调节过程障碍，以及肌糖原、肝糖原的耗损，使运动员出现低血糖症和酮症。以上说明，快速减体重对运动员的健康和运动能力有一定的影响。研究证明，一次减轻自身体重的3%以上即会影响运动能力。对女子体操、跳水和长跑运动员长期控制体重的医学观察表明，过度控制体重会造成女运动员生长发育迟缓、营养不良，产生神经性厌食症、月经紊乱、便秘、乏力等一系列症状。

三、减轻或控制体重的注意事项

运动员赛前减轻体重或控制体重应循序渐进地进行，适宜的减体重速度是每周减1kg，适宜的减体重重量以一次不超过3kg为宜；减体重期间的饮食应以高蛋白、低热能为主，并补充充足的维生素和必需的无机盐。根据各人情况，每日热能供应应为2053～10046kJ；注意水盐代谢平衡，一日水分摄入量应控制在2000mL左右，如饮水过少，血容量减少10%以上，则可造成机体脱水。生长发育期的青少年运动员，控制体重期间应保证90%的热能需要量，并改变饮食习惯，如避免进食零食、含糖和脂肪量高的食物或饮料。运动员不宜采用应用腹泻药、食欲抑制剂、利尿剂及自我催吐等方法减重，尤其是利尿剂已被国际奥林匹克委员会（以下简称"国际奥委会"）列为违禁药品，应严禁使用。运动员减体重期间要加强医务监督，需行严密的动态观察。

第六节　兴奋剂控制

1964 年东京奥运会期间，体育科学会议将兴奋剂定义为将任何形式药物或非正常量的生理物质，通过不正常的途径摄入体内，以达到提高运动能力的目的，即为使用兴奋剂。1968 年开始，运动员实行药物检查。

近年来，国际奥委会进一步规定兴奋剂的定义包括两个方面：一是禁止服用的药物；二是各种兴奋剂手段的应用。

一、兴奋剂药物

1. 被国际奥委会列入禁止使用的兴奋剂有 5 大类，100 余种。

第一类刺激剂：包括中枢神经系统刺激剂（如咖啡因、尼可刹米、士的宁等），精神刺激剂（如可卡因、苯丙胺等），拟交感神经胺类（如麻黄素、甲基麻黄素等）。

第二类麻醉镇痛剂：吗啡、海洛因、双氢可待因、哌替啶等。

第三类合成类固醇：睾酮、甲睾酮、司坦唑醇等。

第四类利尿剂：双氢克尿噻、利尿酸等。

第五类激素：促性腺激素（hCG）、促肾上腺皮质激素（ACTH）、促红细胞生长素（EPO）等。

2. 列入受一定限制的药品包括：乙醇、大麻、局部麻醉剂、皮质类固醇、β-受体阻滞剂等 5 类药品。

随着药理研究的进展和检测技术的进步，列入违禁药物的种类和数量正在不断增加。

二、禁用兴奋剂的手段及检查措施

1. 国际奥委会规定禁用的手段包括输入血液兴奋剂，以及药理学、化学和物理学的手段。

血液兴奋剂是指对运动员输入血液、红细胞或有红细胞在内的有关血液成分，这些血液成分可由自身抽出或取自他人的血液。通常是从运动员身上抽出血液，使运动员在血量减少的情况下继续训练，到比赛前再将原抽出的自身血液通过静脉注射输入运动员体内，以提高比赛兴奋性。

2. 国际奥委会医学委员会还规定禁止使用某些物质或有关手段来改变用于兴奋剂检查的尿样的完整性和有效性。现已发现以下影响尿样的方法：

（1）导管插入术　赛前将干净尿样装进软质容器，放入膀胱，有导管与外相通，检查时故作排尿动作，将干净尿样排出。

（2）尿掺尿　将干净尿通过导管注入膀胱，或用腹腔穿刺法将干净尿注入膀胱。此手术在比赛后到检查前的时间内完成。

（3）口服与禁用药类似的药品　国际奥委会在有关兴奋剂的规定中，在每类禁用药之后都加了"有关物质"或"有关类似物质"字样，以防止运动员服用与禁用药类似的药物。

另外，还有男运动员通过外科手术冒充女运动员、游泳运动员用肛门充气法来提高运动成绩等，都属于违禁行为。

以上这些行为都是违背体育和医学道德、不顾运动身心健康和生命安全的非法行为。多年来，国际奥委会采取了一系列强制性的检查措施以打击这些行为。

三、服用兴奋剂的危害

刺激剂药物虽然能在一定时间内增加机体活性、减轻疲劳程度、增强对抗能力、提高竞技状态，但它会降低运动员的判断力，从而导致运动损伤及伤害事故。苯丙胺及相关化合物是运动中引起伤害事故最常见的药物。在大运动负荷情况下，一些运动员即使是服用正常剂量的该类药物也会导致死亡。大量服用精神刺激剂，可因血液加速流动而导致血压升高、头痛、心率增高、心律不齐、焦虑和震颤等。

少量麻醉剂药物有神经兴奋作用；中量可镇痛；大量使用则可导致中毒，并产生生理、心理依赖性，长期服用可致成瘾。

合成类固醇（AAS）包括睾丸素及在结构和活性方面与之有关的物质，它们能提高肌肉的力量和体积，故被滥用以增强运动员的进攻性。类固醇的滥用可为肝脏、皮肤、循环系统及内分泌系统带来副作用。类固醇会缩小男子睾丸体积、抑制精子生成；对于女子使用者来说，会导致男性化特征出现、乳房组织消失、月经失调；少年儿童使用类固醇可致发育受阻。

男子使用人体促性腺激素（hCG）及有关活性的其他化合物可导致内源性雄性类固醇比例的升高，其后果与服用睾丸素类似。促肾上腺皮质激素（ACTH）的使用可达到相当于口服、肌注或静脉注射皮质类固醇的作用。运动中滥用生长激素（HGH）是很危险的行为，它可引发心血管疾病、高血压、糖尿病和肢端肥大症，还可引起致命的神经损伤。促红细胞生长素（EPO）的使用会导致与血液兴奋剂相似的作用。

使用血液兴奋剂时，在抽血时最常见的是急性失血与严重贫血。采用自身抽血法者，失血后仍要进行大运动负荷的训练，故会为机体带来一系列不良后果。回输血液或成分输血时亦可发生危险，如过敏反应（出现皮疹、发热等）。同时，输血后因血液有形成分比例增加，血液黏滞度加大，心脏负担增加，易导致超负荷血液循环，甚则出现心力衰竭。

至于应用导管插入术，以及尿样更换、取代术等，对运动员的身心健康都会带来不同程度的危害。

综上所述，兴奋剂的使用不仅严重危害运动员的身心健康，而且与"发展体育运动，增强人民体质"的精神也是背道而驰的，与奥林匹克精神是不相容的。因此，为了保证体育运动的健康发展，为了保护运动员的身心健康，我们每一个人都应为反对使用兴奋剂贡献自己的力量。

【复习思考题】

1. 试述自我监督的内容包括那些方面。

2. 如何利用心率作为运动训练医务监督的指标？

3. 简述消除疲劳的方法有哪些。

4. 减体重期间的注意事项有哪些？

5. 什么是兴奋剂？兴奋剂对人体有哪些危害？

第八章　运动与合理营养

营养（nutrition）是指机体从外界获取食物满足自身生长、发育和维持生命的需要，包括食物摄取、消化和吸收，以及体内转变与利用食物或营养物质等过程。营养物质或又称为营养素（nutrient），是经消化吸收被摄入机体内，具有维持正常生命活动所必需的食物成分。营养素可提供能量，调节机体生理功能，是人类生命活动的物质基础。目前，营养素包括蛋白质、脂类、糖类、维生素、矿物质、水、纤维素七大类。其中，蛋白质、脂类、糖类和一些矿物质又称为大营养素，它们提供机体生长发育、代谢和运动所需的能量和物质，是构成食物的绝大部分。维生素和微量元素又被称为微量营养素，它们主要是在大营养素被催化分解中发挥催化作用，是需要量很少但不可缺少的营养素。

人类在一切生命活动过程中都需要能量（energy），如呼吸运动、肌肉收缩、心脏泵血等。而这些活动所需的能量主要来源于食物中糖类、脂肪和蛋白质，它们在体内氧化分解可释放能量，这三者统称为产能营养素。然而，这些产能营养素产生的热量是不一样的，并且不同食物所含的营养素的比例也是不一样的。如稻谷类和薯类食物所含糖类较多、油料作物富含脂肪、坚果类和大豆富含油脂和蛋白质、蔬菜和水果所含蛋白质较少。因此，人类为了生存和健康的生活，每日必须摄取一定比例的各种营养物质。

第一节　三大营养物质代谢

一、能量

人体的能量需要量是指机体在长期保持良好的体型和健康状态，并能维持从事日常生产劳动和社会活动所必需的能量摄入量。成年人的能量消耗主要用于维持基础代谢、体力活动和食物特殊动力作用等。

（一）能量的来源及每日能量需要量

人类在一切生命活动过程中所需的能量主要来源于食物中的糖、脂肪和蛋白质，它们在体内氧化分解释放能量，可提供机体全部的能量需求。

2000 年，中国营养学会指出中国居民膳食能量参考摄入量，成年男性每日需要能量为2400～2700kcal，成年女性每日需要能量为 2100～2300kcal。儿童和青少年、老年人等由于其生理特点存在差异，每日能量需要量是不一样的。

（二）机体能量消耗的构成

糖、脂肪、蛋白质被摄入体内，经酶催化而发生一系列化学变化，逐步释放能量，产生高能磷酸键的化合物，主要是三磷酸腺苷。健康成人为了维持正常新陈代谢和体力劳动，需要不断从外界摄取产能营养素。机体在食物中摄取和能量的消耗之间维持着相对的平衡状态，以保持体重的相对稳定，不至于体重明显减轻或加重。

机体的能量消耗主要可分为基础代谢、体力活动、食物特殊动力作用三方面。

1. 基础代谢 是指机体在清晨睡醒后，仍静卧在床上、未进餐前的状态，仅维持呼吸和心脏搏动等最基本的生命体征所消耗的能量。基础代谢受年龄、性别和个体胖瘦程度影响，一般用基础代谢率（BMR）表示。

2. 体力活动 它是人体能量消耗的最主要因素。人体在从事体力活动时，除了需要用于机械运动所需的能量，还包括相关组织、器官本身代谢需要消耗的能量。机体活动的强度越大，能量消耗越多；活动持续的时间越长，能量消耗也越大。

3. 食物特殊动力作用 是指机体摄取食物而引起能量消耗增加的现象。例如，摄取1600kcal 的糖类应产生 1600kcal 的能量，而实际上产生了 1696kcal 的能量，相当于增加了 6% 的能量产出。此外，脂肪和蛋白质也有类似增加的现象，蛋白质特殊动力作用最强，甚至可达到 30%。这种额外增加的能量，不是来源于食物本身，而是体内储备的能量，所以，也被认为是一种能量的消耗。

（三）机体能量消耗的测定方法

1. 双标水技术 双标水（doubly labeled water，DLW）技术被用于测定人体运动能量的消耗。当前，该方法已被应用于体育科学领域的实验室研究和运动场地研究，是目前评价能量代谢的金标准。DLW 技术根据间隔曲线精确计算出二氧化碳的产出量，利用热量计算的间接法即可得出与二氧化碳产出量等价的机体能耗量。

2. 心率记录法 机体随运动强度的加大，心率随之增加，氧耗量也会相应增加。这种心率变化和能量消耗量之间的对应关系是通过监测心率来推算运动中能量消耗的依据。因此，可以通过监测心率变化、采用 DLW 技术或者间接测热法计算机体在运动中的能量消耗。

3. 加速度计测量法 根据牛顿力学定律，机体所有的活动都依赖于肌肉收缩，以热量耗散或对外做功的形式消耗能量。此外，人静止时虽然没有做机械功，但是，肌肉仍需消耗一定能量以保持机体张力。身体运动加速度对时间的积分与能量消耗呈线性关系，故通过研究身体加速度绝对值的积分可以评估能量的消耗。目前，普遍采取心率监测与加速度传感器法联合测量人体运动能量消耗，结果比较准确可靠，不受到其他因素的影响。

4. 间接测热法 最经典的间接测热法是 Douglas – Haldane 法。首先，通过装有呼吸活瓣的口鼻罩将一定时间内的呼出气体收集起来，通过气量计测量气体量，再换算成标准状态下每分通气量。然后，采用 Haldane 气体分析器分析呼出气样品中的氧气、二氧化碳的含量，计算结果并与外界空气成分相比较，结合每分通气量即可计算得出氧耗量。目前，随着技术方法的改进，气体收集与分析可以实现连续进行并完成测试。

（四）能量膳食参考摄入量与食物来源

1. 能量的参考摄入量 能量需要量是指机体保持正常生理功能而所需要的能量，具有良好的体型、机体构成和活动水平的个体达到能量平衡，并能胜任必要的经济和社会活动所必需的能量摄入。能量的推荐摄入量与各类营养素的推荐摄入量（RNI）不同，它是以平均需要量（EAR）为基础，不增加安全量。根据目前我国经济水平、食物水平、膳食特点及人群体力活动的特点，2000 年 10 月中国营养学会颁布了符合我国国情的膳食营养素参考摄入量（dietary reference intakes，DRIs），主要包括平均需要量（estimated average requirement，EAR）、推荐摄入量（recommended nutrient intake，RNI）、适宜摄入量（adequate intake，AI）、可耐受最高摄入量（tolerable upper intake level，UL）。

2. 能量的食物来源 能量来源于食物中的糖类、脂肪和蛋白质。三类食物比例的变化并不影响能量的摄取，在一定程度上它们可以相互代替。但是，不同营养素具有自己的特殊生理作用，避免摄取单一食物影响健康，必须平衡膳食。一般情况下，糖类是主要能量来源，占热能的 55% ~ 65%；其次是脂类，占热能的 20% ~ 30%，蛋白质占 11% ~ 14%。但是，供应热量并不是蛋白质的主要功能。

二、糖类

糖类是一类由碳、氢和氧三种元素组成的化合物。生物体维持一切生命活动所需的能量主要来源于糖类。糖是三大营养素中最廉价的，它不仅供给能量，还具有特殊的生理生化功能。还有核糖和脱氧核糖等含有糖类的化合物，也是构成遗传物质的基础。

（一）糖类的分类

糖类主要包括单糖、双糖、低聚糖、多糖，这些都是可以被人体吸收利用的。还有不能被人体消化吸收的糖类，如纤维素。

（二）糖类的消化与吸收

食物中的糖主要是淀粉，多糖及双糖都必须经过消化分解变成单糖才能被吸收。淀粉经过唾液中 α 淀粉酶催化水解 α－1，4－糖苷键，变成初级产物，例如葡萄糖、麦芽糖、麦芽寡糖及糊精。淀粉的主要消化部位在小肠，小肠中含有丰富的 α 淀粉酶，催化淀粉水解成麦芽糖、麦芽寡糖、糊精和少量葡萄糖。在小肠黏膜刷状缘上含有 α 糊精酶和麦芽糖酶，分别使 α－糊精、麦芽三糖及麦芽糖水解为葡萄糖。另外，小肠黏膜中含有蔗糖酶可将蔗糖分解为葡萄糖和果糖，还含有乳糖酶将乳糖分解成葡萄糖和半乳糖。

淀粉被消化成单糖后主要吸收部位是小肠上段。葡萄糖被小肠上皮细胞主动摄取的过程是依赖钠离子（Na^+）耗能的主动转运过程。在小肠上皮细胞刷状缘上存在着 Na^+－葡萄糖联合转运体。Na^+ 经转运体进入小肠上皮细胞时，葡萄糖随 Na^+ 被逆浓度梯度转运进入细胞内。这个过程主要是由 Na^+ 的浓度梯度（化学势能）提供能量，将葡萄糖从低浓度转运到高浓度。当细胞内葡萄糖浓度增高到一定程度时，葡萄糖可经小肠上皮细胞基底面葡萄糖转运体，顺浓度梯度单纯扩散到血液中。小肠上皮细胞内增多的 Na^+ 通过钠钾泵（$Na^+－K^+－ATP$ 酶）从基底面被泵至小肠上皮细胞外，进入血液，从而降低小肠上皮细胞内 Na^+ 的浓度，维持刷状缘两侧 Na^+ 的浓度梯度，使小肠内葡萄糖能够不断地被转运至血液中。

（三）糖代谢三条途径及生理意义

1. 有氧氧化 是指葡萄糖在有氧条件下彻底氧化成水和二氧化碳的反应过程，有氧氧化是糖代谢的主要方式，绝大多数细胞都通过它来获得能量。它可分为三个阶段：①葡萄糖经糖酵解生成丙酮酸。②丙酮酸进入线粒体氧化脱羧生成乙酰辅酶 A。③乙酰辅酶 A 进入柠檬酸循环及氧化磷酸化生成 ATP。糖的有氧氧化主要生理意义是生成 ATP，为机体内细胞提供能量。

2. 无氧酵解 是指葡萄糖在氧供应相对不足时不完全分解生成乳酸的代谢方式。糖无氧

NOTE

酵解的酶分布在细胞浆内，只能生成2分子ATP。但是，糖无氧酵解主要生理意义是机体在缺氧应激情况下迅速分解糖补充生成ATP的主要代谢途径。

3. 磷酸戊糖途径 磷酸戊糖途径是葡萄糖氧化分解的一种方式，主要在胞浆中进行。它可分为两个阶段：①由6－磷酸葡萄糖生成6－磷酸葡糖酸，再氧化脱羧生成5－磷酸核酮糖。$NADP^+$是所有上述氧化反应中的电子受体。②5－磷酸核酮糖经过一系列转酮基及转醛基反应，最后生成3－磷酸甘油醛及6－磷酸果糖。

磷酸戊糖途径的主要生理意义：①产生大量的NADPH，为细胞的各种合成反应提供还原剂。②使红细胞中谷胱甘肽处于还原状态。③磷酸戊糖途径的中间产物可为许多物质的合成提供原料，如核苷酸等。

（四）血糖及其调节

1. 血糖的来源 血糖来源主要包括如下途径：①食物中的糖，为血糖的主要来源。②肝糖原分解生成葡萄糖，为空腹时血糖的直接来源。③如乳酸、生糖氨基酸等非糖物质经糖异生作用生成葡萄糖，为长期饥饿时血糖的来源。

2. 血糖的去路 血糖的去路主要包括如下途径：①在各组织细胞中氧化分解生成能量。②在肝脏、肌肉等组织中合成糖原储存备用。③生成核糖与糖醛酸等衍生物。④生成脂肪、非必需氨基酸等非糖物质。⑤血糖浓度过高、超过肾糖阈时则由尿液排出。

3. 血糖调节 正常人体内的血糖浓度保持相对恒定，这是神经调节、体液调节及组织器官共同调节的结果，对于人体各组织器官功能的发挥非常重要。其中，脑组织几乎是依靠葡萄糖供能进行神经活动，如果血糖供应不足，可使神经功能受损。血糖浓度的调节除了受到下丘脑和自主神经系统调节之外，主要是通过胰岛素、胰高血糖素等激素协同作用。最终维持血糖浓度的相对恒定。

另外，肝脏是调节血糖浓度的最主要的器官。血糖浓度过高会刺激胰岛素分泌，导致肝脏和肌肉组织细胞膜上葡萄糖转运体（GLUT4）的数量迅速增加，转变为肝糖原或肌糖原等储存起来。当机体内血糖偏低时，肝脏可通过糖原分解及糖异生作用升高血糖浓度。

（五）糖类主要的生理功能

1. 供给能量 摄入机体内的糖类经消化变成葡萄糖或其他单糖，经过糖代谢，特别是经过有氧氧化可生成ATP，为机体各类代谢提供能量。

2. 构成细胞和组织 机体内的糖主要以糖脂、糖蛋白和蛋白多糖的形式存在，作为细胞膜、细胞器膜、细胞浆等细胞组织的组成成分。

3. 维持脑细胞的正常功能 葡萄糖是维持大脑正常功能的必需营养素，当血糖浓度下降时，脑组织表现最为敏感，可出现头晕、心悸、出冷汗甚至昏迷等脑功能障碍。

4. 解毒 糖类代谢可产生葡萄糖醛酸，葡萄糖醛酸与体内的胆红素或药物等结合，具有解毒作用。

5. 糖类是细胞之间相互识别的信息分子的组成成分 细胞受精、生长、发育等过程均需要糖的参与。人体血型的分类，也主要靠红细胞膜上的糖蛋白的糖链。此外，糖类与遗传信息的传递密切相关，例如，遗传物质含有核糖等。

6. 加强肠道功能 由于膳食纤维不可消化吸收，故可以通过增加膳食纤维的摄入防治便秘、预防直肠癌等。

（六）糖的食物来源与参考摄入量

糖的食物来源主要包括糖类、谷物（如水稻、小麦、玉米等）、根茎蔬菜类（如番薯等）、水果（如西瓜、香蕉、葡萄等）等。此外，还包括膳食纤维等，虽然不能提供能量，但却是机体维持健康必不可少的。

对健康人来说，糖类的摄入量没有特殊的要求。应考虑按合理比例摄取膳食热量，其中糖所产热量占总热量的60%～65%为佳。另外，注意特殊人群对糖类的需求不一样。如糖尿病患者要限制糖类的摄入；体力劳动者或运动员，可以增加糖类的摄入量。

三、脂类

脂类（lipids）包括中性脂肪（fat oil）和类脂（lipoids），是一类难溶于水、能溶于有机溶剂的有机化合物。脂肪又称三酰甘油，是最主要的供给能量的物质。类脂者包括磷脂和固醇类，是组织器官、细胞膜的重要组成部分。

（一）脂肪及其功能

脂肪是一分子甘油和三分子脂肪酸形成的三酰甘油（triacylglycerol，TG），它在人体内主要分布在腹腔和皮下组织等。脂肪的主要生理功能：①是机体内主要的储存能量的物质并供给能量。②脂肪是生命的物质基础，构成组织、细胞的结构性成分。③在体温恒定、保护内脏等方面起着非常重要的作用。④可提供必需脂肪酸，是脂溶性维生素的重要来源。

（二）脂肪酸及其功能

脂肪酸（fatty acid）是指一端含有一个羧基的长的脂肪族碳氢链的有机物，它是中性脂肪、磷脂和糖脂的主要成分。

根据碳链长度、碳氢链饱和及体内合成与否等，可以将脂肪酸进行不同的分类。

1. 根据碳链长度 脂肪酸可分为三类：①短链脂肪酸，其碳链上的碳原子数为2～5个。②中链脂肪酸，指碳链上碳原子数为6～12的脂肪酸，主要成分是辛酸和癸酸。③长链脂肪酸，其碳链上碳原子数为14个以上。一般食物所含的大多是长链脂肪酸。

2. 根据碳氢链饱和程度 脂肪酸可分为三类：①饱和脂肪酸：碳氢链上无不饱和键。②单不饱和脂肪酸：其碳氢链有1个不饱和键。③多不饱和脂肪酸：其碳氢链有2个或2个以上不饱和键。

3. 根据是否可以在体内合成 脂肪酸又可分为必需脂肪酸和非必需脂肪酸。必需脂肪酸主要包括亚油酸、亚麻酸和花生四烯酸，它必须从食物中供给，这三种必需脂肪酸的生物活性不同，花生四烯酸生物活性最强，亚麻酸最弱。必需脂肪酸的主要生理功能包括：①为构成细胞膜的重要组成成分。②为合成前列腺素的前体物质。③参与机体内胆固醇代谢。④对保护视力具有重要作用等。

（三）类脂及其功能

类脂包括磷脂和固醇类。磷脂是细胞膜的重要组成成分，在脑、神经、肝中含量特别高。卵磷脂是膳食和体内最丰富的磷脂之一。固醇类（如动植物组织中的胆固醇等）是一类分子量很大的化合物。

1. 磷脂 也称磷脂类，可分为甘油磷脂与鞘磷脂两大类。磷脂对活化细胞、新陈代谢、基础代谢等具有调节作用，可以增强人体的免疫力和组织细胞的再生能力。此外，磷脂还具有

NOTE

促进体内脂肪的代谢、降低胆固醇、改善血液循环等作用。

2. 固醇类 固醇类是环戊烷多氢菲的衍生物，又称类固醇。人体内的类固醇主要包括胆固醇、类固醇激素和胆汁酸等。胆固醇分子的一端含有羟基，为极性端（头端），具有亲水性；分子的另一端含有烃链和环戊烷多氢菲环状结构，为非极性（尾端），具有疏水性，它与磷脂同属极性脂类。胆固醇是类固醇激素和胆汁酸的前体物质，它最为重要。类固醇的主要生理功能包括：①胆固醇和胆固醇酯是人体细胞膜和血浆蛋白的重要成分。②生成胆汁酸，参与胆汁肠肝循环。③合成激素，作为信使参与机体内的糖、蛋白质、脂肪和矿物质等物质代谢。④胆固醇作为前体物质，合成肾上腺皮质激素和各种性激素，如皮质醇、睾酮、雌三醇等。

（四）脂类的消化吸收

膳食中的脂类主要为由长链脂肪酸（主要为 16 碳和 18 碳的脂肪酸）组成的三酰甘油，还包括少量的磷脂、固醇类等。

脂类进入口腔后，唾液腺分泌的脂肪酶可水解部分食物脂肪。由于胃液酸性强，故脂肪在胃内几乎不被消化。小肠是脂肪消化的主要部位，小肠中的脂肪主要依靠胆汁和胰液来消化。脂质经胆汁乳化成细小的微团可使脂类和各种脂类消化酶的接触面积增大，有利于脂类的水解。同时，大部分脂肪被胰脂肪酶水解为甘油一酯和脂肪酸，少量脂肪被水解为甘油和脂肪酸；磷脂被磷脂酶 A2 水解为溶血磷脂和脂肪酸；胆固醇酯被胆固醇酯酶水解为游离胆固醇和脂肪酸。这些脂类消化产物进入胆汁酸盐微团中去可形成更小的混合微团，以被动扩散的方式被小肠黏膜细胞吸收。而胆固醇可被小肠直接吸收。

在小肠黏膜细胞中重新合成的三酰甘油、磷脂、胆固醇等脂类，与载脂蛋白形成乳糜微粒，由淋巴系统从胸导管进入血液，随血液循环输送到全身各个组织器官，以满足机体正常的生理需要。

（五）脂类的食物来源与参考摄入量

膳食中的脂肪主要来源于动物的脂肪组织、肉类及植物性食物的种子。动物脂肪组织含有较多的饱和脂肪酸；植物油含有较多的不饱和脂肪酸。坚果类、植物油是亚油酸和亚麻酸的重要来源，如葵花籽油富含亚油酸、核桃含有丰富的亚麻酸。动物内脏、蛋黄等食物中的胆固醇含量最高。磷脂在动物肝脏、瘦肉、麦胚、蛋黄、花生等食物中含量较多。

一般来说，脂肪的摄入量容易受各种因素的影响，如饮食习惯、生活条件、气候、季节等。中国营养学会建议每日膳食中由脂类供给的能量占总能量的比例：儿童和少年为 25% ~ 30%；成年人为 20% ~ 25%，一般不超过 30% 为宜。每日所摄入的脂类中，必须含有一定的不饱和脂肪酸，其中必需脂肪酸的摄入量应不少于总能量的 3%。另外，胆固醇的每日摄入量要受到控制。重体力劳动者或高强度运动训练者为了保证能量的供给，应适当增加脂肪的摄入量。

四、蛋白质

蛋白质是一切生命的物质基础，它是机体组织器官、细胞的重要组成部分。人体蛋白质含有 20 种氨基酸，分为必需氨基酸和非必需氨基酸。其中，9 种氨基酸不能在人体体内合成，需依靠食物获得，这些氨基酸被称为必需氨基酸，分别是蛋氨酸、赖氨酸、色氨酸、苏氨酸、缬氨酸、苯丙氨酸、亮氨酸、组氨酸和异亮氨酸。除了必需氨基酸以外，其他非氨基酸都能在机体内合成。

（一）蛋白质的消化、吸收和代谢

食物蛋白被摄入机体经消化分解成氨基酸后才能穿过生物膜进入体内。一般情况下，食物蛋白需要经过机械消化与化学消化，两种消化方式同时进行、紧密配合、互相促进，只有这样，才能完成食物的整个消化过程。食物中的蛋白质在胃蛋白酶、胰蛋白酶、糜蛋白酶、肽酶等酶解作用下被水解成为氨基酸和寡肽，而寡肽又在寡肽酶的作用下水解为氨基酸。

氨基酸的吸收主要在小肠上段进行，与葡萄糖一样，是一个主动转运的过程。在小肠黏膜细胞膜上存在着转运氨基酸的转运体，它能与氨基酸、Na^+形成三联体，将氨基酸和Na^+转运至细胞内，此后Na^+再借助钠泵排出细胞外，并消耗ATP。

氨基酸被摄入体内后，主要参与合成蛋白质和多肽，也可以转变成嘌呤、嘧啶、肾上腺素等生理活性物质。同时，氨基酸进入体内通过脱氨基作用生成α-酮酸，进一步分解产生非必需氨基酸，转变为糖类及脂类，经氧化分解供给能量或储存在机体内。氨基酸通过脱氨基作用产生的氨主要在肝脏内合成尿素；只有少部分氨以铵盐的形式由肾脏排泄。

（二）食物蛋白质营养学评价

由于食物蛋白质中的氨基酸种类有差别，故不同食物的营养价值不一样。需要从"量"和"质"两方面评价食物蛋白质的营养价值。评价主要包括食物蛋白质的含量、被消化吸收的程度和被人体利用的程度等，评价食物蛋白质营养价值主要采用以下方法：

1. 评价食物蛋白质的含量　食物蛋白质的含量是评价食物蛋白质营养价值的基础。一般来说，食物中蛋白质含量越高，其营养价值相对就越高。但是有些食物虽然蛋白质含量高，而质量却不一定好。

动物、植物来源的食物蛋白质的含氮量为16%左右。食物的氮含量可采用凯氏（Kjeldahl）定氮法测定，以所测的含氮量乘以6.25即为蛋白质的含量。

2. 评价蛋白质的消化率　是指在消化道内被吸收的蛋白质占摄入蛋白质的百分比。它不仅反映食物蛋白质在消化道内被消化分解的程度，还反映消化后的吸收程度。一般来说，消化率高的食物蛋白质消化吸收较好，因此，其营养价值也就高。

摄入氮是指从食物中摄取的氮，粪氮是指从粪便中排出的氮，粪代谢氮是指肠道内源性氮和未被消化吸收的食物蛋白质的氮。在实际测试中，往往不考虑粪代谢氮，一般采用表观消化率反映食物蛋白质的营养价值。

$$表观消化率 = （摄入氮 - 粪氮）/摄入氮 \times 100\%$$

$$蛋白质消化率 = 氮吸收量 \div 氮摄入量 \times 100\%$$

$$= ［摄入氮 - （粪氮 - 粪代谢氮）］\div 摄入氮 \times 100\%$$

3. 评价蛋白质的生物价　是指食物蛋白质消化吸收后被机体利用的程度。一般来说，生物价越高，说明蛋白质被机体利用率越高，即蛋白质的营养价值越高。

$$生物价 = 氮潴留量/氮吸收量 \times 100\%$$

$$氮潴留量 = 氮吸收量 - （尿氮 - 尿内源氮）$$

$$氮吸收量 = 摄入氮 - （粪氮 - 粪代谢氮）$$

尿氮和尿内源氮的检测原理和方法与粪氮、粪代谢氮一样。生物价高，表明食物蛋白质中的氨基酸主要用来合成人体蛋白质，极少从尿液中排出多余的氮，同时也可减少肝、肾脏器的负担。因此，生物价指标对肝、肾病人的膳食很有意义。

NOTE

4. 评价蛋白质的净利用率   蛋白质的净利用率（net protein utilization，NPU）是指食物中蛋白质被利用的程度，NPU考虑了食物蛋白质的消化和利用两个方面，因此，NPU更科学地反映了蛋白质的营养价值。

$$NPU = 生物价 × 消化率 = 潴留氮/食物氮 × 100\%$$

5. 氨基酸评分   氨基酸评分（amino acid score，AAS）是目前应用较广的食物蛋白质营养价值评价方法，AAS是指被测食物蛋白质的氨基酸含量与参考蛋白质氨基酸的比值。比值最低者为第一限制性氨基酸，将该氨基酸与参考蛋白质中同种必需氨基酸的比值乘以100，即为该种蛋白质的氨基酸分，也称为蛋白质化学评分，但AAS没有考虑食物蛋白质的消化率。

（三）蛋白质的生理功能

1. 是组织器官的构成成分   蛋白质是一切生命活动的物质基础，占机体体重的16.3%。蛋白质是机体组织器官最重要的构成成分，机体的生长发育、组织器官损伤的修复均需要蛋白质。

2. 是构成生理活性的物质，参与生命活动   人体内的酶、激素、抗体等活性物质都是由蛋白质组成的。如免疫球蛋白具有维持机体免疫功能的作用；血红蛋白具有运输氧气、二氧化碳的作用；蛋白质还构成了甲状腺激素等激素。蛋白质作为构成生理活性物质的成分具有重要的调节作用，并参与机体的生命活动。

3. 氧化供能   一般来说，成人每日约有18%的能量从食物蛋白质中得到，1g蛋白质在体内氧化分解可产生16.7kJ能量。正常情况下，糖与脂肪可以代替蛋白质提供能量。但是，机体在缺乏能量时，蛋白质也必须氧化供能。因此，氧化供能是蛋白质的次要生理功能。

4. 形成胶体渗透压   正常人血浆和组织液之间的水分不断交换并保持平衡。血浆蛋白质主要形成胶体渗透压，调节血管内外水平衡。如果长期进食低蛋白质食物，血浆中蛋白质含量就会降低，血液中的水分从血管内渗透到组织间隙，可出现营养性水肿。

（四）蛋白质的食物来源与参考摄入量

蛋白质是人体最为重要的营养素，它广泛存在于动物性、植物性食物中。一般来说，动物性蛋白质质量较高，富含饱和脂肪酸和胆固醇；植物性食物营养价值较低。

蛋白质在人体生长发育、生理功能中起着非常重要的作用。一般来说，必须保证蛋白质的每日需要量，保持机体的正氮平衡。根据我国人群状况、膳食结构特点，中国营养学会2000年推荐我国居民膳食蛋白质RNIs，按不同活动强度或劳动强度，成年男性和成年女性分别为每日75~90g/kg和65~80g/kg。青少年、孕妇和哺乳者需要增加每日蛋白质的摄入量；老年人则应适当减少蛋白质的摄入量。

五、物质代谢的相互联系

（一）三大能量物质代谢相互联系与相互制约

细胞内糖类、脂类和蛋白质的代谢在时间、空间上是同时进行的，它们既相互联系、又相互制约，形成了一套协调统一的过程。糖可以大量转变成脂肪，而脂肪却不能大量转变成糖。只有当糖代谢供能发生障碍时，才会依靠脂肪和蛋白质供能；而当糖类和脂肪摄入量都不足时，蛋白质则分解增加。因此，它们之间的相互转变是有条件的、相对的。

（二）糖类、 脂类和蛋白质代谢通过中间代谢物相互联系

1. 葡萄糖与大部分氨基酸可以相互转变　糖类和大部分蛋白质在体内是可以相互转变的。除了生酮氨基酸外，其他氨基酸都可通过脱氨基作用生成相应的 α-酮酸，这些酮酸可经糖异生途径转变为葡萄糖。葡萄糖经过中间代谢产物转变为非必需氨基酸。但是，必需氨基酸只能从食物蛋白质中获得。

2. 葡萄糖可转变为脂肪酸　葡萄糖除了生成 ATP 供给能量外，还可分解产生乙酰辅酶 A 羧化成丙二酸单酰辅酶 A，进而合成脂肪酸和脂肪。脂肪分解产生的甘油也可以转变为糖。葡萄糖可以大量转变成脂肪，而脂肪却只能少量转变为糖。

3. 氨基酸可转变为多种脂质但脂质几乎不能转变为氨基酸　体内的氨基酸可以通过不同的途径转变成脂肪酸和胆固醇，进而合成脂肪。脂肪酸和胆固醇不能转变为氨基酸，仅少量甘油可异生为葡萄糖（图 8-1）。

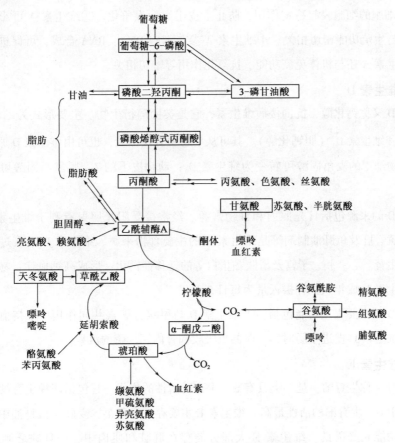

图 8-1　糖类、脂类、氨基酸代谢示意图

第二节　维生素与矿物质

维生素（vitamin）是人体不能合成或合成量不足，必须通过食物提供的物质，也是维持人体生命活动必不可少的一类有机物质。维生素不是构成机体组织和细胞的组成成分，它也不会产生能量，它的作用主要是参与机体代谢的调节。按其溶解性不同，维生素可分脂溶性维生素

和水溶性维生素。脂溶性维生素摄入过多时，易在体内大量蓄积，引起中毒；水溶性维生素可以从尿中排出，毒性较小。

一、脂溶性维生素

脂溶性维生素主要包括维生素 A、维生素 D、维生素 E、维生素 K。其不溶于水、而溶于脂肪及有机溶剂。脂溶性维生素可在体内贮存积累，摄入过量会引起维生素中毒。

（一）维生素 A

维生素 A 的化学名为视黄醇，维生素 A 又分为维生素 A_1 和维生素 A_2。植物中的类胡萝卜素是维生素 A 的前体物质。肝脏是维生素 A 的储存场所，维生素 A 过量摄取会引起中毒，可引发骨痛、肝脾大等症状。另外，大量食用比目鱼肝也可引起中毒。

维生素 A 主要生理功能包括：①维生素 A 与暗视觉有关，有助于维持正常视力。②维生素 A 对上皮细胞的细胞膜起稳定作用，防止上皮组织发生角化。③维生素 A 可影响精子和卵子的形成，与生殖功能密切相关。④维生素 A 参与细胞 DNA、RNA 合成，可促进生长和骨骼发育。⑤维生素 A 还与机体免疫功能、抗氧化作用等密切相关。

（二）维生素 D

维生素 D 又称钙化醇、抗佝偻病维生素，它是类固醇衍生物。主要形式为维生素 D_2（麦角钙化醇）和维生素 D_3（胆钙化醇）。其可从食物中直接摄取，也可由维生素 D 原经紫外线照射转变。植物油中的麦角固醇可转变为维生素 D_2；动物皮下的 7 - 脱氢胆固醇可转变为维生素 D_3。

维生素 D 的来源包括日光照射和食物来源。经常接受阳光照射有利于维生素 D 的吸收；海水鱼、蛋黄、肝及鱼肝油制剂等是维生素 D 的主要食物来源。维生素 D 摄入过多也会引起中毒，可发生肾、心、胰、子宫及滑膜黏蛋白等的迁移性钙化，形成高钙血症，易导致肾结石的发生。维生素 D 成年人推荐摄入量为每日 $5\mu g$。

维生素 D 的主要生理功能包括：①维生素 D 与甲状旁腺素共同作用，维持血钙、磷的正常水平。②维生素 D 促进小肠对钙、磷的重吸收和骨内钙、磷的沉积。

（三）维生素 E

维生素 E 又称生育酚。是一类具有 α - 生育酚活性的物质。它包括四种生育酚和四种散烯生育酚，其中 α - 生育酚的活性最高。维生素 E 主要存在于蔬菜、麦胚、植物油中，其对人和动物的生育功能是必需的。维生素 E 大部分储存在肝脏和肌肉中，一旦缺乏则可发生肌肉退化。

维生素 E 的主要生理功能包括：①是良好的抗氧化剂，防止生育酚氧化；有助于清除自由基，保护不饱和脂肪酸等大分子，具有延缓衰老的功效。②对维生素 A 具有保护作用，参与脂肪的代谢，维持正常的内分泌功能，使性细胞正常发育，提高生育能力。

（四）维生素 K

维生素 K 包括维生素 K_1 和维生素 K_2，都由 2 - 甲基 - 1，4 - 萘醌和萜类侧链构成。其为维持血液正常凝固所必需的物质。维生素 K_1 主要存在于青绿植物中；维生素 K_2 主要依靠肠道内微生物合成。维生素 K 缺乏较为少见，其主要症状为口腔、牙龈、鼻腔出血，凝血时间延长等，一般补充新鲜蔬菜即可预防。

维生素 K 的主要生理功能包括：①参与凝血蛋白质的合成，特别是参与四种凝血因子的生成。②调节骨组织钙化和形成，有利于凝血因子与钙结合，从而发挥凝血功能。

二、水溶性维生素

水溶性维生素是能够在水中溶解的一类维生素，主要包括 B 族维生素、维生素 C 和硫辛酸等。水溶性维生素常是辅酶或辅基的组成部分，能够直接影响某些酶的活性。人体内水溶性维生素很少蓄积，当其过剩时可以随尿液排出体外，当其供给不足时会导致缺乏症。

（一）维生素 B_1

维生素 B_1 即硫胺素，由一个取代的噻唑环和一个取代的嘧啶环组成。硫胺素在体内被小肠吸收，入血后经硫胺素焦磷酸激酶催化与 ATP 反应，生成其活性形式硫胺素焦磷酸（TPP），即脱羧辅酶。硫胺素主要存在于糙米、油菜、猪肝、鱼、瘦肉中。但生鱼中含有破坏维生素 B_1 的酶，咖啡、可可、茶等饮料也含有破坏维生素 B_1 的因子。

维生素 B_1 的主要生理功能包括：①维生素 B_1 的活性形式 TPP 是 α-酮酸氧化脱羧酶多酶复合物的辅酶，在糖代谢中具有重要作用。②缺乏维生素 B_1 会导致糖代谢障碍，使血液中丙酮酸和乳酸含量增多，影响神经组织供能，产生脚气病，主要表现为肌肉虚弱、萎缩，小腿沉重，严重时可引起下肢水肿和心力衰竭等。③维生素 B_1 在神经传导中具有一定的作用。

（二）维生素 B_2

维生素 B_2 又名核黄素，是异咯嗪与核醇的缩合物，黄素蛋白的辅基。维生素 B_2 具有两种活性形式：一种是黄素单核苷酸（FMN），一种是黄素腺嘌呤二核苷酸（FAD）。维生素 B_2 的异咯嗪环上的第一位氮原子（N_1）和第十位氮原子（N_{10}）可以可逆地结合为一对氢原子，因此，可作为氧化还原载体，构成多种黄素蛋白的辅基，在三羧酸循环、氧化磷酸化等过程中起传递氢和电子的作用。维生素 B_2 主要存在于谷类、猪肝、肉、蛋、奶等食物中，也可由肠道细菌合成。

维生素 B_2 的主要生理功能包括：①维生素 B_2 是体内许多重要氧化还原酶的辅基，这些酶能在体内物质代谢过程中主要起传递氢的作用。②维生素 B_2 参与呼吸链、脂肪酸和氨基酸的氧化及柠檬酸循环，是蛋白质、糖类、脂肪酸代谢和能量利用与组成所必需的物质。③维生素 B_2 能促进生长发育，保护眼睛、皮肤的健康；缺乏时，常引起口角炎、唇炎、舌炎等病证。

（三）维生素 B_3

维生素 B_3 又称维生素 PP，包括烟酸和烟酰胺，在自然界中广泛存在。食物中的维生素 B_3 均以烟酰胺腺嘌呤二核苷酸（NAD^+）或烟酰胺腺嘌呤二核苷酸磷酸（$NADP^+$）的形式存在，是多种不需氧脱氢酶的辅酶。

维生素 B_3 的主要生理功能包括：①维生素 B_3 具有可逆的脱氢和加氢特性，作为体内多种脱氢酶的辅酶参与糖酵解和柠檬酸循环。②维生素 B_3 缺乏引起癞皮病，主要表现为皮炎、腹泻及痴呆。③可用于临床上高胆固醇血症的治疗，能抑制脂肪动员，从而降低血浆胆固醇。

NOTE

（四）维生素 B_5

维生素 B_5 又称反酸、遍多酸。由二甲基羟丁酸和 β - 丙氨酸组成。维生素 B_5 在肠内被吸收进入人体后，经磷酸化等过程生成 4 - 磷酸泛酰巯乙胺。它是 4 - 磷酸泛酰巯乙胺辅酶 A（CoA）及酰基载体蛋白（ACP）的组成部分。维生素 B_5 广泛存在于动植物的组织中。

维生素 B_5 的主要生理功能包括：①维生素 B_5 的活性型 CoA 和 ACP 是酰基转移酶的辅酶，参与糖、脂类、蛋白质的代谢等。②维生素 B_5 缺乏会引发胃肠功能障碍等病证，如食欲不振、恶心、腹痛等。

（五）维生素 B_6

维生素 B_6 包括吡哆醇、吡哆醛和吡哆胺。其活性形式是磷酸吡哆醛和磷酸吡哆胺。磷酸吡哆醛是转氨酶、氨基酸脱羧酶等体内百余种酶的辅酶。磷酸吡哆醛的醛基为底物氨基酸的结合部位。维生素 B_6 在肉、蛋、蔬菜、谷类等食物中含量较高。

维生素 B_6 的主要生理功能包括：①维生素 B_6 的活性形式磷酸吡哆醛作为体内多种酶的辅酶，在代谢中发挥着重要的作用，如参与氨基酸脱氨与转氨作用、鸟氨酸循环等。②维生素 B_6 的活性形式磷酸吡哆醛可以将类固醇激素受体复合物从 DNA 中移除，从而终止类固醇激素的作用。③维生素 B_6 缺乏与乳腺、前列腺和子宫的激素依赖性肿瘤的发展有关。

（六）维生素 B_7

维生素 B_7，又称生物素、维生素 H。维生素 B_7 侧链羧基可通过酰胺键与酶的赖氨酸残基相连，是体内多种羧化酶的辅基。维生素 B_7 在花生、蛋类、巧克力等食物中含量较高。

维生素 B_7 的主要生理功能：①维生素 B_7 作为体内多种羧化酶的辅基，为脂肪和糖代谢所必需的物质。②维生素 B_7 参与细胞信号传导和基因表达。③维生素 B_7 参与细胞周期、转录和 DNA 损伤与修复等。④维生素 B_7 缺乏可引发疲乏、恶心、呕吐、食欲不振等。

（七）维生素 B_{11}

维生素 B_{11} 又称叶酸，由蝶酸与谷氨酸构成。维生素 B_{11} 蝶呤环被部分还原，在体内生成活性形式的四氢叶酸。四氢叶酸是多种一碳单位的载体，其分子中的 N_5，N_{10} 可单独结合甲基、甲酰基、亚氨甲基，共同结合甲烯基和甲炔基，在嘌呤、嘧啶、胆碱和某些氨基酸的合成中起重要作用。维生素 B_{11} 分布广泛，肉类中含量丰富。

维生素 B_{11} 的主要生理功能包括：①维生素 B_{11} 的活性形式四氢叶酸作为体内一碳单位转移酶的辅酶，参加体内核苷酸等物质合成。②维生素 B_{11} 缺乏可导致核酸合成障碍，影响红细胞分裂，致巨幼细胞性贫血。

（八）维生素 B_{12}

维生素 B_{12} 又称钴胺素。一些依赖辅酶维生素 B_{12} 的酶类能够催化相邻碳原子上氢原子与某一基团发生易位反应。如在丙酸代谢中，催化甲基丙二酰辅酶 A 转变为琥珀酰辅酶 A 时就是以维生素 B_{12} 作为辅助因子的。维生素 B_{12} 仅由微生物合成，在酵母和动物肝脏中含量最为丰富。

维生素 B_{12} 的主要生理功能包括：①维生素 B_{12} 是甲硫氨酸合成酶的辅酶，可催化同型半胱氨酸甲基化生成甲硫氨酸。②维生素 B_{12} 是 L - 甲基丙二酰 CoA 变位酶的辅酶，可催化琥珀酰 CoA 的生成。③维生素 B_{12} 缺乏可导致巨幼细胞性贫血等多种疾病。④维生素 B_{12} 具有营养神经的作用。

（九）维生素 C

维生素 C 又称抗坏血酸，是烯醇式 L – 古洛糖酸内酯，有较强的酸性，容易被氧化，也是强力抗氧化剂。维生素 C 广泛存在于新鲜的蔬菜和水果中。人体不能合成维生素 C，必须由食物供给，维生素 C 极易被小肠吸收。

维生素 C 的主要生理功能包括：①维生素 C 是一些羟化酶的辅基，参与氨基酸的代谢。②维生素 C 作为抗氧化剂，可以直接参与体内氧化还原反应，对大脑和肝脏等器官具有保护作用。③维生素 C 具有增强机体免疫力的作用，能够促进 NK 细胞活性、提高吞噬细胞的吞噬能力等。④维生素 C 是胶原蛋白形成的必须物质，胶原蛋白是构成血管和肌肉的一种重要成分，还能强化皮肤和骨骼发育、促进婴幼儿大脑及身体发育。维生素 C 严重缺乏时可引发坏血病。

三、矿物质

矿物质是除了组成有机化合物的碳、氢、氧、氮外，其他元素的总称。矿物质是构成人体组织和维持正常生理功能必需的七大营养素之一。按照人体每日矿物质的所需量，将其分为常量元素和微量元素。人体必需的微量元素包括铁、锌、铜、锰、铂、硒、碘化物和氟化物。除氟化物外，其他所有的矿物质都是新陈代谢中所需要的。

矿物质具有以下特点：①必须从食物和饮用水中摄取，其在体内不能合成。②其在体内各个组织器官的分布不均匀。③矿物质元素相互之间存在协同或拮抗效应。④部分矿物质需要量很少，过量摄入会引起中毒。

矿物质的主要生理功能包括：①是构成机体骨骼、牙齿的重要成分。②为多种酶的活化剂、辅因子或构成成分。③参与维持机体的酸碱平衡与渗透压。④维持机体的兴奋性和细胞膜的通透性等。

1. 钙　钙（Ca）是人体内含量最多的矿物质元素之一，具有调节人体各个系统组织器官的重要作用。人体内超过 99% 的钙分布于骨骼，具有支持和保护的作用。血液中的钙对于维持骨骼内骨盐的含量、血液凝固过程和神经肌肉的兴奋性具有重要作用。另外，钙在骨骼肌和心肌细胞的收缩舒张中发挥着重要的生理作用。充足的钙能抑制脑神经的异常兴奋，使人保持镇静。钙缺乏可影响神经传导，使神经、肌肉的兴奋性失调，使人变得敏感，情绪不稳定。

2. 磷　磷（P）存在于人体所有细胞中，主要分布于骨骼、各组织细胞和体液中。磷是维持骨骼和牙齿的必要物质，参与成骨作用。磷还是核苷酸、磷脂、辅酶等许多重要的生物分子的成分，几乎参与所有生理上的化学反应。磷还是体内重要的缓冲体系成分，参与体内酸碱平衡的调节。磷还具有使心脏有规律地跳动、维持肾脏正常机能和传达神经刺激等重要作用。磷缺乏时，会导致维生素 B_3 不能被吸收。磷的正常机能需要维生素 D 和钙来维持。

3. 镁　镁（Mg）在人体内主要分布于骨骼、牙齿和软组织中。镁是维持骨细胞结构和功能的必须元素。镁可以作为酶的激活剂，参与多种酶促反应，对糖酵解、蛋白质合成、核酸代谢和脂肪酸氧化等具有重要作用。镁作为神经传导物质，可镇定中枢神经，帮助女性消除经期紧张情绪，减轻心理压力。镁缺乏时会导致头痛、怕光、怕声等症状。

4. 锌   锌（Zn）是人体内的微量元素。锌是含锌金属酶和锌指蛋白的组成成分，在转录调控中起重要的作用。锌是重要的免疫调节剂和生长辅因子，在抗氧化、抗细胞凋亡和抗感染中起着重要作用。锌还是海马回的重要微量元素，与记忆和智力有关。儿童缺锌会导致厌食，继而引起蛋白质摄入不足，使得赖氨酸缺乏而大脑发育受损。海马回缺锌还可导致记忆力、智力下降。

5. 铁   铁（Fe）是人体内含量最高的微量元素，主要以血红素形式存在。铁是血红蛋白的主要成分，由于高价铁和低价铁容易相互转变，氧化还原反应迅速，故其成为输氧能力最优的材料。铁是含铁酶的主要组成元素。如参与能量代谢的 NAP 脱氢酶和琥珀脱氢酶等，在生物氧化和酶促反应中发挥着重要的作用。铁的缺乏可引起小细胞低血色性贫血，铁摄入过多可出现血红蛋白沉着症，引起器官损伤。

6. 碘   碘（I）属于人体必需的微量元素，在人体的甲状腺内富集。碘在人体内的主要作用是用来合成甲状腺素，每个甲状腺素分子含有 4 个碘原子。碘还具有抗氧化作用，与活性氧竞争细胞成分和中和羟自由基，防止细胞遭受破坏。碘缺乏会引起地方性甲状腺肿，严重者可导致智力障碍。碘摄入量过多会导致高碘性甲状腺肿，表现为甲状腺功能亢进等症状。

7. 硒   硒（Se）是人体内的微量元素，以硒半胱氨酸形式存在于多种蛋白质中。这些含硒蛋白质具有抗氧化、参与 DNA 合成的修复机制、调节细胞内氧化还原过程等功能。另外硒还能够调解甲状腺激素水平，当硒缺乏时会引起甲状腺功能下降。硒缺乏还可引发糖尿病、心血管疾病、神经变性疾病等。

第三节   水与其他营养素

一、水

水是维持生命活动的最基本物质，约占成年人体重的 60%。水在体温调节、物质运输、代谢产物排泄等方面具有重要作用。

（一）常见水的种类

1. 软、硬水   根据水中盐类物质含量，分为软水和硬水，主要是区分水中钙盐与镁盐的含量。低于 142ppm 的水称为软水；高于 285ppm 的水称为硬水。

2. 普通饮用水   包括经过处理的矿泉水、纯净水，也包括干净的天然泉水、井水、河水等。目前，饮用水主要以瓶装水、桶装水、管道直饮水等形式提供。

3. 自来水   自来水是天然水的一种，含有有益天然矿物质，是符合人体生理功能的水。

（二）水的生理功能

1. 水参与人体内新陈代谢的全过程   人体内的各种生化反应大多有水的参与。三大能量物质代谢和各种维生素代谢也需要水的参与。因此，水是体内许多生理生化代谢反应的催化剂。

2. 水是细胞和体液的重要组成部分   水约占成年人体重的 60%，包括细胞内的水和细胞外的水，后者主要指血浆与组织液。

3. 水调节体温　水具有比热大和流动性强的特点。它在人体内随血液流动，使物质代谢产生的热能在体内迅速均匀地扩散。因此，水对机体体温的调节具有重要作用。

4. 水的润滑作用　水对人体的关节肌肉和体腔具有良好的润滑作用。

（三）水的需要量

正常情况下，人体需要每日摄入一定量的水以维持体内的水平衡。水的需要量受到年龄、体力活动、环境温度等方面的影响。一般来说，年龄越小、体力活动强度越大环境温度越高，人体所需水分就越多。一般情况下，成人一般每日水的摄入量为 1500~2500mL，包括食物与日常饮水两方面供给。

二、膳食纤维

膳食纤维包括纤维素、半纤维素、果胶、藻多糖和木质素。一般来说，膳食纤维不能为人和多数动物所消化利用。但是，它却是草食动物的能量来源。

（一）分类与作用

根据是否溶解于水可将膳食纤维分为两大类：

1. 可溶性膳食纤维　主要包括果胶、魔芋等。可溶性膳食纤维在胃肠道内和淀粉等糖类交织在一起，延缓淀粉的吸收，具有降低餐后血糖的作用。

2. 不可溶性膳食纤维　主要包括麦麸、麦片、全麦粉及糙米等全谷类粮食。它促进机体胃肠道蠕动，加快食物通过胃肠道，减少吸收。另外，它还可吸收肠道水分软化大便，具有防治便秘的作用。

（二）膳食纤维的生理学功能

1. 防治便秘　膳食纤维可促进肠蠕动、减少食物在肠道中停留的时间。膳食纤维直接吸收纤维中的水分，使大便变软，具有通便作用。

2. 利于减肥　提高膳食中膳食纤维含量，可使摄入的能量减少，使得营养素在肠道内的消化吸收下降，导致体内脂肪消耗，有利于减脂。

3. 预防结肠癌、直肠癌　增加膳食中的纤维含量，使致癌物质浓度相对降低，加上膳食纤维有刺激肠蠕动的作用，可使癌物质与肠壁接触时间大大缩短。

4. 促进钙质吸收　水溶性膳食纤维有利于提高肠道钙吸收和钙平衡。

（三）食物来源与参考摄入量

食物中膳食纤维主要来源于谷物、豆类、蔬菜、水果等植物性食品。我国营养学会建议成人每日膳食纤维摄入量为 30g 左右。但是，必须引起注意的是，膳食纤维并不是越多越好。长期大量进食膳食纤维会影响维生素和矿物质的吸收，不利于机体健康。

第四节　运动员的营养需求

人体对于营养素的需要量随年龄、性别和不同生理状况而异。如果过多或过少摄入会造成相应的营养过剩或缺乏，都会对人体健康造成危害。因此，为了帮助人们合理摄入各种营养素，中国营养学会于 2000 年 10 月颁布了符合我国国情的膳食营养素参考摄入量，主要包括平

NOTE

均需要量、推荐摄入量、适宜摄入量、可耐受最高摄入量。然而，不同个体对营养需求不同。因此，需要根据机体不同活动量和个体生理状况等进行合理膳食（rational diet），适时调节推荐摄入量，以达到合理营养的需求。

不同个体、不同运动量情况和个体生理状况对营养要求和能量需求是不一样的。因此，需要进行合理膳食，适时调节各类营养素摄入量以满足机体能量的需求。运动员在运动的时候，机体代谢水平升高，热能消耗增加，激素效应、酶促反应过度活跃，产生了大量代谢物，使机体内环境稳态受到破坏。要想排出这些废物就必须利用饮食中的营养素，如多喝水可加速代谢产物排出体外。所以，合理膳食和营养供给不但有助于保证运动员的健康及运动能力的提高，还可以调节机体对训练运动的适应性和消除疲劳。

一、运动员的生理特征

运动会引起机体各个系统、组织器官、细胞产生不同的变化，可使机体的运动能力、机体功能发生改变。因此，运动员的骨骼肌肉、循环、呼吸、消化、内分泌等可出现特征性的生理改变。

1. 骨骼肌肉　一般来说，长期运动会刺激骨密质增厚、骨径变粗、骨密度增加，使骨骼产生形态结构上的适应性改变。并且，使其抗折、抗压等性能得到显著提高。此外，运动可以促进骨骼的新陈代谢，使血液循环得到改善。但是，长时间、高强度运动，往往容易发生疲劳性骨折。并且，运动强度太大或运动量太过也会引起关节软骨不可逆性损伤。长期运动会对肌肉体积、肌肉结构、肌肉化学成分等产生影响。

2. 神经系统　人体的一切活动都是在神经系统的支配下进行的。运动员的运动强度时常超出人体的承受能力，因此，中枢神经就必须快速动员和发挥各器官、系统的机能，致交感神经过度兴奋、迷走神经相对抑制。长时间过度运动会导致焦虑及各个系统功能下降，甚至出现病理性改变。

3. 循环系统　体育运动时肌肉血流增快，毛细血管扩张，肌肉中耗氧量增加。心脏通过利用心脏储备功能的调节提高心输出量，从而满足肌组织的氧耗，带走代谢产物。运动时，人体内血液重新分布，使得更多血液流入肌肉组织，内脏器官血流相对减少。此外，运动时交感缩血管神经兴奋也有利于提高静脉回心血量。同时，运动时肌肉收缩挤压，使得回心血量大大增加，为心输出量的增加提供了前提条件。剧烈运动时，心率增快，血压升高，氧消耗增加，二氧化碳生成增多，呼吸加深加快。

4. 呼吸系统　运动时随着运动强度的增加，呼吸会加深加快，肺通气量增加。运动结束的时候，肺通气量先快速下降，随后缓慢恢复到安静水平。机体运动时肺血流量增加，肺泡毛细血管增多，使呼吸膜的表面积增大，有利于气体交换。

5. 消化系统　体育运动使得骨骼肌血管扩张、血流量增加，内脏血管收缩、血流量减少，最终导致胃肠道血流量减少，消化液分泌减少。因此，进餐后不能做剧烈运动，应采取轻缓活动，以利于消化器官的血液循环、增进消化腺的分泌和消化道机械运动。剧烈运动后要适当休息再进餐，以免影响机体的消化和吸收。总之，长期体育运动对消化系统功能有着促进作用，可促使胃肠蠕动增强、消化液分泌增多，提高消化和吸收的能力。

6. 内分泌系统　运动能引起大多数激素发生不同程度的变化。例如，运动时儿茶酚胺分泌量升高，其升高程度与运动强度呈正相关。运动会使胰岛素分泌下降而胰高血糖素分泌增加，为保持高水平血糖提供补充。运动促使抗利尿激素、盐皮质激素的分泌，具有增加水、盐的重吸收，保持体内电解质平衡，维持机体血容量的作用。

7. 免疫系统 高强度运动后，机体的免疫系统受到一定抑制，会出现淋巴细胞减少和 NK 细胞吞噬能力下降，导致机体免疫力下降，容易发生感染。体育运动有利于增强机体的免疫力，防止和减少感染的发生。

8. 其他方面 运动时，机体的新陈代谢显著增加，对葡萄糖、脂类、蛋白质的需求也相应增加。

二、运动员的营养需求

1. 能量 由于运动员年龄、性别、活动量具有差别，能量需求也各不相同。在训练或运动时，运动员的能量改变最大，此时具有代谢强度大、消耗率高等特点。

糖类、脂肪、蛋白质在肠中被消化和吸收，在机体内可作为能量的来源物质。机体的能量主要来源于糖类，其次来源于脂肪，再次是蛋白质。如果能量的摄入不能满足机体的需要，体重就会下降，此时，体内储存的脂肪和少量蛋白质可以用来补充机体能量的需要。同时，糖类、脂肪和蛋白质三者可以互相转换。根据年龄、性别、身体活动量等情况，人体每日应摄入一定比例、一定量的产能物质。推荐运动员每日摄能 3700~4700kcal。常见运动项目的能量消耗见表 8-1。

表 8-1 常见运动项目的能量消耗 [kJ/ (h·kg)]

运动项目		能量消耗	运动项目		能量消耗
球类	篮球	24.7~32.65	赛跑	200m/min	183.33
	排球	13.08~19.08		400m/min	355.89
	足球	32.9~37.67	跨栏		26.51~79.54
	网球	25.53~35.83	越野		38
	乒乓球	16.74~17.1	划船		15.06
	羽毛球	18.84~22.86	武术	太极剑	30.42
	棒球	17.34~20.82		少林拳	55.4
滑冰		21.35~37.76		杨式太极拳	21.55
滑雪		39.77	体操	自由体操	69.54
游泳	蛙泳	17.71~35.46		跳马（男）	336.9
	仰泳	14.27~30.77		跳马（女）	384.85
蝶泳		43.12	平衡木基本动作		67.53
自行车（快速）		25.35~35.64	技巧		116.23
自行车（慢速）		14.58~25.38	高低杠基本动作		80.33
摔跤（比赛5分）		28.64	高低杠自选动作		109.45
举重	仰卧推举	154.34	单杠		201.33
	挺举70kg	263.39	双杠		134.81
跳水		13	鞍马		19.83

注：1kJ=0.239kcal。

2. 糖类 糖是机体运动时最主要的供能物质。为了保持机体运动时有充足的糖用于机体供能，应当在运动前和运动中适当补充，用以预防运动时低血糖。一般来说，运动前 3 ~ 4 小时补糖可以增加肌糖原贮量，运动前 5 分钟左右补糖可以升高血糖水平。但是，一般建议，运动前 1 小时左右不宜补糖，以免胰岛素分泌增加，降低血糖从而影响运动耐受程度。

机体的糖储备是影响运动员耐力的重要因素，长时间运动后血糖水平下降可致运动能力下降。所以，平时应注意增加糖的摄入，做好肝糖原和肌糖原储备。

根据我国推荐的运动员膳食标准，膳食中糖类提供的能量应占总能量的 55% ~ 65%，运动强度大的运动员可适当增加 10% 左右。

3. 脂肪 脂肪食物能量较高，是运动员非常重要的能量来源。当脂肪摄入过多时，其会在体内以脂肪形式储存起来。一般来说，正常人脂肪的贮存量占体重的 10% ~ 20%。男性脂肪占体重的 6% ~ 14%；女性脂肪占体重的 10% ~ 14%。脂肪储存量过高，不利于运动成绩的提高。

根据我国推荐的运动员膳食标准，膳食中脂肪供能应占总能量的 25% ~ 30%，运动强度大的运动员可适当增加 10% 左右。

4. 蛋白质 训练与运动的强度和频率都会影响运动员对蛋白质的需求。通过每日食物中摄取蛋白质的含氮量与排泄物中的含氮量的比较，可以了解机体蛋白质代谢的情况。运动训练过程中，体内含氮物的代谢速度较快，需要摄入更多的蛋白质，保持正氮平衡。所以，运动员要特别注意蛋白质的供给量，蛋白质的发热量应占总发热量的 15%。

根据我国推荐的运动员膳食标准，膳食中蛋白质供能应占总能量的 12% ~ 15%，运动强度大的运动员可适当增加蛋白质的摄入比例。

5. 矿物质 矿物质是人体必需的元素，它不能在体内合成，因此，每日矿物质的摄取量必须满足机体活动的需要。一般来说，日常膳食可以满足运动所必需的无机盐，所以，一般运动中无需补充无机盐。但是，当运动员进行超长时间或距离的运动时，大量出汗，可导致大量的无机盐从汗液中丢失。机体内最主要的无机盐为 Na^+ 和 Cl^+。因此，需要在运动中适当补充无机盐，特别是 Na^+ 的摄入。

另外，钙、磷、氯、钾、镁每日的需要量相对较大，故应该特别注意这些矿物质的摄入量，尤其要提供足够的磷。

建议运动员增加蔬菜和水果的摄入量以满足机体需要。此外，运动员还可根据需要以运动饮料或含盐量高的食物进一步补充矿物质。

6. 维生素 维生素在体内既不是构成组织细胞的原料，也不是能量的来源，它是一类调节物质，在物质代谢中起重要作用。正常成人每日需要摄入一定量的维生素 A，而运动员的摄入量应适当增加。运动员除了保持较高的糖摄入及适当摄入脂肪和蛋白质外，还必须注意维生素 B_1、维生素 C 等的充足供给。

根据我国推荐的运动员膳食标准，膳食中维生素 A 每日摄入量为 1000μg，维生素 B_1 适宜摄入量为 3 ~ 5mg，维生素 C 适宜摄入量为 140mg。对于不同运动强度、不同项目类型的运动员，可以适当调整维生素的摄入量。

7. 水 水是大营养素，维持着机体的正常活动，人体每日对水的基本需要量约为 2500mL。由于运动强度、持续时间等因素，机体会产生不同程度的水分丢失。脱水可致机体的体温调节能力、循环功能及运动能力等下降。因此，根据运动量和强度的不同，增加运动员对水的需要量可改善和缓解机体的脱水状态。一般，以保持机体水平衡为原则，可在运动前、运动中补充水分。补水所采用的溶液中应含有一定比例的糖类、无机盐。并且，以低渗溶液为宜、以少量多次的饮用方式为佳。

三、运动员膳食

（一）食物的分类、营养特点

中国营养学会将食物分成五大类：①粮谷类和薯类：主要包括米、面、马铃薯、甘薯等。②动物性食物：主要包括肉，鱼、奶制品等。③豆类及其制品：包括大豆、其他豆类及其制品。④蔬菜、水果类：主要包括菜叶、茄果等。⑤纯能量的食物：主要包括动植物油、淀粉、酒类等。

食物的营养特点：①粮谷类和薯类食物：含糖类较高，是最主要的能量来源。②动物性食物：含有较多的脂肪和蛋白质，也是膳食能量的重要来源之一。③豆类及其制品：含有丰富的油脂和蛋白质，是膳食能量辅助。④蔬菜、水果类：含热能较少，主要补充矿物质和维生素。⑤纯能量的食物：除了补充能量外，主要提供维生素 E 和必需脂肪酸。

（二）运动员膳食指南

中国人的膳食模式具有以植物性食物为主、动物性食物为辅、能量来源为主的食物为主的特点。运动员的膳食原则包括：①保持植物性食物为主的膳食结构特点，防止高热能、高脂肪膳食的过多摄入。②满足运动员能量的需求，保持动植物食品均衡摄入。③尽量用植物油炒菜，在饮食中适当增加蔬菜与水果。④每日进食牛奶或奶制品。⑤注意早餐营养和额外加餐的必要性。⑥在医生指导下，合理食用营养素补充剂等。总之，只有合理营养才是保持运动员身体健康的关键。

中国营养学家推荐我国运动员每日维生素和矿物质的摄入量如表 8-2 所示。

表 8-2 中国运动员每日维生素和矿物质摄入量

维生素	适宜摄入量	矿物质	适宜摄入量
维生素 B_1	3~5mg	钾	3~4g
维生素 B_2	2~2.5mg	钠	<5g
维生素 B_6	2.5~3.0mg	钙	1000~1200mg
维生素 B_{12}	2μg	镁	400~500mg
维生素 PP	20~30mg	铁	20mg（大运动/高温下为25mg）
维生素 C	140mg（比赛期增至200mg）	锌	20mg（大运动/高温下为25mg）
叶酸	400μg	硒	50~150μg
维生素 A	1000μgRE（视力紧张项目1800μgRE）	碘	150μg
维生素 D	10~12.5μg		
维生素 E	15~20mg（高原训练30~50mg）		

（三）合理膳食原则

为了满足运动员对能量和营养的需求、保持运动员健康的体魄、提高运动员训练成绩，特别需要注意运动员的合理膳食。主要包括以下几个原则：①食物的多样性原则：运动员不能偏食，每日三餐必须包括上述五大类食物。②注重营养素的数量和质量：满足运动员的能量和营养需求，各类营养素应均衡摄入。③运动员饮食宜酸碱食物合理搭配：如果酸性食物过多可使运动员的血液 pH 值降低，易引起疲劳。④多食蔬菜：蔬菜可提供丰富的维生素和无机盐，蔬菜大多属于碱性食物，它能中和酸性食物，使血液 pH 值保持稳定。因此，蔬菜对运动员来说也是极为重要的。

【复习思考题】

1. 简述三大能量物质的物质代谢特点与相互联系。
2. 合理膳食与合理营养的区别与联系有哪些？
3. 简述糖代谢的途径及生理意义。

第九章　运动处方

第一节　运动处方概述

运动处方（Exercise Prescription）是指康复专业人员、体疗师或社会体育指导员等，对病人、健身活动参加者或运动员进行必要的临床检查和功能评估，根据所获得的资料和评价结果，以处方的形式制定的个性化、系统化的运动方案。它是针对个人的身体状况，结合生活环境条件和运动爱好等个人特点而制定的科学的、定量化的、周期性的、有目的的锻炼计划，要求选择一定的运动项目、规定适宜的运动量并注明在运动中的注意事项，指导其有计划、有规律、经常性运动锻炼，以达到健身或治病目的的方法。

一、运动处方的特点

1. 目的性强　运动处方有明确的远期目标和近期目标，运动处方的制定和实施都是围绕运动目标进行的。

2. 计划性强　运动处方的运动安排有较强的计划性和督促性，容易坚持。

3. 科学性强　运动处方的制定严格按照运动医学要求进行，按照运动处方实施能取得较明显的健身或治病成效。

4. 针对性强　运动处方是根据每一个人的具体情况，在不同时期、不同环境下制定及实施以保证训练效果的。

规律的运动可以提高机体的体适能和健康状况。有研究表明，运动有利于降低血压，延缓骨质疏松，降低冠心病、脑血管病、2 型糖尿病和一部分癌症的发病率，改善运动者的心理和认知状态，从而提高生活质量。选择合理的运动方式有利于制定科学、高效的运动处方，为运动训练提供有效的指导。

二、运动处方的分类

随着健康体育的不断发展及运动处方应用范围的扩大，运动处方的种类也不断增加。

（一）按锻炼作用分类

1. 力量运动处方　力量运动处方的主要作用在于提高肌肉的力量和肌肉的耐力，可用于各种损伤所致的肌肉萎缩和肌无力的肌肉力量训练及矫正身体发育畸形。

2. 全身耐力运动处方　以提高心肺功能为主要目标，以有氧运动为主要运动方式的运动方案。全身耐力训练最早用来发展运动员的身体耐力素质，后逐渐应用于临床，包括循环系统

NOTE

疾病、代谢性疾病、长期制动引起心肺功能下降等疾病。有研究表明，耐力训练有利于改善正常人的运动机能水平。

3. 柔韧性运动处方　是有利于提高机体柔韧性、改善关节活动度、增强韧带的平衡性和稳定性的运动方案。规律的柔韧性训练可避免运动者韧带肌肉的损伤、缓解肌肉酸痛、预防腰腿痛等。

（二）按应用目的和对象分类

1. 健美运动处方　通过运动来增强身体各部位肌肉和韧带的力量，使肌肉富有弹性，保持健美的体形。

2. 健身运动处方　又称预防保健性运动处方，是以增强体质、增进健康、提高身体素质为目的的运动方案。

3. 治疗性运动处方　又称康复运动处方，是以提高康复效果为目的的运动方案。

4. 竞技性运动处方　又称运动训练计划，是以提高运动员的身体素质和运动技术水平为目的的运动方案。

（三）按锻炼的器官系统分类

运动处方按锻炼的器官可分为循环系统的运动处方、骨骼肌肉系统的运动处方、神经系统的运动处方、呼吸系统的运动处方。

（四）按实施运动处方的环境分类

运动处方按实施运动处方的环境可分为家庭健身运动处方、学校健身运动处方、健身房健身运动处方、社区健身运动处方。

（五）按构成体质的要素分类

运动处方按构成体质的要素可分为改善身体形态的运动处方、增强身体功能的运动处方、增强身体素质的运动处方、调节心理状态的运动处方、提高适应能力的运动处方。

第二节　制定运动处方的基本原则与流程

一、制定运动处方的基本原则

科学严谨的运动处方应该遵循人体活动的生理规律，并结合个体的健康状况、体力、心肺功能状况，以运动目的为指导，以保证安全为前提，确定运动频率、强度、持续时间，为训练者提供合理的指导。在运动处方的设计和制定过程中，需要遵循以下原则。

1. 循序渐进原则　运动是一个循序渐进的过程，特别是对于身体虚弱者和长期静坐少动人群，个体需要较长时间才能逐渐产生生理适应性。因此，在制定运动处方时应从较低强度运动开始，以缓慢进度逐渐增加运动量，最大程度降低心脏事件的发生率、运动性疲劳和运动损伤。

2. 动态调整原则　运动处方要随着运动者的不断实践逐渐做出调整，以制定合理有效的运动计划。同时，在不同阶段，训练者的身体、心理状态也会有所不同，因此要根据运动者的具体情况做出适度调整，以达到理想的运动效果。

3. **因人而异原则**　不同个体对同一运动的反应不同，且同一个体在不同时期和状态下，对同一运动的反应也有差异。因此，运动处方必须遵循因人而异的原则，根据不同训练者在不同时期的特点制定个性化的、适合的运行计划，以保证训练效果。

4. **可行性原则**　在制定运动处方时，要考虑运动者的健康状况、体能、日程安排、物理和社会环境、运动者的兴趣爱好和训练目的，选择适合的运动项目。选择客观环境下无法实施的或训练者不感兴趣的项目，可能导致训练过程中断或运动不完整，从而影响运动效果。

5. **全面性原则**　制定运动处方时，需要维持人体生理和心理的平衡。人们希望通过运动使身体与精神协调发展、缓解心理压力、提高对现代生活的适应能力，以达到身心全面健康的目标。

6. **安全性与有效性原则**　为提高机体耐力水平，运动强度必须达到可以改善心血管和呼吸功能的有效强度，即靶心率范围，这个运动强度和运动量的界限称为安全界限。有效强度的最低限，称为有效界限。一般情况下，将运动设置在安全界限和有效界限之间，可以实现在保证安全的前提下达到最好的运动效果的目的。推荐将运动限度控制为最大心率60%～85%的运动强度，相当于达到57%～78% V_{O_2max} 时的强度。

二、运动处方的流程

运动处方的流程如图9-1所示。

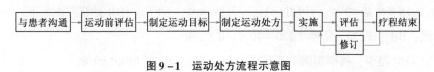

图9-1　运动处方流程示意图

第三节　运动处方的内容与基本格式

一、运动处方的内容

一个完整的运动处方应包括运动频率、运动强度、持续时间、运动方式及注意事项。对于大多数成年人，以保持和提高体适能和健康为目的的运动处方需要包括以下几部分：有氧运动、抗阻运动、柔韧性练习和动作控制练习。

（一）有氧运动处方

有氧运动目的是利于提高心肺耐力和健康体适能。应包含如下内容：

1. **运动频率**　运动频率即每周执行训练计划的天数。运动频率与运动强度和每次运动持续时间相关。《ACSM运动测试与运动处方指南》推荐大多数成年人进行每周3～5天的有氧运动，并根据运动强度的变化适度调整。研究表明，运动者每周运动超过3天，其心肺耐力的提高有减缓趋势；超过5天则出现提高平台；但较大强度且超过5天的训练可增加肌肉骨骼损伤的可能性。因此，不建议大多数成年人进行高频率大强度运动。

2. **运动强度**　运动强度是决定运动量大小的重要因素，直接影响运动处方的效果和运动的安全性。运动强度与多种因素有关，如性别、年龄、健康状况、心肺耐力水平、基因、日常体力活动及社会环境和心理因素等。适当的运动强度是保证运动者达到运动目的且不引起运动损伤的基础。当前研究推荐大多数成年人进行 40% ~ 60% 心率储备（heart rate reserve，HRR）/耗氧量储备（oxygen consumption reserves，$V_{O_2}R$）的中等强度有氧运动，或 60% ~ 90% HRR/$V_{O_2}R$ 的较大强度有氧运动；健康状况不佳的人群可采用 30% ~ 40% HRR 或小到中等强度 $V_{O_2}R$ 有氧运动。

当运动包含多种运动强度时，每 2 次运动之间可设固定间歇，该类运动训练为间歇训练。间歇训练可提高一次训练课的总强度和/或平均强度。对于部分健康人及心肺疾病患者，短期间歇训练可能优于或等于单一强度训练的效果。

运动强度的评估方法有多种，较常用的包括心率计算法、代谢当量（metabolic equivalent，MET）法、摄氧量法等。不同的测试方法所得结果可能有所不同。

（1）心率计算法　机体达到最大运动强度时对应的心率为最大心率（HR_{max}）。运动者为获得预期运动目标在运动中需要达到或保持的心率称为靶心率（target heart rate，THR）。THR 是判定运动治疗强度的可靠指标。

目前常用"220 - 年龄"估算最大心率，该方法仅考虑年龄因素未考虑个体差异。而准确的测试结果可通过运动负荷试验测得。

1）最大心率百分数法　THR = HR_{max} × 期望强度（%）。

【例】运动者年龄 40 岁，计划运动强度范围 70% ~ 80%，THR 计算方法如下：

①推测：HR_{max} = 220 - 年龄 = 220 - 40 = 180 次/分。

②确定 THR 范围：将期望强度换算成小数：70% = 0.7，80% = 0.8。

THR 下限：THR = 180 次/分 × 0.7 = 126 次/分。

THR 上限：THR = 180 次/分 × 0.8 = 144 次/分。

THR 范围：126 ~ 144 次/分。

2）心率储备法　THR =（HR_{max} - HR_{rest}[①]）× 期望强度（%）+ HR_{rest}。

【例】上例中的运动者安静时心率为 60 次/分，计划运动强度范围 70% ~ 80%，THR 计算方法如下：

THR 下限：THR =（180 - 60）× 0.7 + 60 = 144 次/分。

THR 上限：THR =（180 - 60）× 0.8 + 60 = 156 次/分。

THR 范围：144 ~ 156 次/分。

运动开始和结束时不要求达到 THR，但运动过程中要求达到 THR。

（2）代谢当量法　指运动时代谢率与安静时代谢率的比值，是计算能量消耗的指标。1MET 相当于健康成年人安静坐位时的能量代谢率。1MET = 3.5mL/（kg·min），即每千克体重从事 1 分钟活动，消耗 3.5mL 的氧气。研究表明，不同性别、年龄、体重的个体在从事同一运动强度的活动时，其 MET 值基本一致。因此，在选择运动方式时，可通过评价 MET 来评定多种运动方式的强度。

（3）摄氧量法　摄氧量随着运动强度的增加而增加。因此，在制定运动处方时，可用摄

---

①注：HR_{rest}：安静心率；HR_{max} - HR_{rest}：心率储备。

氧量评定运动强度。V_{O_2max}存在个体差异，因此，常以最大摄氧量的百分数表示运动强度。

1）最大摄氧量百分数　可用来测算靶摄氧量（target oxygen consumption, TV_{O_2}），TV_{O_2} = 期望强度（%）× V_{O_2max}。

【例】运动者为45岁女性，V_{O_2max}为30mL/（kg·min），计划运动强度范围60%~70%，TV_{O_2}计算方法如下：

①确定TV_{O_2}范围：

TV_{O_2}下限：TV_{O_2} = 0.6×30mL/（kg·min）= 18mL/（kg·min）。

TV_{O_2}上限：TV_{O_2} = 0.7×30mL/（kg·min）= 21mL/（kg·min）。

TV_{O_2}范围：18~21mL/（kg·min）。

②在此基础上确定MET范围：

1MET = 3.5mL/（kg·min）。

靶MET下限：靶MET = 18mL/（kg·min）÷3.5mL/（kg·min）= 5.14 METs。

靶MET上限：靶MET = 21mL/（kg·min）÷3.5mL/（kg·min）= 6 METs。

靶MET范围：5.14~6METs。

2）耗氧量储备法　TV_{O_2} = （V_{O_2max} - V_{O_2rest}[①]）×期望运动强度（%）+ V_{O_2rest}。

【例】上例中的运动者V_{O_2rest}为3.5mL/（kg·min），计划运动强度范围60%~70%，靶V_{O_2}计算方法如下：

①确定TV_{O_2}范围：

TV_{O_2}下限：TV_{O_2} = ［30mL/（kg·min）- 3.5mL/（kg·min）］×0.6 + 3.5mL/（kg·min）= 19.4mL/（kg·min）。

TV_{O_2}上限：TV_{O_2} = ［30mL/（kg·min）- 3.5mL/（kg·min）］×0.7 + 3.5mL/（kg·min）= 22.05mL/（kg·min）。

TV_{O_2}范围：19.4~22.05mL/（kg·min）。

②在此基础上确定MET范围：

1MET = 3.5mL/（kg·min）。

靶MET下限：靶MET = 19.4mL/（kg·min）÷3.5mL/（kg·min）= 5.54METs。

靶MET上限：靶MET = 22.05mL/（kg·min）÷3.5mL/（kg·min）= 6.3METs。

靶MET范围：5.54~6.3METs。

3. 运动持续时间　运动持续时间是指一段时间内进行体力活动的总时间，即每次训练课的时间或每日、每周的训练时间。耐力运动项目主要采用持续训练法，制定运动处方时需明确有氧运动持续时间。力量运动和柔韧性运动项目制定运动处方时则需注明对于每一项运动的重复次数、每组运动的持续时间、共需完成的组数和组间间隔。为了达到理想的训练效果，运动处方应根据训练的目的和强度确定运动持续时间。《ACSM运动测试与运动处方指南》推荐大多数成年人的运动量为每日累计进行至少30~60分（每周至少150分）的中等强度运动，或每日至少20~60分（每周至少75分）的较大强度运动，或中等和较大强度运动相结合的运动。然而，每日进行20分以内的运动对健康也是有益的，特别是对经常静坐少动的人群。体

①注：V_{O_2rest}：安静时的摄氧量，V_{O_2max} - V_{O_2rest}：耗氧量储备。

重管理人群运动时间宜延长。

4. 运动方式　运动方式的选择对于制定科学、高效的运动处方至关重要。依据运动时代谢供能特点，可将运动分为有氧运动、无氧运动和混合型运动。康复治疗的运动处方建议选择有节律的、持续时间较长的、大肌群参与的有氧运动，如步行、慢跑、上下台阶、骑自行车、太极拳等。对于体质虚弱或有残疾者，部分日常生活活动同样可对治疗有帮助，如卫生清洁、收拾房间等。表9-1列出了有利于提高和维持心肺适能的活动方式，在制定运动处方时，需结合个体特点进行针对性设计。

表 9 – 1　提高体适能的有氧（心肺耐力）运动模式

运动分组	运动类型	推荐人群	运动举例
A	需要最少技能或体适能的耐力活动	所有成年人	步行、休闲自行车、水中有氧运动、慢舞
B	需要最少技能的较大强度耐力运动	有规律锻炼的成年人和/或至少中等体适能水平者	慢跑、划船、有氧健身操、动感单车、椭圆机锻炼、爬楼梯
C	需要技能的耐力运动	有技能的成年人和/或至少中等体适能水平者	游泳、越野滑雪、滑冰
D	休闲运动	有规律锻炼计划的成年人和或至少中等体适能水平者	网羽运动、篮球、英式足球、高山速降滑雪、徒步旅行

注：引自《ACSM 运动测试与运动处方指南》第 9 版。

上表依据运动所需技巧和强度对有氧心肺耐力运动进行了分类。完成 A 类运动所需技能很少，且大部分体适能水平的人可以适应该运动强度，因此，可推荐给所有成年人。完成 B 类运动需要较大强度耐力，因此，推荐给具有中等或更高体适能水平者，以及具有规律性运动习惯的人群。完成 C 类运动强调应用一定的技巧，故适宜具有相对较好的控制技巧和体适能的人在保证安全的条件下进行。D 类运动可提高体适能，属休闲运动范畴，推荐作为体能训练的辅助手段，该类运动一般推荐给拥有足够体适能和控制技巧人；必要时，为使其适合一些体适能和技巧水平低一些的人，也可以对活动进行适度调整。

5. 运动量　运动量由运动的频率、强度和持续时间共同决定。其标准单位可用 MET – 分/周和千卡/周表示。研究表明，体力活动与健康体适能呈正相关。美国《ACSM 运动测试与运动处方指南》推荐大多数成年人的合理运动量是 500 ~ 1000METs – 分/周。这一运动量大约相当于 10METs – 小时/周。较小的运动量也有利于健康体适能的改善，特别是低体适能者。此外，计步器有利于促进体力活动，推荐量为每日步行 5400 ~ 7900 步。以维持正常体重为目的的女性需行 8000 ~ 12000 步/日；男性需要步行 11000 ~ 12000 步/日。

6. 进度　运动计划的进度取决于运动者的运动计划目的、健康状况、体适能和训练反应。在对训练者进行专业的运动训练时，可增加在运动处方 FITT（F：运动频率；I：运动强度；T：运动持续时间；T：运动方式）原则下运动者可耐受的项目进行，可以是一项或多项。《ACSM 运动测试与运动处方指南》推荐一般成人的进度：在开始的 4 ~ 6 周，每 1 ~ 2 周将每次训练课的时间延长 5 ~ 10 分，运动者规律锻炼至少 1 个月；在接下来 4 ~ 8 个月里（老年人和体适能较低的人应延长时间）逐渐增加 FITT，直到达到指南推荐的数量和质量（表 9 – 2）。专业人士在提高运动处方的 FITT – VP（V：运动量；P：进度）原则中，每一项目都应遵循循序渐进原则，以降低训练风险。在对运动处方进行调整时，均应该严格监控运动者反应，若运动者由于无法耐受调整后的计划而出现不良反应时，应及时调整运动量。

表9-2 有氧运动（心肺耐力）推荐

FITT-VP	有氧运动推荐
运动频率	中等强度运动每周不少于5天，或较大强度运动每周不少于3天，或中等强度加较大强度运动每周3~5天
运动强度	推荐大多数成人进行中等和/或较大强度运动；轻到中等强度运动可使非健康个体获益
运动持续时间	推荐大多数成人每日进行30~60分钟的中等强度运动，或20~60分钟的较大强度运动，或中等到较大强度相结合的运动；每日20分以内的运动也可使静坐少动人群获益
运动方式	推荐进行规律的、有目标的、能动用主要肌肉群、表现为持续有节律性的运动
运动量	推荐的运动量为500~1000MET-分/周；每日的步数为5400~7900步；不能或不愿意达到推荐运动量的个体进行小运动量的运动也可获益
模式	运动模式可以为每日一次性达到推荐的运动量，也可以为每次不少于10分钟的运动时间的累计；每次少于10分钟的运动适用于健康状况较差者
进度	可对运动的持续时间、频率和/或强度进行调整，逐步达到运动目标；循序渐进的运动方案可以促使锻炼者坚持锻炼，降低骨骼肌损伤和不良心血管事件的发生率

注：引自《ACSM运动测试与运动处方指南》第9版。

7. 注意事项 运动前应做好准备活动和整理活动，运动时出现异常情况，如出现心率过快、心慌心悸、晕厥、恶心呕吐、痉挛抽搐等，应停止运动。运动后不要立即坐、卧，以免引起重力性休克。对患有急性疾病，发热性疾病，出血性疾病，以及心、肺、肝、肾功能不全者一般为有氧运动特别是剧烈运动的禁忌。

（二）抗阻运动处方

抗阻运动的目的是增加肌肉力量和体积，提高骨密度，改善健康相关的生物标志物（如身体成分、血糖、高血压前期到一期的病人血压），从而提高肌肉适能，预防或延缓骨质疏松，降低骨骼肌肉系统疾病的发病率，缓解骨性关节炎患者的疼痛，预防和治疗代谢综合征。另外，还有利于改善心情，缓解抑郁和焦虑。任何一种肌肉适能的提高都需以合理的抗阻运动处方为基础。一般成年人均希望通过抗阻运动降低个体对日常生活活动的生理应激，促进健康管理，预防或缓解慢性病。以获得健康体适能为目标的中青年则以提高肌肉力量和耐力为主。

1. 抗阻运动频率 对于以发展体适能为目标的未经训练和业余训练者，推荐其每周对每组大肌群训练2~3日，且同一肌群的练习时间间隔不短于48小时。训练时，运动者可一次性训练一节课的全部内容；也可将不同大肌群进行"分化"，每次只训练一部分，通过多次课完成一次训练课的全部内容。

2. 抗阻运动方式 抗阻运动应包括单关节练习（如肱二头肌弯举，肱三头肌伸展、提踵等），也应包括多关节运动（如卧推、肩部推举、仰卧起坐、屈膝两头起、深蹲等）。因多关节训练效果优于单关节，故建议成年人进行多关节训练，且训练时要同时练习主动肌和拮抗肌，避免肌力失衡。训练可以采用多种方式进行。

3. 抗阻运动量 在抗阻训练中，每组肌群宜进行2~4组练习，并进行2~3分钟的组间休息。在对同一组肌群进行训练时，运动者可采用同一动作完成，也可以选择不同动作完成，只要保证总数符合要求即可。如进行胸肌练习时，可选择4组臂屈伸，也可以选择2组臂屈伸加

2 组卧推。相比之下，选择多种训练方法可减少运动者的训练疲劳感，提高训练者的依从性。

抗阻训练强度和每组动作的重复次数呈负相关。以提高肌肉力量/体积为目标的人群，每组练习的推荐重复次数为 8 ~ 12 次，采取 60% ~ 80% 最大重复次数（1 - RM）；以提高肌肉耐力为目标的人群，每组练习的推荐重复次数要多，可为 15 ~ 25 次，但练习的强度和阻力宜小，不超过 50% 1 - RM，组间休息时间宜缩短。老年人及体适能极低的人群可由低阻力、多重复的运动开始，后随体适能的提高逐渐增加阻力。

4. 抗阻运动技术　抗阻运动应选择正确的技术和方法。运动者在正确的运动技术和姿势下，缓慢且有控制地重复动作，将肢体做全关节范围的活动，并结合正确的呼吸方法（如向心收缩时呼气，离心收缩时吸气）。注意避免进行单纯大强度的离心收缩，以防引起肌肉损伤或各种并发症。当运动者已适应现有运动负荷时，如希望继续增加肌肉力量/体积，可通过超负荷或更大的刺激来实现训练目标，此即"递增超负荷"原则。如训练者肌肉力量/体积已达到训练目标，且运动者只希望继续维持这一肌肉体适能水平，则维持现有运动方案即可，不需额外增加训练负荷。

（三）柔韧性练习及动作控制练习

柔韧性练习的目的是提高运动者的柔韧性和关节活动度，特别是当结合抗阻运动时，可增强姿势稳定性和平衡性。柔韧性练习应针对机体的主要肌肉、肌腱单元进行，包括肩带、胸部、颈部、躯干、腰部、臀部、大腿前后及脚踝。柔韧性练习可以采用弹震或"跳跃"拉伸、动力性拉伸、静力性拉伸、PNF 技术等方法。

动作控制练习的目的是增强躯体的稳定性、平衡性，包括平衡、协调、步态、灵敏和本体感觉等控制技能练习。该类练习对老年人益处较多，可提高其平衡能力、灵敏度、肌力、降低跌倒的风险。

二、运动处方的基本格式

在获得了处方对象的基本信息、健康状况、运动能力和运动目的等相关信息之后，便可以开始制定运动处方。运动处方的表现形式可以用文字叙述也可用表格体现。目前多采用的表格形式具有简洁、直观的特点，包括以下内容：一般资料、临床诊断结果、临床检查结果、运动负荷试验和体力测验结果、运动目的和要求、运动频率、运动强度、运动时间、运动内容、注意事项、医师或处方者签字及运动处方的制定时间（表 9 - 3）。

表 9 - 3　运动处方卡示例

一般资料：			病历号：
姓名：	性别：	年龄：	职业：
电话：	联系地址：		
身高：＿＿＿ cm	体重：＿＿＿ kg		BMI：＿＿＿ kg/m²
体质强壮指数：强壮　优良　中等		体弱体型：一般　消瘦　偏胖	
日常运动习惯：极少　偶尔　经常　频繁		日常运动项目：	
一、临床检查：			
1. 血压：＿＿＿/＿＿＿ mmHg			
2. 心电图检查：		静息时心率：　次/分	
3. 影像学及超声检查：			

续表

4. 辅助检查：		
血常规：	尿常规：	血脂：
肝功能：	肾功能：	
二、运动负荷试验：	最大负荷心率：　　次/分	
三、体力测验：		
四、运动处方方案：		
1. 运动目的：		
2. 运动方案：		
(1)		
(2)		
(3)		
3. 准备活动项目：＿＿＿＿＿＿＿＿＿＿＿＿（5~10分钟）；心率达到＿＿＿＿次/分		
4. 整理活动项目：＿＿＿＿＿＿＿＿＿＿＿＿（5~10分钟）；心率恢复时间＿＿＿＿分钟		
5. 注意事项：		
(1)		
(2)		
(3)		

处方者：＿＿＿＿＿＿＿　　　日期：＿＿＿＿＿＿＿

第四节　运动处方的实施与案例

一、运动处方的实施

在运动处方的实施过程中，每一次训练课都应包括三部分：准备活动、基本训练、整理活动。

1. 准备活动　准备活动即热身，可使机体由相对安静的状态过渡到适宜的运动状态，避免由于突然运动带来的风险或机体损伤。热身可提高心血管和呼吸系统功能，提高神经中枢和肌肉的兴奋性，增加关节活动度，从而调节机体的生理、生物力和生物能，使训练人员适应训练课中的体能训练或竞技运动。

准备活动常选择小到中等强度的有氧和肌肉耐力运动，如步行、慢跑、徒手操等，使身体相关肌肉得到伸展和牵拉，关节得到较好的活动，以达到身体微微汗出为佳。根据不同的运动阶段，热身活动的时间可能长短不一。一般情况下，在开始运动早期，热身时间为 10~15 分钟；在运动中后期，热身时间为 5~10 分钟。

2. 基本训练　作为运动处方的主要内容，基本训练是运动者达到健身或康复目的的主要途径。其内容包括：运动频率、运动强度、运动时间、运动内容等，应该根据训练目的进行针对性设计（运动处方的内容参考本章第一节）。

3. 整理活动　在训练结束之后，宜进行整理活动。整理活动是指小到中等强度的有氧运动和肌肉耐力训练，训练时间一般为 5~10 分，内容包括放松练习、体操、自我按摩等。其目

NOTE

的在于使机体从剧烈运动状态逐渐恢复到平静状态，使运动者血压、心率逐渐恢复到正常水平，避免肌肉酸痛，有助于缓解疲劳，避免突然停止运动而引起的全身各系统异常，如运动后立即坐、卧等行为引起的重力性休克等不适。

二、运动处方案例

张某，女，35岁，工人。身高：160cm，体重75kg，静息血压：130/90mmHg，静息心率75次/分，其他临床检查及辅助检查未见异常，张某希望减轻体重。针对张某进行的减重运动处方如下（表9–4）：

表9–4 张某的运动处方卡

一般资料：		病历号：	
姓名：张某	性别：女	年龄：35	职业：工人
电话：	联系地址：		
身高：___160___cm	体重：___75___kg		BMI：29.3kg/m²
体质强壮指数：强壮　优良　中等√		体弱体型：一般　消瘦　肥胖√	
日常运动习惯：极少√　偶尔　经常		频繁日常运动项目：步行	

一、临床检查：

1. 血压：___130___/___90___mmHg

2. 心电图检查：　未见异常　　　　　　　　　　静息时心率：___75___次/分

3. 影像学及超声检查：　未查

4. 辅助检查：

血常规：未查　　　　　　尿常规：未查　　　　　　血脂：未查

肝功能：未查　　　　　　肾功能：未查

二、运动负荷试验：功率自行车　　　　　　　最大负荷心率：185 次/分

三、体力测验：

12 分钟跑

四、运动处方方案：

1. 运动目的：减重。

2. 运动方案：

(1) 慢跑：5 次/周，40 分/次。

(2) 跳绳：5 次/周，20 分/次。

(3) 其他运动：

1) 抬头转体击拳运动　准备姿势：取仰卧位，两手握拳屈肘置于体侧。练习动作：①上体抬起45°，向左转体，同时右拳向左前方击出。②还原。③～④向①、②反方向进行，左拳击出。

2) 伸下肢运动　准备姿势：取仰卧位，两臂伸直放于身体两侧，两腿伸直。练习动作：①屈曲左侧髋、膝关节，尽量用力使膝贴近腹部。②伸直左下肢还原成准备姿势。③～④按上法屈伸右下肢。左右下肢交替重复各6～8次。

3) 单腿上抬运动　准备姿势：取仰卧位，两臂伸直放于身体两侧，两腿伸直。练习动作：①左腿直腿上抬，膝关节保持伸直。②还原。③～④右腿直腿上抬。左、右交替重复6～8次。

4) 双腿上抬运动　准备姿势：取仰卧位，两臂伸直放于身体两侧，两腿伸直。练习动作：①两腿伸直抬起、坚持5～10秒。②还原。上法重复10～12次。两腿上抬可保持于20°、45°、90°等不同角度位置。

5) 屈伸双腿运动　准备姿势：取仰卧位，两臂伸直放于身体两侧，两腿伸直。练习动作：①两腿并拢用力屈曲，两膝尽量贴近腹部。②还原。反复进行10～12次。

训练时间：3 个月

3. 注意事项：

(1) 注意运动监测，如有不适或运动终止指征应立即终止运动。

(2) 运动易引起食欲增加，饮食上要控制脂肪、糖类食物摄入量，但应注意保证均衡膳食，防止营养不良、代谢紊乱等副作用的发生。此外注意调整生活方式。

(3) 减重后应继续运动以维持体重，避免反弹。

处方者：_____　　　　　　　日期：_____

【复习思考题】

1. 什么是运动处方？

2. 以获得健康体适能为目的的运动处方需要包括哪几部分？

3. 有氧运动处方包括哪些内容？

4. 如何制定运动处方？

第十章   医疗体育

第一节   医疗体育概述

医疗体育又称康复体育、体育疗法，是一种医疗性的体育活动，是指用以治疗疾病和恢复机体功能的特定的体育活动。医疗体育的内容，即根据疾病性质采取的相应手段，包括动作简单、运动负荷偏小的步行、慢跑、太极拳、健身气功、保健操等。近年来，随着技术的发展，在体育专家和医学专家的合作下，医疗体育的形式和内容也不断丰富和发展。我国在使用医疗体育防治高血压、神经衰弱、糖尿病、运动损伤等方面取得了长足的进步。

一、医疗体育的特点

（一）充分调动患者的主动性

适当的医疗体育发挥了患者自身的主动性，能使机体的基本功能得到锻炼，最大限度地保证了中枢神经的正常兴奋与抑制过程，保持机体各系统的功能。

（二）因人而异性和系统性

医疗体育方案是结合患者自身的病情、需求和爱好等多方面情况，利用所能利用的环境和设施综合拟定的。体疗方案，既有阶段目标也有整体目标，不同阶段有不同的针对性方案。只有循序渐进，才能使疗效巩固下来。

（三）防治的双向作用

医疗体育不仅能够治疗疾病，而且能够防治其他一些疾病的发生。

二、医疗体育应用的基本原则

（一）循序渐进原则

循序渐进原则是指医疗体育内容和运动负荷等的顺序安排由易到难、由简到繁，逐步深化提高，使患者系统地掌握科学的锻炼方法。

（二）经常性原则

只有经常参加体育活动，锻炼的效果才明显、持久，所以体育锻炼要经常化，坚持锻炼。虽然短时间的锻炼也能对身体机能产生一定的影响，但一旦停止体育锻炼，这种影响便会很快消失。因此，每周锻炼不应少于 2 次，每次锻炼不应低于 30 分钟。同时，要合理安排锻炼时间，养成按时锻炼的良好习惯。

（三）因人而异原则

要根据患者的年龄、性别、体力特点、疾病状况、兴趣爱好等选择适宜的运动项目，并制定合理的运动计划。

三、医疗体育的适应证与禁忌证

（一）医疗体育的适应证

随着医疗体育事业的不断发展，以前属于医疗体育疗法的慎用证和禁忌证的内容也逐渐地转为适应证。如心力衰竭，以前认为是医疗体育治疗的禁忌证，而今，随着人们对医疗体育认识的提高和方法的完善，也成了适应证。

医疗体育的适应证包括：①内科疾病：高血压病、动脉硬化、冠心病、慢性支气管炎、脑血管意外所致的偏瘫、神经衰弱、脑震荡后遗症、截瘫、周围神经损伤、骨质疏松、甲亢、糖尿病、肥胖症等。②外科疾病和运动创伤：四肢骨折后的恢复、脊柱骨折后的恢复、腰腿痛、颈椎病、肩周炎、脊柱侧弯、类风湿关节炎、落枕、腰椎间盘突出症、肱骨外上髁炎、关节软组织扭伤、挫伤、关节脱位、半脱位等。③妇科疾病：盆腔炎、痛经、子宫后倾、产后恢复不良。④儿科疾病：小儿麻痹后遗症、术后恢复、儿童脑瘫等。

（二）医疗体育的禁忌证

医疗体育的禁忌证不是绝对的，而是相对的或暂时的。往往在疾病急性期、发作期不适合进行医疗体育。

医疗体育的禁忌证包括：①各种传染病的急性期及高热患者。②循环系统和呼吸系统疾病急性发作期。③各种创伤局部有出血倾向者。④精神病患者。⑤巨大动脉瘤患者。⑥血管内栓子有脱落危险者。⑦恶性肿瘤发生转移者及良性肿瘤有出血倾向者。⑧各种具有运动猝死和出血倾向的遗传病，如马方综合征、血友病等。

四、医疗体育功能练习方式

（一）被动运动

被动运动是指完全依靠外力帮助来完成的运动，即由治疗师、患者健肢或器械协助完成的动作。被动运动适用于各种原因引起的肢体运动障碍的治疗，具有可松弛肌肉痉挛、牵伸挛缩肌腱和韧带、保持和增强关节活动、防止肌肉萎缩、防治关节粘连和挛缩等作用，并可增强本体感觉、诱发肢体屈伸反射，为主动运动做好准备。

（二）辅助主动运动

辅助主动运动是指借助治疗师、患者健肢、器械装置（如滑轮、回旋器）、气垫气球、水浴等的辅助或在消除重力的影响下，引导和帮助患者主动完成的运动。助力常应用于肌肉收缩的开始和结束时，应尽量使主动运动为主，助力运动为辅。

（三）主动运动

主动运动即在没有辅助的情况下，患者自己完成的运动。主动运动能增强肌力、改善局部和全身功能。

（四）抗阻运动

患者在行主动运动过程中，除克服自身重力外，无其他负荷称为随意主动运动；如需克服某些外加阻力，则为抗阻运动。抗阻运动是在对抗外力的情况下所进行的主动运动，如利用沙袋负重训练等。此法可促进和恢复肌力与耐力、增强关节的稳定性。

（五）牵伸运动

这种运动是用被动或主动的方法对身体局部进行强力牵拉的活动。被动牵伸时，牵引力由治疗师或器械提供；主动牵伸时，牵引力由拮抗肌群的收缩来提供。

五、医疗体育的内容

（一）医疗气功

医疗气功是通过身、心、息共调，精、气、神同练，达到精充、气足、神全的功效，起到保健强身、防病治病、延年益寿的作用。

（二）医疗体操

医疗体操是指专门用来防治疾病的体操，对创伤、手术后、瘫痪及很多内科疾患的功能恢复具有良好的作用，在临床上已得到广泛应用，是医疗体育的重要内容之一。

（三）本体促进法

通过刺激本体感受器及其他感觉器官来促进和加速机体神经肌肉系统功能的一种方法，如利用对动作施加阻力的方法加强肌肉收缩；利用牵张反射、反牵张反射、姿势反射，以及利用刺激视觉、触觉、听觉等感受器的方法加强运动。

第二节　循环系统疾病的医疗体育

循环系统疾病是对人类健康构成极大威胁的一类疾病，在人类各种疾病的发病率和病死率中，循环系统疾病占第一位。由于长期患病、反复发作和进行性加重，不少患者的循环功能、心理功能、日常生活能力、学习、社会参与和工作能力都不同程度地受到了影响，且为家庭、单位和社会带来了沉重的负担。

一、原发性高血压

原发性高血压简称高血压，是以动脉收缩压和舒张压持续升高为主要表现的临床综合征。在未服药的情况下，成年人收缩压≥140mmHg 和/或舒张压≥90mmHg 为高血压。动脉血压的升高主要是因外周小动脉阻力增高所致，同时有不同程度的血容量和心输出量的增加。晚期常导致心、脑、肾等脏器受累发生高血压性心脏病、心力衰竭、肾功能障碍、脑出血等严重并发症。

（一）运动强度和频率的控制

运动强度以中小强度为宜，运动时心率最好达到本人最大心率的60%～70%。运动强度过大可使运动后的血压升高。一般 40 岁以下心率应控制在 140 次/分左右；40～50 岁应控制在 130 次/分左右；60 岁以上应控制在 120 次/分以内。运动时间以每次 30～60 分钟为宜。年轻人可适当加大运动频率，每周锻炼 4～5 次为宜。中老年人可视具体情况而定，一般每周 3～4 次，或隔日进行。开始运动量宜小，锻炼时间不宜过长，应循序渐进，并根据病情和体力逐渐增加运动量，宜采用运动负荷试验控制运动强。

（二）医疗体育的形式与内容

1. 步行 开始时，可以每分钟 65～90 步，3～4km/h 的速度，持续 10 分钟，适用于无运动习惯的高血压病患者作为适应性锻炼；以后可逐渐加快步速或在坡地上行走。国内应用医疗步行（平地行走加上、下小山坡）治疗高血压取得了较好的疗效。

【例】1600m 的路程用 14 分钟走完 800m，中途休息 2 分钟，然后继续用 14 分钟走完后面的 800m。

具体方法可根据情况调整，但必须坚持循序渐进原则，且每次活动不应出现不适反应。如感体力有余，可以延长距离、加快步速等方法来增加运动量。

2. 慢跑 高血压患者的健身跑不要求一定的速度，运动的频度可根据个人对运动的反应和适应程度随时调整。高血压患者慢跑时的最大心率应为每分钟 120～136 次，可选择每周 3 次或隔日 1 次，或每周 5 次等不同的间隔周期。一般认为每周低于两次则效果不明显。若每日运动则每次运动总量不可过大；如果运动后第二天感觉精力充沛，无不适感可适当增量。

3. 健身气功 高血压的致病因素之一就是情绪紧张与情绪急躁，气功锻炼可使人逐渐做到心静体松、消除身心的紧张状态，从而降压。气功功法各有所长，比较适合高血压患者的有五禽戏和八段锦。

4. 太极拳 练习太极拳对于轻度和中度原发性高血压患者是适宜的，即使重度高血压患者在血压控制稳定后，在医务人员的指导下也可以练习太极拳。未得到控制的重度高血压患者，或高血压合并不稳定型心绞痛、心力衰竭、高血压脑病、视网膜出血等合并症患者急性发作期间不宜练习太极拳。开始可选择练简化太极拳、24 式太极拳，一般可以习练全套；体力差者可选择一些招式，如云手、野马分鬃等，也同样有效。杨氏太极拳、陈氏太极拳运动量较大，不适宜高血压患者练习。

（三）注意事项

1. 特别注意，重症高血压和有严重并发症者需在医生指导下进行医疗体育。

2. 宜选择在清晨或傍晚练习，但是必须在空气相对清新的环境中进行。如果天气寒冷，应避免突然运动，以防心血管事件的发生。

3. 高血压患者进行医疗体育时，切忌进行鼓劲憋气、快速旋转、用力剧烈和深度低头的运动动作。

4. 在进行医疗体育过程中，患者如出现以下情况则应立即停止运动：心脏不适，心率超过 140 次/分，出现疲劳、气短、心悸、头晕等现象。

5. 为了避免运动成为身体的应激事件，患者每次锻炼前都宜行 10～15 分钟的准备活动，主要采用辅助放松练习；锻炼结束以后也应进行 10 分钟左右的放松练习。

二、冠心病

冠心病即冠状动脉粥样硬化性心脏病，是指因冠状动脉狭窄、供血不足而引起的心肌机能障碍和/或器质性病变。症状表现为胸腔中央出现压榨性疼痛，并可迁延至颈、手臂、后背及胃部。发作时，其他症状还包括眩晕、气促、出汗、寒战、恶心及昏厥等。严重者可能因为心力衰竭而死亡。随着人们生活水平的提高，中国人群低血清胆固醇、低体重指数的优势正在逐渐丧失，而高血压、高脂血症和糖尿病的发病率却在增高。冠心病患者除了按时服药外，还可以在医生的指导下，进行一些适合自己的体育活动，这不但可以提高生活能力，还能改善心脏功能及心肌血液供应，增强体质。

（一）运动强度、时间和频率的控制

冠心病患者的心血管病变差别很大，所以适合的运动强度也不同。患者在开始运动前，一定要经过心脏内科医生的检查、评定，了解冠心病的严重程度、是否可以在院外进行运动及适合个人的运动强度。一般运动强度可取最大摄氧量的 50%～60%。从小强度逐渐过渡到中等强度，运动时心率控制在 110～130 次/分为宜。主项耐力性运动每次行 20～30 分钟，辅助性、放松性项目每日进行 10～20 分钟。测量绝对心率适用于未服用受体阻滞剂的病人。快速判断运动强度是否适宜的标准：运动时稍出汗，轻度呼吸加快但不影响对话。

（二）医疗体育的形式与内容

1. 步行　步行简便易行，宜在安静、空气良好的环境中进行，一般应在清晨或傍晚步行，速度为 2.5km/h 左右，有益于改善心肺功能、提高摄氧效果。患者可以逐渐提速，每分钟步行 90 步以上者可使心率达 100～110 次/分。每次 15～60 分，中间休息 1～2 次，每次休息 5 分左右，以后可逐渐增加步行速度和持续时间。

2. 游泳　游泳可通过以下途径改善冠心病症状：使冠心病人的峰值摄氧量提高；降低血浆纤维蛋白原水平，提高纤维蛋白的溶解能力；改善冠状动脉的顺应性或弹性；提高内皮依赖性血管舒张功能；通过重构或动脉生成扩大侧支血管的管腔面积及增加心肌毛细血管密度。冠心病患者游泳宜从低强度、简单泳姿开始，游泳的时间不要太长、速度不宜过快、距离不宜过远，注意劳逸结合，避免劳累过度。水温过低时不宜游泳，为缩小水温和体温的差距，应该做好下水前的身体预热锻炼。冠心病患者应注意在正规游泳池、有人看护和陪同的情况下下水。

3. 骑车　骑车能够通过腿部的运动推进血液流动，同时强化微血管组织，从而达到锻炼全身的目的。考虑到户外较复杂的道路环境，建议患者利用运动器械在室内骑车，骑自行车应将车座高度和车把弯度调整好，行车中保持身体稍前倾，避免用力握把，避免脊椎受压弯曲。运动频度一般要求为每周 3～5 次，每次持续 20～60 分钟即可。

（三）注意事项

1. 冠心病患者的运动量宜从低强度开始；运动应循序渐进、持之以恒。

2. 活动前要做好热身准备；活动后应通过整理运动充分放松，避免运动突然开始或突然停止。

3. 冠心病患者应随身携带硝酸甘油等急救药品。

4. 如在运动中出现胸闷、胸痛、憋气，头晕、出虚汗等不适症状，应立即停止活动，并及时至医院就诊。

第三节　呼吸系统疾病的医疗体育

呼吸系统疾病是一类常见病、多发病，主要病变在气管、支气管、肺部及胸腔。病变轻者多咳嗽、胸痛、呼吸受影响；重者呼吸困难、缺氧，甚至呼吸衰竭而致死。

一、慢性阻塞性肺疾病

慢性阻塞性肺疾病是慢性气道阻塞性疾病的统称，主要指具有不可逆性气道阻塞的气管炎、慢性支气管炎和肺气肿等，是一种以气流受限为特征的疾病，通常呈进行性发展，不完全可逆，多与肺部对有害颗粒物或有害气体的异常炎症反应有关。常见症状为呼吸困难、咳痰及慢性咳嗽。

（一）运动强度、时间和频率的控制

关于慢性阻塞性肺疾病患者的运动强度，一般应控制为50%最大摄氧量，或者用最大限度耐受相关症状来控制，可以将主观感觉（即呼吸困难程度）划分为0~5度或者0~10级；2.5度和5级设定为中度疲劳或者中度呼吸困难。运动时间方面，在没有血氧测试条件下锻炼时，应循序渐进，从短时间开始训练，初始时间定为5分钟，逐渐延长时间至感到呼吸困难时终止，每次运动20~30分钟为宜。如部分患者仅能持续几分钟的运动可采用间歇训练法。

（二）医疗体育的形式与内容

1. 腹肌肌力训练　腹式呼吸训练活动的正常进行需要腹压的支持，而腹肌强弱决定了腹压的大小，慢性阻塞性肺疾病的患者多伴随腹肌松弛无力。因此，腹肌肌力训练有助于提高膈肌功能。应用时，患者放松，卧位为佳，治疗者将双手置于患者两侧剑突下方。患者用鼻缓慢吸气，然后用嘴呼气。吸气时，应尽力使气体到达肺底部，将治疗者的手推起；呼气时，治疗者双手轻轻按压，帮助膈肌上移，以利下次吸气时膈肌更好地收缩。此法应用熟练后，可改为将1kg左右的沙袋放置于患者腹部以代替治疗者双手。

2. 缩唇呼吸训练　通过医生或者指导员的指导，患者在呼气时收缩嘴唇并向前突起，使气体缓缓呼出，此法可延长气体流出时间，提高气道内压力，增加呼吸肌力量，使肺内气体充分排出，减少残气量，帮助消除肺气肿的相关症状。具体应用时可以选择吹气球，但不宜吹气过快、过猛。

3. 健身气功　推荐健身气功八段锦作为医疗体育方法。

（三）注意事项

1. 病人进行运动时，医生和体育指导员要注意对病人进行心理疏导。病人多因害怕而出现呼吸困难，变得畏惧运动、更多地依赖药物和他人的帮助。应针对以上情况进行心理疏导，解释运动疗法的效应，打消病人对活动的顾虑。

2. 支气管痉挛者可先吸入支气管扩张剂再进行运动。

3. 应鼓励患者戒除烟酒这些不良嗜好。

4. 在运动过程中，应严格监控，防止呼吸性酸中毒和呼吸衰竭的出现。

二、哮喘

哮喘临床上表现为反复发作性的喘息，呼气性呼吸困难、咳嗽、胸闷等症状，常在夜间和/或清晨发作、加剧，通常出现广泛多变的可逆性气流受限。多数患者可自行缓解或经治疗缓解。长期进行医疗体育可使本病患者70%左右的症状得到缓解。

（一）运动强度、时间和频率的控制

医疗体育只适用在哮喘暂不发作或极轻微发作的阶段。哮喘患者在行全身运动或者有氧运

动时，一般以低中等强度即 50% ~80% 最大摄氧量或 50% ~85% 最大心率进行。每日运动的总时间为 30 ~40 分钟，可分 3 ~4 次进行，每周训练 3 次以上。不适宜一次做较长时间（15 分钟以上）的剧烈运动。如果情况良好，可以考虑每日训练。

（二）医疗体育的形式与内容

1. 游泳　游泳是增强呼吸功能最好的运动形式。因水的密度比空气大数百倍，所以在水里运动的时候胸腔受到的压力非常大，尤其是吸气时要克服水的压力才可进行，这无异于呼吸肌的"负重练习"，所以游泳可以使呼吸肌变得强而有力，增加胸廓的活动度，大大增加肺活量。游泳时身体成水平姿势前进，身体内的血液循环不受重力的影响；再加上水流对体表部分的血管有压、打、拍、击等按摩作用，有助于静脉回流，故血液循环旺盛。为了防止寒冷对支气管造成影响，推荐患者在室内游泳池运动。对于刚开始游泳的患者，时间宜控制在每次 15 分左右，每周不超过 3 次。如果持续 4 周哮喘无加重，运动时间可延长至每次 30 分，每周不超过 4 次。

2. 医疗呼吸操　首先患者应学会平静的腹式呼吸，练习时可采用诱导呼吸法。患者坐于舒适的位置，思想集中，放松紧张的呼吸肌，一手按上腹部。呼吸从呼气开始，呼气时腹部下陷，再用手轻轻地按压上腹部以增加腹压，帮助横膈上抬；吸气时，上腹部对抗该手所施加的压力徐徐隆起。在学会腹式呼吸的基础上，进行以下训练。①压腹呼吸：患者自然站立，两脚与肩同宽，双手叉腰，呼气时主动收腹，两手四指加压于腹部，同时两肘关节夹紧，以约束胸部；吸气时，两肩向后扩胸，以增加肋骨的活动幅度。一呼一吸为一组，共 8 组。②两臂外旋：患者取立位，两脚跟并拢，两臂自然下垂向外旋转，挺胸，同时左脚向左跨出半步，两脚与肩同宽，吸气；还原并呼气。左右脚交换，一左一右为一组，共 3 组。③上步扩胸：患者取立位，两腿并立，两臂向前平举，外展扩胸，左脚向前迈出，挺胸仰头，吸气；还原并呼气，左右脚交换；一左一右为一组，共 3 组。④前俯后仰：患者取预备式，两脚开立，两臂向前上举，身体后仰，深吸气；上体向前俯，两臂放下，呼气；一左一右为一组，共 3 组。⑤蹲式呼吸：患者自由站立，两足并拢，下蹲时呼气，足跟不离地，同时两手扶住膝关节，肘关节在外；起立时吸气，同时两手侧平举。共做 2 个八拍。⑥转体呼吸：患者取预备式，两腿并立，两臂侧平举，左腿向左侧迈出半步，吸气；右臂向前下，右手触左脚，弯腰，还原并呼气，左右交换。

（三）注意事项

1. 在进行医疗体育之前患者应充分热身；避免在寒冷的环境里运动；运动结束后需要进行整理活动。

2. 当出现哮喘症状时，患者宜放松，遵照医嘱执行处方，按时服药。

3. 哮喘患者应避免单独户外运动，以防发生意外情况。

第四节　代谢障碍疾病的医疗体育

新陈代谢是人体生命活动的基础，包括物质合成代谢和分解代谢两个过程。人体新陈代谢的稳定必须依赖神经系统、内分泌系统和免疫系统的相互配合和调控，其中任何一个系统或者过程发生障碍，都可导致疾病的发生。代谢障碍疾病包括糖尿病、骨质疏松等。

一、糖尿病

糖尿病属中医学"消渴"范畴，是一组由遗传和环境因素相互作用而引起的、病因和发病机理尚未完全阐明的内分泌代谢性疾病。本病因胰岛素分泌绝对或相对不足导致靶细胞对胰岛素敏感性降低，引起糖、脂肪、蛋白质和继发的水、电解质代谢紊乱，临床以高血糖为主要标志，常见症状有多饮、多尿、多食及消瘦等。临床上将其分为两型，即胰岛素依赖型（1型）糖尿病和非胰岛素依赖型（2型）糖尿病。糖尿病公认的治疗方法有运动疗法、饮食疗法和药物疗法。长期以来，运动被认为是2型糖尿病治疗方法中的"基石"。

（一）运动强度、时间和频率的控制

糖尿病患者的运动强度一般为中等强度，最大摄氧量宜为50%～60%。运动量适当则表现为全身出汗，心率≤130次/分。但应用血管活性药物及糖尿病合并较为明显的心血管自主神经功能失常时，心率变化较难反映运动情况。根据肌肉能量代谢的特点，肌肉收缩的早期主要以肌糖原供能为主。以燃烧脂肪供能为主的运动方式每次运动时间推荐在30分钟以上，一般为30～40分钟，可逐渐延长至1小时。运动时间过短则不能引起体内剧烈的代谢效应。一般认为，每周运动5～7次较为合理，且至少隔天1次，运动间歇超过4天，运动锻炼的效果及运动蓄积效应会减少。

（二）医疗体育的形式与内容

1. 步行

（1）缓速散步法　以慢速（50～60步/分）和中速（70～80步/分）散步，30～60分/次。

（2）快速步行法　按4500～6000m/h的速度进行步行锻炼，每次锻炼30～60分钟。中老年患者可分阶段循序渐进地进行锻炼，以增强心力和减轻体重。步行时最高心率一般应≤120次/分。

2. 抗阻运动　是指应用器械和在训练机上进行躯干及上下肢大肌群的练习。每次运动包括3个循环，每个循环包括12节运动，每节运动为2分钟内做8次收缩，各节运动间休息15～30秒，每个循环间休息2分钟。①准备运动：跑步机慢速步行15分钟。②腹部练习：坐姿转体训练，3组，每组12个；悬垂举腿，3组，每组5～10个。③大腿练习：坐姿蹬腿训练，4组，每组15个；大腿外展训练，4组，每组12个；大腿内收训练，4组，每组12个。④卧姿勾腿训练：3组，每组12个。⑥整理运动：5～10分钟，放松。

3. 医疗体操

（1）踮脚尖　将手扶在椅背上踮脚尖（左右交替提足跟）10～15分钟。

（2）平地做爬楼梯状　背部要伸直，速度要依体力而定。

（3）坐椅运动屈肘　两手叉腰，背部挺直，椅上坐、立反复进行，时间以自己体力而定。

（4）抗衡运动　双手支撑在墙壁上，双脚并立使上体前倾，以增加肌肉张力，每次支撑15秒左右，做3～5次。

（5）床上运动　平躺床上，将脚抬高（可用棉被或枕头将脚部垫高），待脚发麻时再慢慢坐起来，如此反复。以上五种运动形式可任选其一，也可交替进行。

（三）注意事项

1. 酮症酸中毒、空腹血糖 > 13.9mmol/L、增殖性视网膜病、肾病、严重心脑血管疾病（不稳定型心绞痛、一过性脑缺血发作）、合并急性感染的患者，以及血糖控制不佳的 1 型糖尿病患者禁忌行医疗体育。

2. 糖尿病患者的运动疗法应和饮食控制及药物治疗相结合，应于血糖和尿糖基本稳定后，再开始运动疗法。

3. 定期测量代谢指标，判断运动疗效。

4. 运动治疗阶段患者应避免在腿部注射胰岛素。

二、骨质疏松症

骨质疏松是一种全身性的代谢性疾病，以骨量减少、骨组织的微观结构退化为特征，且骨的脆性增加及骨折危险性增加的一种全身性骨骼疾病。在多数骨质疏松患者中，骨组织的减少主要由于骨质吸收增多所致。发病多缓慢，仅个别较快，以骨骼疼痛、易于骨折为特征，生化检查基本正常。我国骨质疏松症防治形势严峻。骨质疏松症在 60 岁以上人群中发病率为 56%，其中女性发病率高达 60%～70%。运动锻炼可通过肌肉张力的机械应力刺激成骨细胞，促进骨形成和骨重建，以维持或增加骨量及骨的弹性。中年时期运动可对机体产生多方面的益处。而老年时期运动不仅可减缓骨量的丢失，还可以改善机体的各项生理功能，提高生活质量，降低跌倒的风险。具有简便、易学、安全、经济等优越特点。

（一）运动强度、时间和频率的控制

研究表明，在适宜的范围内，运动强度大小与骨质密度值呈正相关关系。低水平运动有维持骨密度的作用；高水平运动可加强骨量。最少量的适宜运动有刺激成骨细胞的作用。而过量运动，即运动强度超过了运动对骨的最大有效刺激所造成的骨组织所受应力过度，不仅可致骨量不再增加，反而会阻碍骨的生长，甚至可能导致应力性骨折。运动强度一般控制在最大心率的 60%～80%，即心率为 [（220 − 年龄）×（60%～80%）] 次/分，老年人为 [（180 − 年龄）×（60%～80%）] 次/分，骨质疏松症患者不宜进行高强度短时间的运动，如以自我感觉进行判断，运动中及运动后自我感觉良好、心情舒畅、出汗量正常，即使稍疲劳，休息后也能很快恢复，总的运动时间视具体情况而定，一般为 30～90 分钟。中老年人以小强度、长时间的运动效果为佳，而强度较大的、短时间的多次反复运动对年轻人有很好的健骨效果。骨的重建周期要经历静止、激活、转换和最后成型四个过程，这个过程是缓慢的，每个重建周期要持续 4～6 个月，因此，要保持骨密度和增加骨量就必须长期坚持运动，通常每周参加运动锻炼的次数以 3～5 次为宜。

（二）医疗体育的形式与内容

1. 步行　以 80～90 步/分的速度步行，每次运动时间 30～60 分钟，如果患者无其他不适，步行推荐每日进行。步行时要求挺胸抬头，双臂自然摆动，注意脚步踩实以发展腿部的肌肉力量和防治下肢骨质疏松，调整呼吸。

2. 慢跑　慢跑是适合骨质疏松症患者的有氧运动方式。慢跑可起到刺激骨形成和抑制骨吸收的作用。推荐运动强度是参考心率控制为（170 − 年龄）次/分。慢跑时，要求身体挺拔，手臂自然摆动，注意力主要放在腿的蹬地及腰椎受力的感受上。

3. 抗阻训练

（1）手及手臂握力锻炼 握 1～2kg 哑铃，做屈伸、内收外展运动可防治桡骨远端、肱骨近端骨质疏松症，适用于中老年骨质疏松症患者。

（2）俯卧撑运动 每日不限次数，尽量多做，每次所做数量不得少于前一次。本运动能防治股骨近端、肱骨近端、桡骨近端骨质疏松，适合中青年患者训练。

（3）运用拉力器等健身器械的身体伸展运动 通过应用相关器械使身体侧向的伸展做等长运动，运动的最大作用是增加肌力和耐力。在此运动训练过程中，相关部位骨的应力负荷增加，血液循环改善，骨密度亦可增加。常用的方法包括：上肢外展等长收缩，用于防治肱骨、桡骨骨质疏松；下肢前屈后伸，用于防治股骨近端骨折；站位或俯卧位的躯干屈伸运动，能够使躯干伸肌群、臀大肌与腰部伸肌群的肌力增强，预防椎体、股骨、髂骨的骨质疏松。

4. 太极拳和健身气功 研究显示，进行太极拳和健身气功运动的训练能增加骨密度，减少跌倒的发生率，尤其可防止髋部骨折的发生率。每次训练时间为 15～20 分钟，运动时主要控制重心的运动性平衡，动作以腰为轴、腰为主宰，训练时以意念引导气血运行周身，重点放在腰部。在做太极推手训练时，要重视腰椎的感受，防止受伤。每周参加运动锻炼的次数为 3～5次，不少于 3 次。

（三）注意事项

1. 骨质疏松症患者应该避免在硬地上大强度的跳跃，这类运动会增加脊柱和下肢末端的压力，使脆弱的骨骼发生骨折。

2. 医疗体育过程中，避免使用致骨质疏松的药物如类固醇激素等。

3. 医疗体育过程中宜戒烟；宜低盐饮食以补充蛋白质。

第五节 骨骼肌肉系统伤病的医疗体育

骨骼肌肉系统由骨、骨连结和骨骼肌三种器官组成。骨以不同形式连结在一起，构成骨骼系统，形成了人体的基本形态。肌肉附着在骨骼上，在神经系统调节下进行各种复杂的运动，具有保护、支持和运动功能。虽然，骨骼肌肉系统伤病的诊断和治疗较容易，但其所致功能障碍的恢复效果却不尽如人意。医疗体育能够预防功能障碍和伤病后并发症的出现，促进伤病痊愈，缩短病程。

一、肩关节损伤及医疗体育

肩关节由肩胛骨的关节盂和肱骨头构成，属球窝关节。

（一）医疗体育的形式与内容

1. 抗阻训练 杠铃仰卧推举是抗阻训练的重要内容。①重点锻炼部位：胸大肌、三角肌和肱三头肌。②开始位置：仰卧在平的卧推凳上，两脚平踏在地上。两手掌向上握住横杠，两手间距稍宽于肩，两臂伸直位于胸的上部支撑住杠铃。③动作过程：使两臂向两侧张开，两肘慢慢弯屈，杠铃垂直落下，直至横杠接触到胸部（位于两乳头连线）；然后向上推起至开始位置；重复练习。④训练要点：勿拱背、臀或憋气以防肌肉失去控制，出现危险。同时，注意根据患者的情况调节杠铃重量和训练组数。

2. 医疗体操或训练

（1）屈伸锻炼法　患者取站位或坐位，患肢下垂于体侧，逐渐向前上方抬举，必要时可用健肢或他人协助上抬，然后复原；再使患肢尽量后伸，复原。

（2）划圈锻炼法　患者取站立位，身体前倾 30°~45°，患肢下垂于体侧，按顺时针、逆时针方向划圈，活动范围宜由小到大，缓慢进行。

（3）爬墙运动　患者面对墙站立，两足尖顶墙，患侧手掌平放在墙壁上，利用手指缓慢向上爬行，每日纪录爬行高度。

（二）注意事项

1. 加强医疗体育是预防和治疗肩关节损伤的有效方法，贵在坚持，如果未坚持则肩关节功能难以恢复正常。

2. 应重视保暖防寒，勿使肩部受凉；一旦受凉宜及时治疗，切忌拖延不治。

二、膝关节损伤及医疗体育

膝关节为人体最大且构造最复杂、损伤机会亦较多的关节。膝关节的损伤包括膝关节半月板损伤、侧副韧带损伤、前后交叉韧带损伤、损伤性滑膜炎、髌骨劳损等。

（一）膝关节半月板损伤及医疗体育

半月板损伤是膝关节最常见的运动创伤之一，多见于足球、篮球、手球、体操、武术等活动。半月板只有与关节囊相连的边缘部分及前后角有血液供应，其他部分的营养来自关节滑液。因此，除单纯边缘损伤外，多数半月板损伤难以愈合。临床表现为疼痛、关节绞索、关节肿胀、股四头肌萎缩。试验检查表现为摇摆试验阳性、麦氏征阳性、研磨试验阳性等。膝关节半月板损伤的医疗体育包括以下内容：

1. 术后 2 周内　鼓励病人开始锻炼，可进行直腿抬高和活动关节等轻度锻炼，但应注意防止肿胀。

2. 术后 3~4 周　此时期，医疗体育的重点为增加关节活动范围。病人应常规进行等长锻炼（如直腿抬高等）和逐步增加活动范围（即关节 ROM 训练）。活动范围和肌张力得到恢复后，即可进行包括行走在内的有限制的活动。

3. 术后 4~5 周　此时期医疗体育的目标是使肌力和活动范围完全恢复正常或者仅和健侧相差 20%~30%。锻炼时，应逐步增加踝部的阻力进行抗阻锻炼。

（1）患者俯卧，在患侧足上加力或者缠绕沙袋，以帮助患侧膝关节屈曲。

（2）患者取跪立位，身体重心向下压，类似于静蹲练习，借自身重力帮助膝关节屈曲。

（3）患者俯卧，两手握毛巾两端，中间套在患侧踝关节处，手拉毛巾，帮助患膝屈曲。

4. 术后 6~10 周　进一步进行等长锻炼、抗阻锻炼。为了保持肌力，患者可以伤肢足尖点地行缓慢步行、骑自行车、游泳等锻炼。

（二）膝关节侧副韧带损伤及医疗体育

膝关节侧副韧带损伤患者手术 2 周内应开始锻炼，可进行直腿抬高和活动关节等轻度锻炼，但应注意防止肿胀。患者坐于高椅之上，弯屈膝关节，脚离开地面，小腿与地面自然垂直，可以在脚腕缠绕合适重量的沙袋，或者借助器械给予一定阻力，亦可在踝关节处系一根弹性皮筋；向前伸膝，至膝关节完全伸直，保持 3 ~ 5 秒，记为 1 次动作，运动中身体应保持稳定，臀部不得离开椅子。

三、脊柱侧弯及医疗体育

脊柱侧向弯曲畸形称为脊柱侧弯症（scoliosis）。引起脊柱侧弯的原因很多，骨骼、肌肉、神经病变等可引起结构性脊柱侧弯；而疼痛、炎症等可引起非结构性脊柱侧弯。脊柱侧弯患者可在掌握适应证和治疗原则的基础上开展医疗体育。

（一）适应证

一般需根据年龄、侧弯程度及侧弯进展情况选择和及时调整矫治方案。矫治方法包括矫正体操、日常活动中的姿势治疗、侧方体表电刺激、牵引、手法、矫形器和手术治疗，可根据脊柱侧弯 Cobb 角的大小选择治疗方法。

1. 脊柱侧弯 <10°　注意日常活动中的姿势治疗，配合矫正体操，定期随访观察。

2. 脊柱侧弯 10°~20°　除上述方法外，配合侧方体表电刺激，并密切注意脊柱侧弯的进展情况；2 ~ 3 月复查一次。有发展倾向者，可及时佩戴矫形器。

3. 脊柱侧弯 >20°　佩戴矫形器作为主要矫治方法，如采取矫形器、矫正体操、姿势治疗、侧方体表电刺激等综合治疗，可以提高矫治的效果。

4. 脊柱侧弯 >45°或侧弯伴有旋转畸形者　宜选择手术治疗，但手术治疗前后仍需配合适宜的矫正体操和姿势治疗，以提高和巩固手术效果。

（二）治疗原理

治疗的基本原理是矫正脊柱两旁肌力的不平衡、恢复脊柱正常的排列顺序和应力分布、增强脊柱的稳定性。这主要是通过以下途径实现：

1. 被动牵拉和主动运动

（1）牵拉脊柱侧弯凹侧挛缩组织　矫正体操是通过上下肢运动引起的肩带和骨盆活动带动脊柱产生与其凹侧相反、凸侧方向相同的侧屈活动，使凹侧挛缩的组织受到牵拉，以矫正脊柱侧弯程度。

（2）增强肌肉力量　牵拉脊柱可选择性增强维持脊柱姿势的肌肉的力量，如凸侧骶棘肌、腹肌、腰大肌和腰方肌，实现脊柱两旁肌肉力量之间的相互平衡。

正常情况下，举起右上肢和抬起右下肢可引起胸椎向左侧、腰椎向右侧弯曲，可以用来矫正胸右腰左脊柱侧弯。因此，应根据脊柱侧弯的方向选择脊柱矫正体操和日常活动中的姿势矫正。

2. 增加脊柱的稳定性　胸廓的肋间隙由不同走向的肋间肌和韧带紧密相连，因而肋弓有力地阻止了胸椎的侧弯。腹部前方和侧方的肌肉对腰椎稳定性起重要作用，这些肌肉连接髋部和肋骨，在加强脊柱的同时也增加了肋弓的稳定性。在脊柱侧弯凸侧进行电刺激，改善该侧肋间肌和腹壁肌群的肌力，可增加脊柱的稳定性、减轻脊柱侧弯和旋转的程度。

3. "三点力"矫正原理　由于侧弯脊柱的椎间隙两侧不对称，椎体、椎间盘的承重两侧也不对称，故有针对性地在脊柱凸侧最高部位和凹侧的两端施加"三点"压力，可产生作用方向相反的水平压力，以减轻椎体、椎间盘两端的不平衡受力，达到矫正脊柱侧弯和旋转畸形的目的。

4. 增加脊柱本体感觉的调节   通过矫正体操、牵引和日常生活中姿势矫正训练，可使脊柱及其周围组织的本体感受器反复受到牵拉兴奋，提高其敏感性，增加患者主动控制脊柱侧弯的意识。

（三）医疗体育的形式与内容

1. 俯卧向前伸单臂   患者俯卧在垫子上挺身，使脊柱侧弯对侧手全力前伸，同侧手后伸，同时做抬头挺胸动作，重复20～30次，共练习4组。

2. 体转动作   两脚开立，扭转躯干，做向胸椎曲凸的同方向的体转运动。完成一次体转后，两臂轻置体侧，再重复上述动作（禁做另一方向的体转动作），重复20～30次，共练习4组。运动过程中应双腿伸直，勿移动双脚，以免降低练习效果。

3. 单臂外振动作   身体直立，两脚开立与肩同宽，弯侧臂伸直空手用力向体外侧振举至极限，用力放下至体前内侧极限，重复30～50次；接着手持重物（2.5～5公斤），重复练习15～20次，共做4组。

4. 持棒向侧上方摆动伸展   俯卧在垫子上，两手宽于肩距，持棍棒或绳子、毛巾抬起胸部挺腹，弯曲胸椎曲凸面的另一侧手臂，伸直同侧面的手臂用力向侧凸面使劲做摆振式体侧动作，并同时使上体和两臂尽力向上抬起，重复20～30次，共练习4组。如持绳子和毛巾，务必使其绷紧，勿使之放松下沉。

5. 悬垂体侧摆   正面双手握单杠或肋木，两腿并拢，身体向左右侧摆，使"S"形的脊柱逐渐伸直。重复30～50次，共练习4组。

6. 单杠单臂悬垂运动   凹侧手握单杠悬垂20～30秒，跳下休息1分钟，重复练习6～8次。

7. 单臂拉引橡皮筋   身体直立，两脚与肩同宽，手握橡皮筋一端（另一端挂在固定物上），凹侧臂侧平举，用力向身体另一侧拉引，重复30～50次，共练习4组。

8. 单臂上举哑铃运动   身体直立，两脚与肩同宽，凹侧手持哑铃（10～15kg），向上举起时伸直臂、放下时屈肘，哑铃位于肩侧停止为1次，自然呼吸，重复10～15次，共练习4组。

四、腰椎间盘突出症及医疗体育

腰椎间盘突出症是较为常见的疾病之一，主要是因为腰椎间盘各部分（髓核、纤维环及软骨板）尤其是髓核出现不同程度的退行性改变，在外力因素的作用下，椎间盘的纤维环破裂，髓核组织从破裂之处突出（或脱出）于后方或椎管内，导致相邻脊神经根遭受刺激或压迫，从而产生腰部疼痛，一侧下肢或双下肢麻木、疼痛等一系列临床症状。腰椎间盘突出症以L4～L5、L5～S1发病率最高，约占95%。

（一）治疗原则

腰椎间盘突出症医疗体育的治疗原则包括先慢后快、先小幅度后大幅度、先局部后整体、先轻后重、频率由慢到快、循序渐进、持之以恒。

（二）医疗体育的形式与内容

1. 床上锻炼

（1）直腿抬高锻炼   患者仰卧，主动进行直腿抬高运动至不能上抬，他人辅助进一步抬高5°～15°，患者腰背部或患侧肢体稍感不适或轻微疼痛后，慢缓放下，双下肢交替进行。

（2）仰卧位拱桥式腰背肌锻炼   患者仰卧屈膝，用头部、双肘及双足作为支重点，弓形撑起背部、腰部、臀部及下肢，至患者认为达到最高程度后放下，再撑起。

（3）飞燕点水式背伸肌锻炼　患者俯卧位，头、颈、胸及双下肢同时抬高，两臂后伸，仅腹部着床，整个身体呈反弓形，如飞燕点水姿势。

2. 床下锻炼

（1）脊柱小角度前屈、后伸、侧弯、旋转、环转腰部活动。

（2）蹲 – 站 – 挺胸活动。

（3）慢下蹲运动。

（4）快慢步交替行走锻炼。

（5）伴有脊柱侧弯者可身体靠墙直立，双手中指贴于裤缝，一侧中指沿裤缝下滑，脊柱逐渐侧屈至极限，再还原。脊柱向右侧弯者行脊柱左侧屈练习；脊柱左侧弯者行右侧屈练习。

床上锻炼和床下锻炼每日宜行 3 ~ 5 次。

【复习思考题】

1. 医疗体育的适应证有哪些？

2. 高血压患者如何进行医疗体育？

3. 糖尿病医疗体育的方法有哪些？

主要参考书目

［1］王和鸣．骨伤科基础学．北京：北京科学技术出版社，2010.

［2］周鸿鹰．简明人体解剖学．北京：世界图书出版社，2008.

［3］卫小春．关节软骨．北京：科学出版社，2007.

［4］全国体育学院教材委员会．运动解剖学．北京：人民体育出版社，2000.

［5］Joseph A. Buckwalter，MD，MS Thomas A. Einhorn，MD Sheldon R. Simon，MD. 骨科基础科学．北京：人民卫生出版社，2001.

［6］亓建洪．运动创伤学．北京：人民军医出版社，2008.

［7］戴红．人体运动学．北京：人民卫生出版社，2008.

［8］曲绵域，于长隆．实用运动医学．北京：北京大学医学出版社，2003.

［9］王瑞元．运动生理学．北京：人民体育出版社，2012.

［10］张镜如．生理学．北京：人民卫生出版社，2000.

［11］王安利．运动医学．北京：人民体育出版社，2008.

［12］黄晓琳，燕铁斌．康复医学．北京：人民卫生出版社，2013.

［13］褚立希．运动医学．北京：人民卫生出版社，2012.

［14］美国运动医学学会．ACSM 运动测试与运动处方指南．9 版．北京：北京体育大学出版社，2015.

［15］邹克扬，贾敏．运动性疾病治疗．北京：北京师范大学出版社，2009.

［16］廖八根．运动医学．广州：广东高等教育出版社，2015.

［17］龚云．运动创伤学．兰州：甘肃科学技术出版社，2008.

［18］李珍妮，廖八根．运动创伤学．北京：人民体育出版社，2006.

［19］张蕴琨，丁树哲．运动生物化学．北京：高等教育出版社，2014.

［20］顾丽燕．运动医务监督．北京：北京体育大学出版社，2009.

［21］查锡良，药立波．生物化学与分子生物学．北京：人民卫生出版社，2013.

［22］孙长颢．营养与食品卫生学．北京：人民卫生出版社，2016.

［23］Jim Clover. Sports Medicine Essentials Core Concepts in Athletic Training & Fitness Instruction（Third Edition）．Boston：Cengage Learning，2015.

NOTE